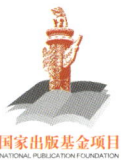

国家出版基金项目
NATIONAL PUBLICATION FOUNDATION

胡伯安

川派中医药名家系列丛书

胡天成 主编

中国中医药出版社
·北 京·

图书在版编目（CIP）数据

川派中医药名家系列丛书. 胡伯安 / 胡天成主编 . —北京: 中国中医药出版社,
2018.12（2021.5 重印）

ISBN 978 – 7 – 5132 – 4442 – 8

Ⅰ . ①川… 　Ⅱ . ①胡… 　Ⅲ . ①胡伯安—生平事迹　②中医临床—经验—
中国—现代 　Ⅳ . ① K826.2 　② R249.7

中国版本图书馆 CIP 数据核字（2017）第 234665 号

———

中国中医药出版社出版

北京经济技术开发区科创十三街 31 号院二区 8 号楼

邮政编码　100176

传真　010-64405721

廊坊市祥丰印刷有限公司印刷

各地新华书店经销

开本 710×1000　1/16　印张 14.75　彩插 1　字数 260 千字

2018 年 12 月第 1 版　2021 年 5 月第 2 次印刷

书号　ISBN 978 – 7 – 5132 – 4442 – 8

定价　65.00 元

网址　www.cptcm.com

社 长 热 线　010-64405720

购 书 热 线　010-89535836

维 权 打 假　010-64405753

微信服务号　zgzyycbs

微商城网址　https://kdt.im/LIdUGr

官 方 微 博　http://e.weibo.com/cptcm

天猫旗舰店网址　https://zgzyycbs.tmall.com

如有印装质量问题请与本社出版部联系（010-64405510）

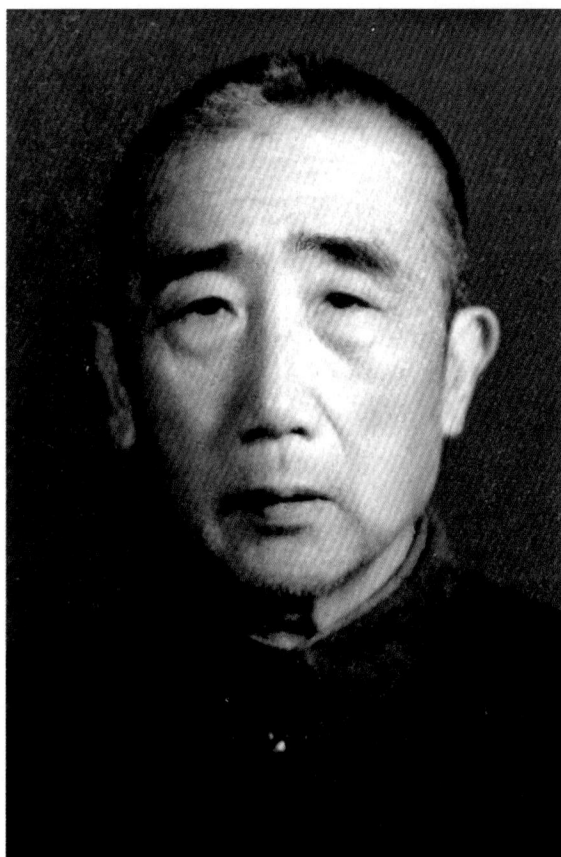

著名中医儿科学家　胡伯安

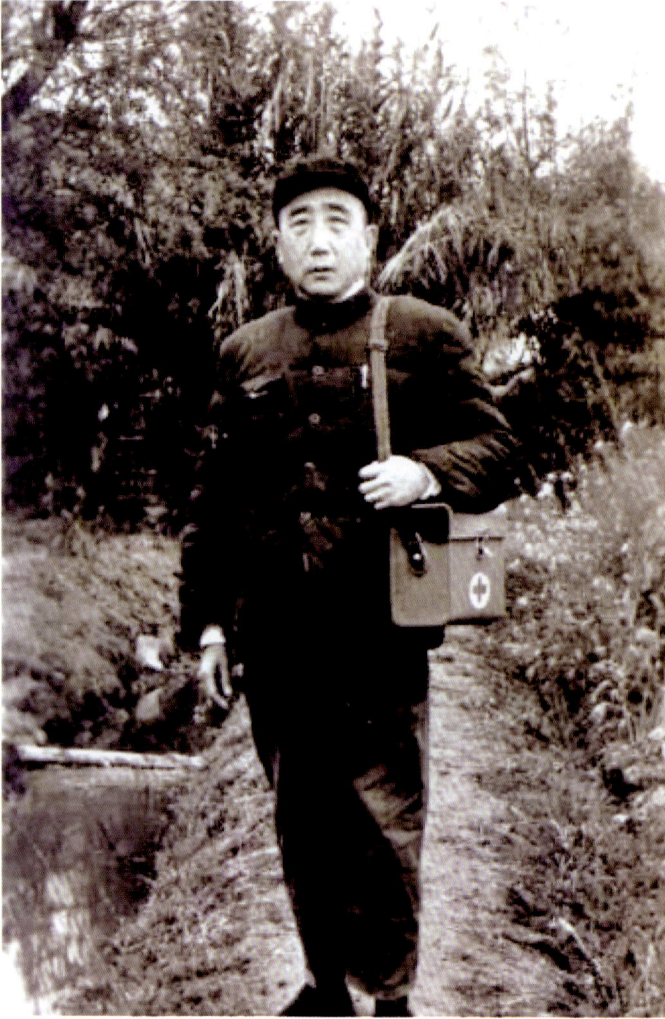

胡伯安在巡回医疗途中

简明中医儿科学

北京中医学院 编

人民卫生出版社

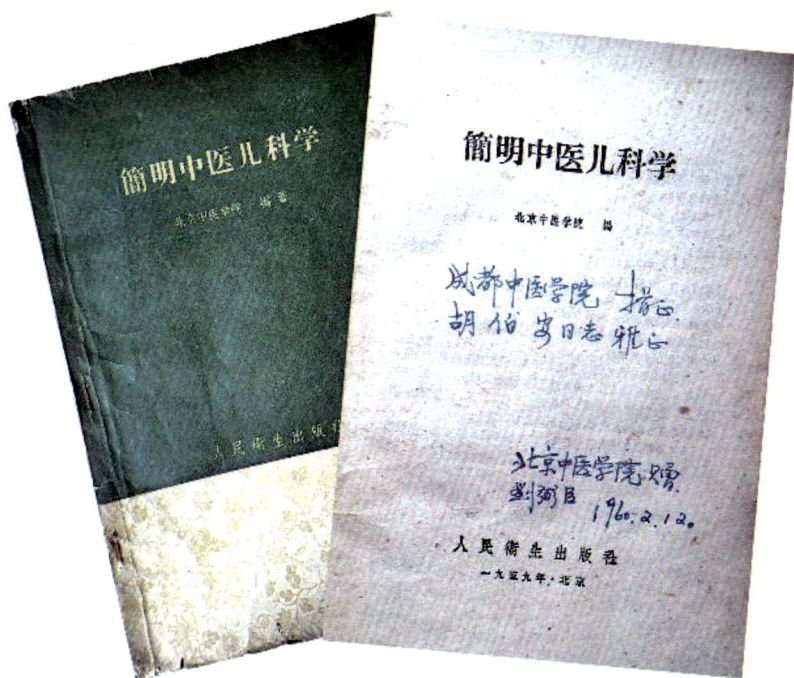

儿科大师刘弼臣赠书

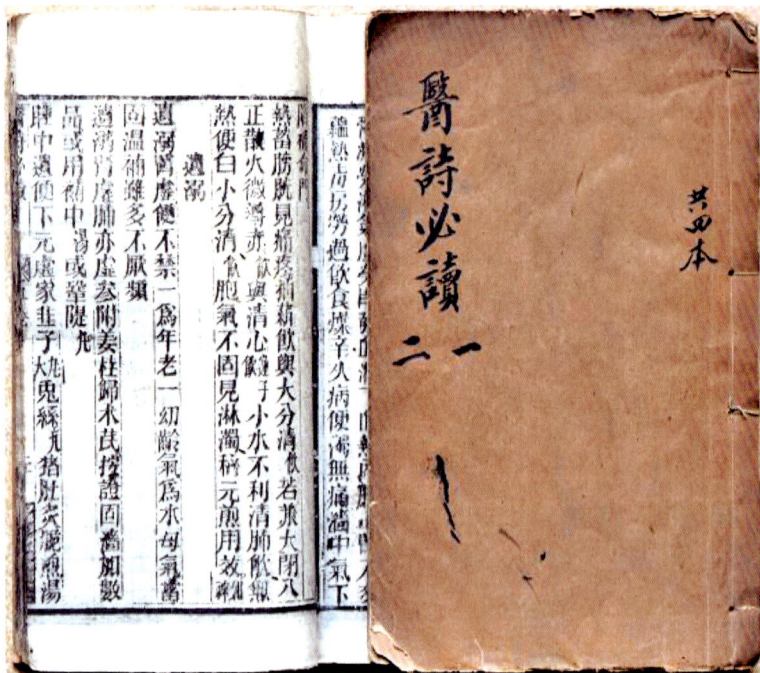

醫詩必讀 一

其四本

胡伯安的启蒙医书《医诗必读》

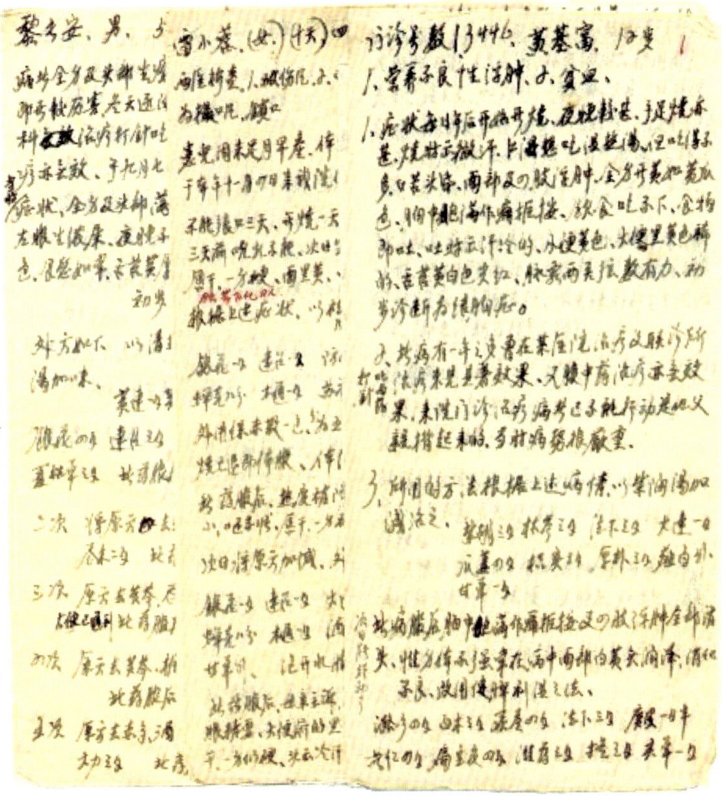

胡伯安医案记录手稿

一治霍亂病 （杆菌病疾）

症狀、裏急後重、脓痛進服、痢桃花膿、舌胎黃、

渴飲食、脈沉數、 用白頭翁湯 黃連 黃柏 秦皮

精神清如、 　我用古承氣湯 枳壳 厚朴 大黃

我用芍藥湯 芍藥 芍芩 當歸 白芍

黃柏 廣木 甘草 柴胡 黃苓 枳

一治虛熱病

病狀 裏急後重 腹痛限微 無陰寒數

身熱 口渴飲進、食俗喊退、精神疲倦 舌胎白潤、洩已汪瀉

脉微遲、用理中湯加乾木草、我加石榴、

胡伯安手稿

胡伯安手书处方

水肿：　五皮饮。
陈皮④　桑白皮③　五加皮③　生姜皮③
大腹皮③
　　　○五苓散。
苍术③　茯苓④　泽泻③　茯苓④　左桂小分
　　　○胃苓汤。
苍术③　陈皮④　厚朴③　甘草③　茯苓④
泽泻③　猪苓④　左桂七分　甘草④

蛔虫：　　乌梅丸。
党参③　黄连③　黄柏③　桂枝③　干姜④
附片③　乌梅三钱　北辛③　当归③　川椒州粒

霍乱呕吐腹痛：　藿香正气散。
藿香③　紫苏③　白芷④　陈皮④　法夏③
茯苓③　腹皮③　厚朴③　桔梗④　甘草④
生姜三分　苍术④

湿疹：　消风解毒汤。
荆芥③　连翘③　大力③　土茯苓④　白蒺藜③
蝉蜕④　白芷③　黄柏③　苍术④　地肤子③
甘草

湿疹：　　○消风散。
荆芥③　防风③　姜蚕③　钩藤③　土茯苓④
白芷③　蝉蜕④　茯苓④　桔梗④　地肤子③
甘草④

胡伯安手书常用方剂

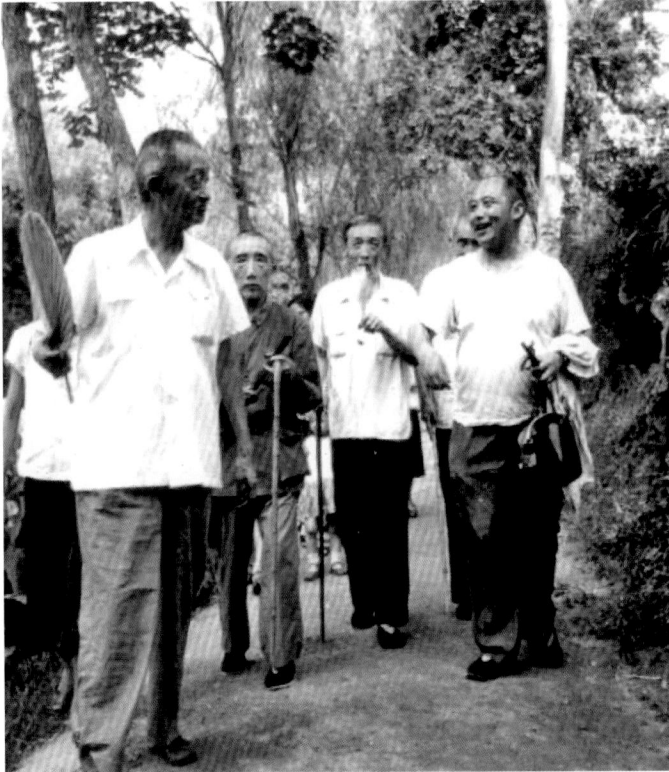

胡伯安（左二）与宋鹭冰（左一）、陈达夫（右二）、

文琢之（右一）相谈甚欢

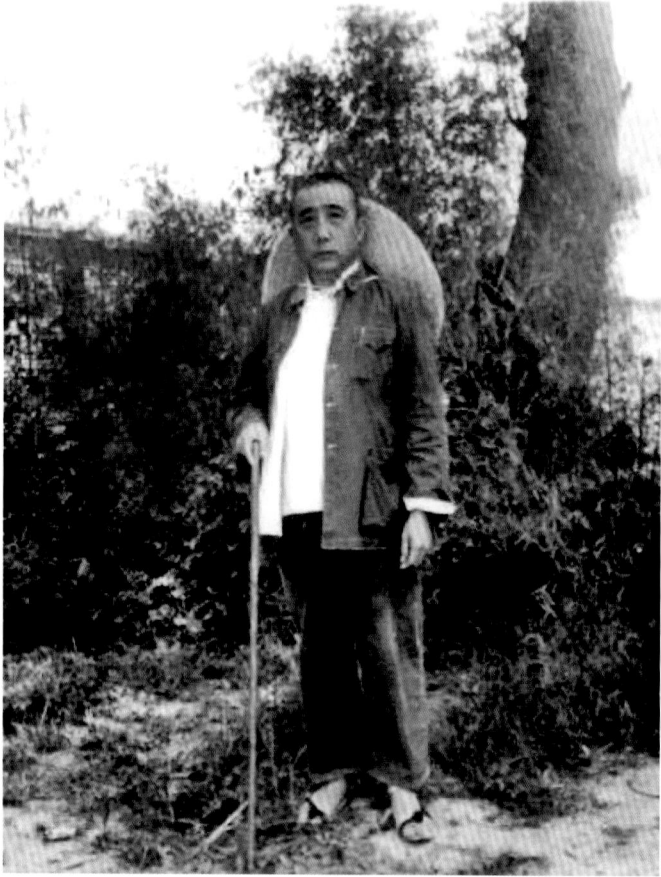

胡伯安在绵竹探视病人途中

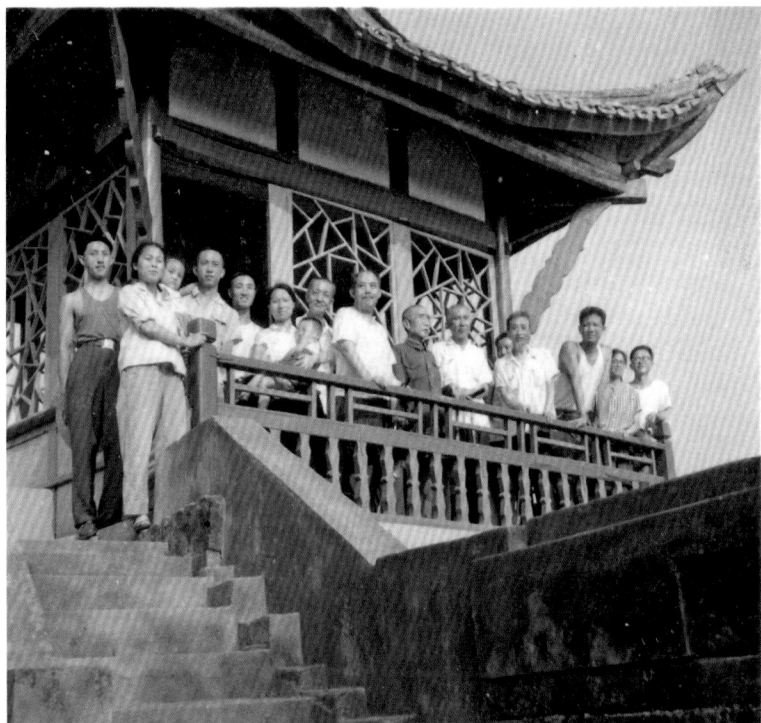

胡伯安（前排右六）与文琢之（左四）、陈达夫（右四）、
宋鹭冰（后排左四）等在桂湖合影

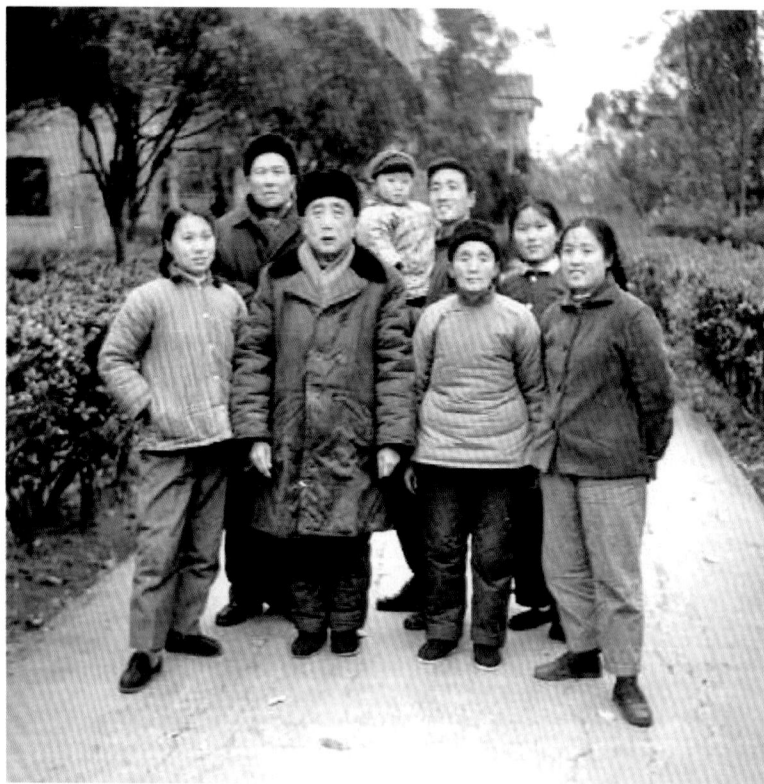

胡伯安（前排左二）与家人合影

总序————加强文化建设，唱响川派中医

四川，雄居我国西南，古称巴蜀，成都平原自古就有天府之国的美誉，天府之土，沃野千里，物华天宝，人杰地灵。

四川号称"中医之乡、中药之库"，巴蜀自古出名医、产中药，据历史文献记载，自汉代至明清，见诸文献记载的四川医家有 1000 余人，川派中医药影响医坛 2000 多年，历久弥新；川产道地药材享誉国内外，业内素有"无川（药）不成方"的赞誉。

医派纷呈　源远流长

经过特殊的自然、社会、文化的长期浸润和积淀，四川历朝历代名医辈出，学术繁荣，医派纷呈，源远流长。

汉代以涪翁、程高、郭玉为代表的四川医家，奠定了古蜀针灸学派。郭玉为涪翁弟子，曾任汉代太医丞。涪翁为四川绵阳人，曾撰著《针经》，开巴蜀针灸先河，影响深远。1993 年，在四川绵阳双包山汉墓出土了最早的汉代针灸经脉漆人；2013 年，在成都老官山再次出土了汉代针灸漆人和 920 支医简，带有"心""肺"等线刻小字的人体经穴髹漆人像是我国考古史上首次发现，应是迄今

我国发现的最早、最完整的经穴人体医学模型，其精美程度令人咋舌！又一次证明了针灸学派在巴蜀的渊源和影响。

四川山清水秀，名山大川遍布。道教的发祥地青城山、鹤鸣山就坐落在成都市。青城山、鹤鸣山是中国的道教名山，是中国道教的发源地之一，自东汉以来历经 2000 多年，不仅传授道家的思想，道医的学术思想也因此启蒙产生。道家注重炼丹和养生，历代蜀医多受其影响，一些道家也兼行医术，如晋代蜀医李常在、李八百，宋代皇甫坦，以及明代著名医家韩懋（号飞霞道人）等，可见丹道医学在四川影响深远。

川人好美食，以麻、辣、鲜、香为特色的川菜享誉国内外。川人性喜自在休闲，养生学派也因此产生。长寿之神——彭祖，号称活了 800 岁，相传他经历了尧舜夏商诸朝，据《华阳国志》载，"彭祖本生蜀"，"彭祖家其彭蒙"，由此推断，彭祖不但家在彭山，而且他晚年也落叶归根于此，死后葬于彭祖山。彭祖山坐落在成都彭山县，彭祖的长寿经验在于注意养生锻炼，他是我国气功的最早创始人，他的健身法被后人写成《彭祖引导法》；他善烹饪之术，创制的"雉羹之道"被誉为"天下第一羹"，屈原在《楚辞·天问》中写道："彭铿斟雉，帝何飨？受寿永多，夫何久长？"反映了彭祖在推动我国饮食养生方面所做出的贡献。五代、北宋初年，著名的道教学者陈希夷，是四川安岳人，著有《指玄篇》《胎息诀》《观空篇》《阴真君还丹歌注》等。他注重养生，强调内丹修炼法，将黄老的清静无为思想、道教修炼方术和儒家修养、佛教禅观会归一流，被后世尊称为"睡仙""陈抟老祖"。现安岳县有保存完整的明代陈抟墓，有陈抟的《自赞铭》，这是全国独有的实物。

四川医家自古就重视中医脉学，成都老官山出土的汉代医简中就有《五色脉诊》（原有书名）一书，其余几部医简经初步整理暂定名为《敝昔医论》《脉死候》《六十病方》《病源》《经脉书》《诸病症候》《脉数》等。学者经初步考证推断极有可能为扁鹊学派已经亡佚的经典书籍。扁鹊是脉学的倡导者，而此次出土的医书中脉学内容占有重要地位，一起出土的还有用于经脉教学的人体模型。唐代杜光庭著有脉学专著《玉函经》3 卷，后来王鸿骥的《脉诀采真》、廖平的《脉学辑要评》、许宗正的《脉学启蒙》、张骥的《三世脉法》等，均为脉诊的发展做出了贡献。

昝殷，唐代四川成都人。昝氏精通医理，通晓药物学，擅长妇产科。唐大中年间，他将前人有关经、带、胎、产及产后诸症的经验效方及自己临证验方共378 首，编成《经效产宝》3 卷，是我国最早的妇产科专著。加之北宋时期的著名妇产科专家杨子建（四川青神县人）编著的《十产论》等一批妇产科专论，奠定了巴蜀妇产学派的基石。

宋代，以四川成都人唐慎微为代表撰著的《经史证类备急本草》，集宋代本草之大成，促进了本草学派的发展。宋代是巴蜀本草学派的繁荣发展时期，陈承的《重广补注神农本草并图经》，孟昶、韩保昇的《蜀本草》等，丰富、发展了本草学说，明代李时珍的《本草纲目》正是在此基础上产生的。

宋代也是巴蜀医家学术发展最活跃的时期。四川成都人、著名医家史崧献出了家藏的《灵枢》，校正并音释，名为《黄帝素问灵枢经》，由朝廷刊印颁行，为中医学发展做出了不可估量的贡献，可以说，没有史崧的奉献就没有完整的《黄帝内经》。虞庶撰著的《难经注》、杨康侯的《难经续演》，为医经学派的发展奠定了基础。

史堪，四川眉山人，为宋代政和年间进士，官至郡守，是宋代士人而医的代表人物之一，与当时的名医许叔微齐名，其著作《史载之方》为宋代重要的名家方书之一。同为四川眉山人的宋代大文豪苏东坡，也有《苏沈内翰良方》（又名《苏沈良方》）传世，是宋人根据苏轼所撰《苏学士方》和沈括所撰《良方》合编而成的中医方书。加之明代韩懋的《韩氏医通》等方书，一起成为巴蜀医方学派的代表。

四川盛产中药，川产道地药材久负盛名，以回阳救逆、破阴除寒的附子为代表的川产道地药材，既为中医治病提供了优良的药材，也孕育了以附子温阳为大法的扶阳学派。清末四川邛崃人郑钦安提出了中医扶阳理论，他的《医理真传》

《医法圆通》《伤寒恒论》为奠基之作，开创了以运用附、姜、桂为重点药物的温阳学派。

清代西学东进，受西学影响，中西汇通学说开始萌芽，四川成都人唐宗海以敏锐的目光捕捉西学之长，融汇中西，撰著了《血证论》《医经精义》《本草问答》《金匮要略浅注补正》《伤寒论浅注补正》，后人汇为《中西汇通医书五种》，成为"中西汇通"的第一种著作，也是后来人们将主张中西医兼容思想的医家称为"中西医汇通派"的由来。

名医辈出　学术繁荣

中华人民共和国成立后，历经沧桑的中医药，受到党和国家的高度重视，在教育、医疗、科研等方面齐头并进，一大批中医药大家焕发青春，在各自的领域里大显神通，中医药事业欣欣向荣。

四川中医教育的奠基人——李斯炽先生，在 1936 年创立了"中央国医馆四川分馆医学院"，简称"四川国医学院"。该院为国家批准的办学机构，虽属民办但带有官方性质。四川国医学院也是成都中医学院（现成都中医药大学）的前身，当时汇集了一大批中医药的仁人志士，如内科专家李斯炽、伤寒专家邓绍先、中药专家凌一揆等，还有何伯勋、杨白鹿、易上达、王景虞、周禹锡、肖达因等一批蜀中名医，可谓群贤毕集，盛极一时。共招生 13 期，培养高等中医药人才 1000 余人，这些人后来大多数都成为中华人民共和国成立后的中医药领军人物，成为四川中医药发展的功臣。

1955 年国家在北京成立了中医研究院，1956 年在全国西、北、东、南各建立了一所中医学院，即成都、北京、上海、广州中医学院。成都中医学院第一任院长由周恩来总理亲自任命。李斯炽先生继创办四川国医学院之后又成为成都中医学院的第一任院长。成都中医学院成立后，在原国医学院的基础上，又汇集了一大批有造诣的专家学者，如内科专家彭履祥、冉品珍、彭宪章、傅灿冰、陆干甫；伤寒专家戴佛延；医经专家吴棹仙、李克光、郭仲夫；中药专家雷载权、徐楚江；妇科专家卓雨农、曾敬光、唐伯渊、王祚久、王渭川；温病专家宋鹭冰；外科专家文琢之；骨、外科专家罗禹田；眼科专家陈达夫、刘松元；方剂专家陈潮祖；医古文专家郑孝昌；儿科专家胡伯安、曾应台、肖正安、吴康衡；针灸专家余仲权、薛鉴明、李仲愚、蒲湘澄、关吉多、杨介宾；医史专家孔健民、李介民；中医发展战略专家侯占元等。真可谓人才济济，群星灿烂。

北京成立中医高等院校、科研院所后，为了充实首都中医药人才的力量，四川一大批中医名家进驻北京，为国家中医药的发展做出了巨大贡献，也展现了四川中医的风采！如蒲辅周、任应秋、王文鼎、王朴城、王伯岳、冉雪峰、杜自明、李重人、叶心清、龚志贤、方药中、沈仲圭等，各有精专，影响广泛，功勋卓著。

北京四大名医之首的萧龙友先生，为四川三台人，是中医界最早的学部委员（院士，1955 年）、中央文史馆馆员（1951 年），集医道、文史、书法、收藏等于一身，是中医界难得的全才！其厚重的人文功底、精湛的医术、精美的书法、高尚的品德，可谓"厚德载物"的典范。2010 年 9 月 9 日，故宫博物院在北京为萧龙友先生诞辰 140 周年、逝世 50 周年，隆重举办了"萧龙友先生捐赠文物精品展"，以缅怀和表彰先生的收藏鉴赏水平和拳拳爱国情怀。萧龙友先生是一代举子、一代儒医，精通文史，书法绝伦，是中国近代史上中医界的泰斗、国学家、教育家、临床大家，是四川的骄傲，也是我辈的楷模！

追源溯流 振兴川派

时间飞转，掐指一算，我自 1974 年赤脚医生的"红医班"始，到 1977 年大学学习、留校任教、临床实践、跟师学习、中医管理，入中医医道已 40 年，真可谓弹指一挥间。俗曰：四十而不惑，在中医医道的学习、实践、历练、管理、推进中，我常常心怀感激，心存敬仰，常有激情冲动，其中最想做的一件事就是将这些中医药实践的伟大先驱者，用笔记录下来，为他们树碑立传、歌功颂德！缅怀中医先辈的丰功伟绩，分享他们的学术成果，继承不泥古，发扬不离宗，认祖归宗，又学有源头，师古不泥，薪火相传，使中医药源远流长，代代相传，永续发展。

今天，时机已经成熟，四川省中医药管理局组织专家学者，编著了大型中医专著《川派中医药源流与发展》，横跨两千年的历史，梳理中医药历史人物、著作，以四川籍（或主要在四川业医）有影响的历史医家和著作为线索，理清历史源流和传承脉络，突出地方中医药学术特点，认祖归宗，发扬传统，正本清源，继承创新，唱响川派中医药。其中，"医道溯源"是以民国以前的川籍或在川行医的中医药历史人物为线索，介绍医家的医学成就和学术精华，作为各学科发展的学术源头。"医派医家"是以近现代著名医家为代表，重在学术流派的传承与发展，厘清流派源流，一脉相承，代代相传，源远流长。《川派中医药源流与发展》一书，填补了川派中医药发展整理的空白，是集四川中医药文化历史和发展现状之大成，理清了川派学术源流，为后世川派的研究和发展奠定了坚实的基础。

我们在此基础上，还编著了《川派中医药名家系列丛书》，汇集了一大批近现代四川中医药名家，遴选他们的后人、学生等整理其临床经验、学术思想编辑成册。预计编著一百人，这是一批四川中医药的代表人物，也是难得的宝贵文化遗产，今天，经过大家的齐心努力终于得以付梓。在此，对为本系列书籍付出心血的各位作者、出版社编辑人员一并致谢！

由于历史久远，加之编撰者学识水平有限，书中罅、漏、舛、谬在所难免，敬望各位同仁、学者提出宝贵意见，以便再版时修订提高。

中华中医药学会　副会长
四川省中医药学会　会　长
四川省中医药管理局　原局长　　杨殿兴
成都中医药大学　教授、博士生导师
2015年春于蓉城雅兴轩

序————————————————————————————————

　　我1963年毕业于成都中医学院医疗系。就读期间，有缘跟随胡伯安先生临床实习，聆听谆谆教诲。斗转星移，尽管时过境迁已近60年，但先生当年的音容笑貌、名医风采，至今仍萦绕于怀。先生大医精诚，德艺双馨，仁心仁术，令人印象深刻，成为我学习的榜样。先生厚爱学生，要求甚严，传道授业解惑，孜孜不倦，每遇内儿科疑难病症，讲解总是引经据典，探赜索隐，钩玄提要，画龙点睛，给人无限启迪，使人终身受益。临床治疗，活法圆通，出神入化，谙悉经方，兼容时方，创制新方，可谓心存古方千百首，灵活应用妙如神。例如先生以归芍地黄汤滋阴清热配合加味六神汤扶脾益胃为主治愈长期高热、皮疹、肝脾与淋巴结肿大、贫血之"网状内皮细胞增多症"；以银翘导赤散加黄连、大黄、胆南星、白芥子等祛风清热、解毒通腑、豁痰解痉，继以加减四物汤养血祛风、通经活络治愈"新生儿破伤风"；以驱除风痰峻剂南星丸配合解语丹、导痰汤治愈"乙型脑炎后遗症"风痰闭阻、窍络不通之痴呆失语等诸般重症沉疴，屡屡应手起效，不一而足。

　　先生饱学儒雅，厚德风清，给我留下深刻印象。水有源，树有根，后来始知，其特质和风采的铸就并非偶然。他出生于人杰地灵之三苏故里世医之家，是"胡氏儿科"第三代传人。天资聪慧，幼承祖训，酷爱岐黄之术，随父习医，弱冠悬壶。勤求古训，熟读《内经》《难经》《伤寒》《金匮》《小儿药证直诀》《幼科发挥》《景岳全书》《医学心悟》《医宗金鉴》《临证指南医案》《温病条辨》等诸多典籍，医技精湛，享誉一方。奉调成都中医学院后，创建附属医院儿科，常与挚友刘安衢、陈达夫、文琢之、宋鹭冰、王渭川等各科名家相互切磋，博采众长，为科室建设与学术发展做出重大贡献。

先生虽已仙逝多年，但其学术遗产薪火相传，桃李满天下，不少门生早已成为岐黄中坚力量。第四代传人胡天成教授，现为著名儿科专家，承上启下，继往开来，率领其子第五代传人胡波、周江博士，及孙香娟博士等诸多门徒，传承发扬，造福社会，功在当代，利在千秋。

川派中医药名家系列丛书之《胡伯安》一书付梓在即，拜读书稿，学术思想、临床经验、医案医话、论治提要兼而有之，内容翔实，切合临床，点按明晰，理法方药，可师可法，为中医宝库锦上添花，可喜可贺。有鉴于此，故为之序。

成都中医药大学　张发荣

丁酉年夏

编写说明————————————————

四川省中医药管理局为传承川派中医、弘扬川派中医、发展川派中医，列专项，拨专款，组织有关人员对已故川籍名老中医药专家学术经验进行整理研究。为此，我们成立了胡伯安学术经验研究小组，开展对胡氏儿科学术经验的整理总结工作。

胡老生前忙于诊务，无暇著述。我们通过多种渠道收集了胡老遗稿、笔记、医案及弟子有关论文、著作、侍诊笔记等史料进行归类、整理、挖掘、评价，力求客观、准确地反映胡老的学术观点和诊疗经验，突出其诊治儿科疾病的中医药学术特点。本书共分五个部分：第一部分为胡老生平简介；第二部分为临床经验，介绍胡老诊治儿科常见病症的经验和 85 个医案（含 14 个内、妇科验案，整理时将药物剂量由旧制单位换算为克，并加按语以供读者参考），以及根据胡老口传心授整理编写的医话杂论 13 则；第三部分通过整理、研究胡老临床经验、医案、医话，提炼出胡老的学术思想；第四部分介绍胡老学术传人总结继承、发扬光大胡老学术经验的成就；第五部分为代表论著，介绍胡老主要论文的学术观点和特点。以上五个部分相互联系，前后印证，相辅相成，相得益彰。

本书部分内容引用了胡老弟子杨明均教授执笔论文和赵立勋研究员侍诊医案，特此说明并谨致谢忱。

衷心感谢全国名中医成都中医药大学张发荣教授为本书拨冗作序。

由于我们水平有限，书中错漏之处，敬请读者批评指正，以便再版时修订提高。

胡天成

2017 年 2 月 5 日

目　录

002

生平简介

胡伯安

　　胡伯安（1901—1973），字光普，东坡故里四川省眉山县人，著名中医儿科学家。先曾祖胡良元、先祖父胡启厚均擅长中医内儿科，医技精湛，享誉一方。胡老秉性聪慧，幼承庭训，12岁即在先祖父开设于眉山县城内的"中和堂"学医。初为学徒，先识药，学炮制，背《药性赋》《汤头歌诀》。两年后，昼侍诊，夜读书。背诵陈修园《医学三字经》和家藏秘籍《医诗必读》（一部以诗歌体裁浓缩张景岳、程国彭等医家学术思想和临床经验，涵盖内、外、妇、儿各科，病、证、方、药、案俱全的著作）。每晚灯下苦读，夜半方休，不分寒暑，精勤不倦，持之以恒。胡老聪颖好学，读书内容皆领悟在心，铭记不忘，及至老年，大部分章节仍能信手拈来，脱口而出。除自学外，胡老还受先祖父亲传，先祖父结合临床病例讲解《医诗必读》，指导其学习《内经》《伤寒论》《金匮要略》《温病条辨》和《医宗金鉴》等经典名著。由于刻苦好学，尽得其传，医技日进，20岁时即悬壶济世。

　　1921年7月胡老自行开业后，将"中和堂"更名为"义元堂"，寓意"义不容辞，服务黎元"。初出茅庐，技艺如何？街坊老辈为考查其水平，让他给一卧床三天不起的更夫看病。患者发热夜甚，神识昏蒙，时有谵语，舌尖边红，舌苔白黄腻，脉浮细而数。前医诊为"热入心包"，予清心开窍法不应。胡老据其舌象，舌红不绛、苔白黄腻，指出邪在气分，未入营血，乃"湿热酿痰，蒙蔽心包"，治当化湿清热，豁痰开蔽，予三仁汤加青蒿、黄芩、石菖蒲、郁金。一剂热退，二剂神清，稍事调理，病即痊愈。八年学成，一鸣惊人，邻里乡亲交口称赞。

　　不久，眉山监督沈子才部属庶务陈伯寅患病误治后头汗出，恶寒，四肢冷，大便干，脉伏。前医诊为"少阴亡阳"，断为不治，遂延胡老诊治。胡老曰："此阳微结证。便虽未硬，然其恶寒脉伏症具，唯恶寒较之'微恶寒'为重，脉伏较之'脉沉'为甚。乃邪郁少阳，枢机不利，气血运行不畅，正气不能宣通之故。当服小柴胡汤，脉现即生，不现则危。"服汤已，果脉现病除。知县吴辛诚惊为神奇，赠"济世活人"一匾，以示嘉勉。此后，胡老声名鹊起，求诊者络绎不绝。胡老经营"义元堂"直到1950年后转让给王克安，长达29年。其间救死扶伤，活人无数，为病家所仰慕，医家所折服。

新中国成立后，1951年胡老受命筹建了"眉山县中心卫生院国药部"，承担管理和门诊工作。他秉承"义元"之志，以济世活人为己任，对病员深怀同情之心，不分贫富贵贱，一视同仁；服务大众，不计报酬，遇贫穷患者，则送医送药，不收分文。他一心为群众治病，医术精湛，屡起沉疴，门庭若市，声名远播。胡老1954年被选为眉山县人民代表、政协委员，1955年曾任眉山县人民委员会委员等职。

1956年，新中国在北京、上海、成都、广州建立第一批中医学院。成都中医学院筹建之时，在全川范围内访贤纳士，胡老奉调至成都中医学院。因其时正值全国血吸虫病防治工作座谈会之后，中央指示各有关省市应指派中医专家到基层，建立由中西医共同组成的中医中药治疗血吸虫病的研究小组，对有效方药进行临床验证。他作为专家被派往四川省绵竹县人民医院担任"中医中药治疗血吸虫病研究小组"组长。他与当地同行一道制定了验证方案和工作制度。夜以继日地查阅了大量文献，摘抄了大量资料，收集了数十个复方、秘方、单方，通过科学分析，优化方药，并经过严格临床观察对比，最后筛选出疗效和安全性均高于"锑剂疗法"的"龙虎草片"推广应用，受到卫生部检查组的表扬，胡老载誉而归。次年任成都中医学院附属医院内科副主任。

1957年，因工作需要，儿科单独建科，设立病房，胡老任首任儿科主任。此后他将学术主攻方向放在儿科方面，焚膏继晷，精研《小儿药证直诀》《幼科发挥》《幼幼集成》《幼科要略》《脾胃论》和《温病条辨》等经典医籍，同时在与西医长期合作过程中，还汲取西医知识，把中医辨证施治与西医辨病施治紧密结合，在理论上愈加丰满成熟，在临床上更加得心应手。治愈了如"网状内皮细胞增生症""破伤风""乙型脑炎后遗症"等很多疑难重症。他还多次应邀参与院外会诊，解决了一些西医束手无策的难题。1965年2月，他响应党的号召，参加学院组织的第一批巡回医疗队，到温江县涌泉公社蹲点和巡回医疗。他充分发挥中医药简、便、验、廉的特色，治愈了不少疑难重症，受到群众好评。几十年间，胡老诊治婴童，活幼无数，得到了"胡小儿"的美誉。

为搞好科室建设，1960年，胡老随团赴北京、西安等地参观考察，虚心学习兄弟医院先进经验。他积极完善门诊、病房工作制度，加强医护人员业务学习，开展对"水肿""泄泻""发热"等疾病的科学研究，探索儿科用药的剂型改革，为科室的规范化建设呕心沥血。为培养实习生、进修生、西学中人员，他经常利用休息时间举办讲座，无私传授自己的经验。他严格要求，谆谆教导，为省内外培养了一大批优秀中医、中西医结合人才。

胡老穷其一生，为中医儿科事业的发展做出了巨大贡献，其学术思想和经验影响遍及省内外。

"文革"期间他被打成"反动学术权威"，蒙受不白之冤。艰苦环境下，仍心系病员，抽劳动空隙为病人治病。胡老不辞劳苦，终积劳成疾，于1973年6月2日病逝于成都，享年73岁。挚友妇科名家王渭川哀痛不已，赋悼诗一首，诗曰：

> 方期座上问钱乙，岂意峨眉雪易消。
>
> 露冷锦官云漠漠，魂依苏墓草萧萧。
>
> 秋山一夕埋清骨，蜀馆三更入梦遥。
>
> 知否江南垂暮客，为君挥泪续离骚。

一、证治经验

（一）感冒

感冒是小儿的常见病、多发病。其病因病理、临床表现、证候分型和治疗原则等和成人大致相同，但亦有不同之处：小儿形气未充，腠理疏薄，卫外不固，寒温不能自调，故易感外邪，发病率较成人为高；小儿是稚阴之体，感冒之后，六淫之邪易从热化，往往发热较重，热证较多；兼之心神怯弱，不耐高热，如发热太甚，则易出现惊风抽搐；热盛火炽，炼液成痰，痰阻气道，复因脏腑娇嫩，热邪伤肺，肺气上逆，每多夹痰咳喘；又由于小儿脾常不足，胃气薄弱，感冒之后，往往影响运化功能，每易兼夹食滞。所以胡老总结小儿感冒特点是"发病率高，易从热化，兼夹症多"。鉴于其生理、病理特点，胡老强调选方用药上，要慎用辛温，勿发散太过。

小儿感冒一年四季都可发生，根据患儿感受病邪的不同、四季气候变化的影响和体质阴阳偏胜的差异，胡老临床上常分以下几种证型论治。

1. 感冒风寒

证候特点：恶寒，发热，无汗，鼻塞，喷嚏，流清涕，咳嗽，头身疼痛，口不渴，小便清长，舌苔白。

治法：疏风散寒，辛温解表。

方药：

（1）恶寒发热较轻者，葱豉桔梗汤加味（葱白、淡豆豉、桔梗、薄荷、牛蒡子）。

随证加减：咳甚者，加杏仁、瓜蒌皮、信前胡降气化痰止咳；痰多者，加陈皮、法半夏、茯苓燥湿化痰。

（2）恶寒无汗，咳嗽痰多者，杏苏散加减（杏仁、紫苏叶、防风、葛根、前胡、陈皮、法半夏、茯苓、生姜）。

随证加减：清涕多者，加荆芥发表散寒；咳甚者，加瓜蒌皮、紫菀或款冬花化痰润肺止咳；喘者，加麻黄，以紫苏子易紫苏叶宣肺降气平喘；头痛者，加炒川芎祛风止痛；身痛者，加羌活祛风散寒止痛。

2. 感冒风热

证候特点：发热，自汗或无汗，喷嚏，流浊涕，头昏咽痛，咳嗽，口干喜饮，小便黄，舌苔白黄薄。

治法：疏风清热，辛凉解表。

方药：

（1）发热不高，咳嗽不甚者，桑菊饮加减（桑叶、菊花、连翘、桔梗、杏仁、薄荷、芦根、瓜蒌皮、麦冬、射干、枇杷叶）。

随证加减：肺热甚者，加黄芩以清肺热；口渴者，加天花粉清热养阴、生津止渴；头昏者，加蝉蜕疏散风热；兼腹泻黄绿色稀水样大便，夹风泡者，去瓜蒌皮、麦冬、射干、枇杷叶，加防风、蝉蜕、泽泻、车前子或川木通、滑石祛风利水、渗湿止泻。

（2）发热较高，无汗为主者，银翘散加减（金银花、连翘、荆芥、薄荷、牛蒡子、桔梗、淡竹叶、芦根、青蒿、黄芩）。

随证加减：口渴甚者，加天花粉清热养阴、生津止渴；气分热甚，汗出热不解者，加石膏、知母清热泻火；咽喉肿痛者，酌加射干、重楼、玄参、马勃、广豆根1~2味清热解毒利咽消肿；咳者，加杏仁、瓜蒌皮、信前胡宣降肺气、化痰止咳；鼻衄者，去荆芥、薄荷，加白茅根、侧柏炭、炒栀子凉血止血；胸膈闷、欲吐者，加藿香、郁金芳化湿浊、行气宽胸；邪热入里，血分热盛发疹者，去荆芥、薄荷，加生地黄、牡丹皮、大青叶清热凉血解毒。

（3）外寒里热，热盛痰壅，咳甚而喘者，加味麻杏石甘汤（麻黄、杏仁、石膏、甘草、金银花、连翘、黄芩、瓜蒌皮、前胡、射干、紫苏子、枇杷叶）。

随证加减：烦渴者，加知母配石膏清热泻火、除烦止渴；大便不通者，加生大黄泻下通便、通腑泄热。

3. 感冒暑热（阳暑）

证候特点：壮热，心烦，蒸蒸自汗，口渴欲饮，小便短赤，倦怠食少，舌苔黄燥，脉象洪数。

治法：祛暑清热。

方药：银翘白虎汤加减（金银花、连翘、石膏、知母、黄连、天花粉、淡竹叶、滑石、甘草）。

随证加减：暑热伤气，脉浮大而芤，汗大出微喘者，加人参大补元气、复脉固脱。

4. 感冒暑湿（阴暑）

证候特点：头痛恶寒，身形拘急，肢节疼痛而心烦，肌肤大热而无汗，脉浮弦有力或浮紧。

治法：清暑祛湿解表。

方药：新加香薷饮加味（香薷、厚朴、鲜扁豆花、金银花、连翘、黄连、紫苏叶、滑石、通草）。

随证加减：湿偏重者，加苍术、茯苓燥湿利湿；湿浊不化者，加藿香、佩兰芳化湿浊；头晕者，加荷叶解暑清热，升发清阳。

如暑湿兼感外寒，恶寒发热，头重痛，胸膈满闷，腹痛吐泻，舌苔白滑者，藿香正气散加减（藿香、紫苏叶、陈皮、法半夏、茯苓、厚朴、苍术、黄连、滑石、车前子）。

随证加减：发热无汗者，加香薷发汗解表、化湿和中；头痛者，酌加白芷或川芎祛风散寒止痛；胸膈满闷者，加瓜蒌皮、枳实化痰行气、消痞除满；腹痛甚者，加广木香、砂仁行气止痛。

5. 感冒秋燥

胡老认为发于秋令的外感病，主要是秋燥，燥病起于秋分以后，小雪以前。燥病属凉，谓之次寒，病与感寒同类。由于秋天气候有偏寒偏热的不同，所以燥气有温凉之分。燥而偏寒的为凉燥，燥而偏热的为温燥。凉燥颇类风寒，温燥近似风温。不论凉燥或温燥，起初除具有表证外，都必然兼有津气干燥之证，这是本证的特征。至于凉燥化热以后，其证治则与温燥相同。

（1）外感温燥

证候特点：发热，微恶风寒，头痛少汗，咳嗽少痰，咽干鼻燥，口微渴，舌红苔薄黄。

治法：辛凉甘润，轻透肺胃。

方药：桑菊饮加减（桑叶、菊花、薄荷、连翘、杏仁、桔梗、芦根、天花粉、麦冬、瓜蒌皮、枇杷叶）。

（2）外感凉燥

证候特点：恶寒发热，头痛无汗，鼻塞咽干，咳嗽痰稀，唇燥苔薄白。

治法：辛开温润，宣肺祛痰。

方药：杏苏散（杏仁、紫苏叶、茯苓、前胡、枳壳、桔梗、法半夏、陈皮、甘草）。

随证加减：咽干唇燥，咳嗽痰稠者，则易法半夏为京半夏，陈皮为化橘红避其温燥，并加麦冬、川贝母养阴清热、化痰止咳；肺热者，加黄芩、桑白皮清热泻肺。

兼夹证治疗：

夹惊证：参照急惊风治疗，常在主治方内选加菊花、钩藤、蝉蜕、僵蚕、地龙等，必要时兑服紫雪丹。

夹痰喘证：参照咳嗽、肺炎、哮喘治疗，常在主治方内选加麻黄、杏仁、瓜蒌皮、前胡、紫苏子、葶苈子、浮海石、胆南星等。

夹食证：参照伤食治疗，常在主治方内选加炒山楂、建曲、稻芽、麦芽、莱菔子、木香、槟榔、枳壳（枳实）、厚朴等。

（二）发热

发热是儿科临床最常见的一个症状。由于小儿的生理病理特点与成人不同，又因小儿时期的传染病较多，故发热的机会相对成人更多。有的突然高热，有的长期低热，或持续不退，或反复发热；有的恶寒发热，有的但热不寒，或暮热朝凉，或寒热往来；有的发热伴出疹，有的高热即抽风，或烦躁，或神昏等。其临床表现是多种多样、错综复杂的。

胡老诊治小儿发热，以脏腑、经络、六经、八纲、卫气营血等传统理论为指导，将发热分为表里虚实四大类，提纲挈领，纲举目张。

1. 表（半表半里）热类

（1）外感风寒

（2）外感风热

（3）外感暑热

（4）感冒暑湿

此4项详见"感冒"一节内容。

（5）邪踞少阳

证候特点：往来寒热，口苦，咽干，目眩，胸胁胀痛，不思饮食，心烦喜呕，舌苔薄白，脉弦。

治法：和解少阳。

方药：小柴胡汤加减（柴胡、黄芩、南沙参、法半夏、生姜、大枣、炙甘草）。

随证加减：邪踞于膈而不上逆，胸中烦而不呕者，去南沙参、法半夏，加瓜蒌皮清热化痰，宽胸利膈；木火内烦而津虚气燥，渴者，去法半夏，重用南沙参以甘润生津，加天花粉清热生津止渴；木邪伤土，腹中痛者，去黄芩，加白芍柔肝缓急止痛；邪聚少阳，胁下痞硬者，去大枣，加牡蛎、青皮咸寒软坚，疏肝行气；水饮蓄而不行，心下悸，小便不利者，去黄芩，加茯苓利水宁心；里和而表未解，不渴，外有微热者，去南沙参，加桂枝微汗以解表；肺寒气逆而咳者，去南沙参、大枣、生姜，加五味子、干姜酸收逆气、散寒止咳；少阳兼阳明里实，呕不止，心下痞硬胀痛，便秘者，去南沙参、甘草，加白芍、枳实、大黄，（即大柴胡汤）和解少阳、内泄热结。

（6）邪恋三焦

证候特点：寒热如疟，寒轻热重，胸痞作呕，口苦吐酸，小便黄少，舌红苔白或黄腻，脉弦数。

治法：清胆和胃，分消湿热。

方药：蒿芩清胆汤（青蒿、黄芩、枳实、竹茹、陈皮、法半夏、茯苓、青黛、滑石、甘草）。因青黛入煎剂不溶于水，故胡老常易青黛为紫苏叶。

随证加减：胸痞心烦喜呕者，加瓜蒌皮、黄连宽胸散结、清心除烦；便秘者，加大黄以通腑泄热。

（7）邪伏膜原

证候特点：憎寒壮热，发无定时，胸闷呕恶，头痛烦躁，舌苔垢腻，脉弦数。

治法：宣透膜原，辟秽化浊。

方药：达原饮（草果、槟榔、厚朴、黄芩、知母、白芍、甘草）。

随证加减：发热甚者，加青蒿合黄芩清透退热；呕吐者，加藿香或紫苏叶、黄连和胃降逆止呕；胸膈胀满不适者，加枳壳、桔梗升降气机、理气宽胸；秽浊甚者，加白豆蔻芳香化浊；大便秘结者，加枳实、大黄行气通便。

2. 里（实）热类

（1）热在气分

①热炽阳明

阳明经证：

证候特点：壮热多汗，烦渴引饮，舌苔黄燥，脉洪大。

治法：辛寒清热，生津除烦。

方药：加味白虎汤（石膏、知母、粳米、炙甘草、天花粉、栀子）。

随证加减：咽喉红肿者，加金银花、连翘清热解毒；烦热甚者，加淡竹叶、黄连清热除烦；燥热伤津者，加麦冬、鲜芦根清热养阴生津；脉浮大而芤，汗大出微喘，甚至鼻扇者，加人参大补元气；脉若散大者，倍用人参复脉固脱。

阳明腑证：

证候特点：潮热便秘，腹部胀满拒按，烦躁谵语，舌苔老黄或焦黑而起芒刺，脉沉实。

治法：通腑泄热，急下存阴。

方药：大承气汤（大黄、芒硝、枳实、厚朴）。

随证加减：燥热伤阴，燥屎不行者，加生地黄、玄参、麦冬"增水行舟"；胸膈烦热，口舌生疮，便秘，尿黄者去枳实、厚朴，加栀子、黄芩、连翘、竹叶，此即凉膈散法，泻火通便，双管齐下，以清解中、上二焦积热。

临床上见到高热虽降，低热不退，一般情况尚好，无证可辨，审系大便秘结，腑气不通者，当通腑泄热，胡老常用增液承气汤或麻子仁丸之类，往往应手取效。

②湿热蕴结

证候特点：午后发热，头痛恶寒，身重疼痛，胸痞不饥，口淡无味，或渴不多饮，或竟不渴，或汗出热解，继而复热，小便黄少，舌苔白黄腻，脉濡数。

胡老强调湿热发热特点是身热不扬，不可扪下头额，感觉不烫，即谓不发热，必须用体温表测量体温。再者湿热蕴结，汗出每多黏手。

治法：清热渗湿，芳香化浊。

方药：

a.午后身热，头痛恶寒，身重疼痛，胸痞不饥者方用三仁汤加味（杏仁、薏苡仁、白豆蔻、法半夏、厚朴、淡竹叶、通草、滑石、黄芩、青蒿）。用本方应根据湿热偏盛调整渗湿药和清热药的比例。

随证加减：乳蛾肿大者，酌加连翘、射干、板蓝根清热解毒、利咽消肿；舌苔厚腻者，常加藿香或佩兰芳化湿浊；胃纳不佳者，加建曲或谷芽消食健胃。

b.汗出热解，继而复热，渴不多饮，或竟不渴者，方用黄芩滑石汤（黄芩、滑石、猪苓、茯苓、大腹皮、白豆蔻、通草）加青蒿。

（2）气营（血）两燔

证候特点：壮热，烦躁，汗多口渴，斑疹隐隐，舌绛苔黄，脉洪数。

治法：清气凉营。

方药：玉女煎去熟地、川牛膝加生地、玄参方加味（生地黄、玄参、麦冬、石膏、知母、金银花、连翘）。

随证加减：烦躁甚者，加黄连或栀子清热除烦；口渴甚者，加天花粉、芦根清热养阴、生津止渴；发斑者，加大青叶或牡丹皮、赤芍，甚者加犀角清热解毒、凉血化斑。

（3）热在营血

证候特点：高热，烦躁或嗜睡，身发斑疹或齿衄，鼻衄，便血，甚至神昏谵语，手足抽搐，角弓反张，舌绛无苔。

治法：清营凉血。

方药：清营汤（犀角、生地黄、玄参、麦冬、丹参、金银花、连翘、黄连、竹叶心）。

随证加减：出现斑疹者，去丹参、麦冬，酌加赤芍、牡丹皮、紫草、大青叶等清热解毒、凉血化斑；齿衄、鼻衄者，酌加牡丹皮、栀子、白茅根、侧柏炭清热凉血止血；便血者，酌加大蓟、小蓟、地榆炭、藕节炭、三七等凉血止血化瘀；神志不清者，加石菖蒲、远志开窍醒神；痰热蒙蔽清窍者，加竹沥、天竺黄、胆南星等豁痰开窍；热甚抽风者，重则加羚羊角或全蝎、蜈蚣，轻则加天麻、钩藤以息风止痉。

出现上述症状，病情每多严重，紫雪丹、安宫牛黄丸、至宝丹等中成药均可随宜选用以应急。

（4）食积发热

证候特点：暮夜热甚，手心发热，脘腹胀痛，嗳腐吞酸，夜卧不安，不思饮食，苔厚脉滑。

治法：消食导滞，佐以清热。

方药：保和丸加减（焦山楂、建曲、陈皮、法半夏、茯苓、莱菔子、青蒿、黄芩）。

随证加减：热甚者，加黄连清热泻火；兼咳嗽痰多者，加杏仁、桔梗、瓜蒌皮、前胡宣降肺气、化痰止咳；

（5）心脾积热

证候特点：发热口渴，烦躁不安，面赤唇红，口舌生疮或牙龈肿痛，口气热臭，便秘尿黄，口干舌燥，舌红苔黄，脉滑数。

治法：清心泻脾。

方药：清热泻脾散加减（黄芩、黄连、石膏、生地、牡丹皮、栀子、连翘）。

随证加减：便秘者，加大黄泻下通便；小便淋漓涩痛者，加淡竹叶、川木通清热利尿通淋；口干甚者，酌加知母、芦根、天花粉清热泻火、生津止渴；牙龈肿痛者，酌加知母、地骨皮、露蜂房清热泻火、祛风止痛；口臭者，加藿香芳香化浊；舌红少苔者，加玄参、麦冬、石斛、天花粉养阴清热、益胃生津。

3. 虚热类

（1）邪留阴分

证候特点：夜热朝凉，热退无汗，舌红少苔，脉弦细微数。

治法：养阴清热。

方药：青蒿鳖甲汤（青蒿、鳖甲、生地黄、知母、牡丹皮）。

随证加减：热甚口干者，加金银花、连翘、天花粉清热解毒、生津止渴；心烦尿黄者，加淡竹叶、芦根清热除烦、通利小便。

（2）余热未尽，气阴两伤

证候特点：身热多汗，虚羸少气，气逆欲呕，口干喜饮，喉干呛咳，舌红少苔，脉虚而数。

治法：清热降逆，益气生津。

方药：竹叶石膏汤（竹叶、石膏、法半夏、南沙参、麦冬、粳米、甘草）。

随证加减：无呕吐者，去法半夏，加连翘疏散风热；阴伤甚者，酌加天花粉、生地黄、石斛、芦根清热养阴生津；便秘者，加枳壳、火麻仁或郁李仁宽中行气、润肠通便；胃纳不佳者，加谷芽、鸡内金或建曲消食健胃；喉干呛咳者，去法半夏、粳米、甘草加天冬、知母、枇杷叶养阴清肺、化痰止咳。

（3）正虚邪恋，邪热久羁

证候特点：低热不退，神倦瘈疭，时时欲脱，舌绛少苔，脉虚弱。

治法：育阴滋液，潜阳息风。

方药：大定风珠（白芍、阿胶、龟甲、生地黄、胡麻仁、五味子、麦冬、炙甘草、牡蛎、鳖甲、鸡子黄）。

随证加减：喘者，加人参补气平喘；自汗甚者，加人参、龙骨、浮小麦补气敛汗；心悸者，加茯神、人参、小麦补气宁心安神。

（4）阴虚发热

证候特点：五心潮热，骨蒸盗汗，两颧发红，声嘶咽干，舌红，脉虚数。

治法：滋阴降火。

方药：知柏地黄汤（炒知母、焦黄柏、生地黄、怀山药、山茱萸、茯苓、泽泻、牡丹皮）。

随证加减：夜热甚者，加当归、白芍、龟甲养血滋阴以退热；声嘶咽干者，加麦冬、五味子养阴润燥、敛肺滋肾；骨蒸盗汗甚者，加鳖甲、龟甲、地骨皮、银柴胡清虚热、除骨蒸。

（5）血虚发热

证候特点：发热暮夜为甚，头晕目眩，食少懒言，面色萎黄，唇舌淡白，口燥咽干，脉象虚数。

治法：益气补血。

方药：圣愈汤加味（人参、黄芪、熟地、当归、白芍、川芎）。

随证加减：脾胃虚弱者，加白术、茯苓、甘草合人参补气健脾；心悸者，加酸枣仁或柏子仁、远志养心安神；失眠多梦者，酌加龙骨、牡蛎、茯神、首乌藤镇心安神；汗多者，加龙骨、牡蛎、浮小麦收敛止汗。

（6）气虚发热

证候特点：发热自汗恶风，面色白，少气懒言，倦怠无力，大便溏泄，舌淡苔薄白，脉虚大。

治法：补中益气，甘温除热。

方药：补中益气汤（潞党参、黄芪、升麻、柴胡、当归、白术、陈皮、甘草）。

随证加减：大便稀溏者，加炮姜温中散寒；手足冷者，加制附片、桂枝助阳补火、温通经脉；自汗恶风甚者，重用人参、黄芪补益中气，或再加龙骨、牡蛎、浮小麦收敛止汗。

（7）阳虚发热

证候特点：身体发热，四肢厥冷，泄泻不止，唇舌淡白，脉微细。

治法：温补脾肾，甘温除热。

方药：桂附理中汤（人参、白术、炮姜、肉桂、制附片_{先煎}、甘草）。

随证加减：泄泻不止者，加赤石脂（布包煎）、粳米或诃子、石榴皮涩肠止泻。治疗重症气虚，胡老必用人参，偏气阴虚者，习用生晒参；偏气阳虚者，习用红参，量儿大小，每日剂量 5 ~ 10g，另包煎，少量频服。轻症气虚，偏肺脾两虚，中气不足者，习用潞党参；偏肺胃阴虚，津液不足者习用北沙参；偏脾胃虚弱，气津不足者，习用南沙参。

（三）乳蛾

乳蛾即西医学所称的"急、慢性扁桃体炎"。其病以咽喉一侧或两侧红肿疼痛，甚至化脓溃烂为主要证候特征。根据体质不同，病因各异，临床上胡老将其分为风热和阴虚两类。

1. 风热型

证候特点：发热，自汗，流涕，咳嗽，咽喉一侧或两侧红肿疼痛，甚至化脓溃烂，吞咽不利，不食或食少，口渴或不渴，小便黄或短少，大便稀或干结，唇舌红，苔微黄，脉象浮数，指纹青紫。

治法：疏风清热，解毒消肿。

方药：银翘马勃散加味（金银花、连翘、马勃、牛蒡子、玄参、射干、薄荷、黄芩、山豆根）。

随证加减：高热无汗者，加荆芥发汗解表；口渴者，酌加天花粉、麦冬、芦根清热养阴、生津止渴；咳嗽者，加杏仁、桔梗宣降肺气；有痰黏滞不利者，加川贝母、瓜蒌皮清热化痰；舌绛红，热入营分者，加生地黄、牡丹皮或赤芍清热凉血；化脓溃烂者，加蒲公英或野菊花清热解毒排脓；大便干结者，加生大黄（后下）通腑泄热。

待上述症状基本消除后，即改用养阴清热之法，用玄麦甘桔汤加生地黄、黄芩、知母、板蓝根、青果善后。

2. 阴虚型

证候特点：咽喉一侧或两侧肿大，色淡红，微痛或不痛，咽部不适，干咳无痰，口舌干燥，唇舌红，苔少或薄白，脉细数。

治法：养阴润肺，利咽消肿。

方药：养阴清肺汤（生地黄、玄参、麦冬、牡丹皮、白芍、川贝母、薄荷、炙甘草）。

随证加减：咽痛甚者，加桔梗、牛蒡子、射干宣肺清热、解毒利咽；干咳无痰者，加瓜蒌皮、枇杷叶清热化痰止咳；声音嘶哑者，加蝉蜕、诃子疏风宣肺、利咽开音；阴虚潮热者，加知母、地骨皮滋阴降火、清退虚热。

除内服药外，胡老有时亦用冰硼散、六神丸、锡类散外吹咽喉，以加强疗效。

（四）咳嗽

咳嗽乃肺失宣降，肺气上逆之证。《内经》云："五脏六腑皆令人咳，非独肺也。"因为肺为气之主，诸气上逆于肺，皆呛而咳，所以咳嗽不止于肺，而亦不离乎肺。肺为娇脏，乃脏腑之华盖，外合皮毛，开窍于鼻，职司呼吸，呼之则虚，吸之则满，只受得本脏之正气，受不得外来之客气，客气干之则呛而咳；同样，亦只受得脏腑之清气，受不得脏腑之病气，病气干之亦呛而咳。简言之，外感内伤都可引起咳嗽。小儿肌肤薄，藩篱疏，外感咳嗽较为多见，内伤咳嗽相对较少。

根据胡老观察，小儿外感咳嗽常见有风热、风寒、痰热、湿热、燥热五种证型；内伤咳嗽常见食积、气虚、阴虚三种证型。临床上胡老主要根据患儿咳之微甚、痰之多少、咳之与痰孰轻孰重辨证，着重从肺、脾两脏论治。

1. 风热咳嗽

证候特点：

（1）轻证：鼻塞，流涕，喷嚏，咳不甚，热不高，口微渴，苔薄白或微黄，脉浮微数。

治法：辛凉疏风，清热宣肺。

方药：桑菊饮加减（桑叶、菊花、薄荷、连翘、桔梗、杏仁、芦根、瓜蒌皮、射干、枇杷叶）。

随证加减：肺热甚，气粗似喘者，加石膏、知母清热肃肺；渴甚者，加天花粉清热养阴、生津止渴；咽红肿痛者，加玄参、牛蒡子清热凉血，利咽消肿；鼻衄者，去桔梗加焦栀子、白茅根清热凉血止血。

（2）重证：咳嗽剧烈，喘促身热或兼有表证，流清涕，喷嚏，里热炽盛者鼻孔红或烂，口干尿黄，舌红苔黄。

治法：宣肺清热，降逆止咳。

方药：麻杏石甘汤加减（麻黄、杏仁、石膏、黄芩、瓜蒌皮、信前胡、紫苏子、射干、枇杷叶）。

随证加减：高热烦渴者，加金银花、连翘疏散风热；加知母配石膏清热泻火以除烦渴；咳甚者，加紫菀、款冬花润肺化痰止咳；喘甚者，以葶苈子易紫苏子泻肺平喘；咯痰不利者，加天花粉、浮海石清肺润燥化痰；阵阵惊惕者，加蝉蜕、钩藤凉肝息风定惊；咽喉肿痛者，酌加牛蒡子、玄参、重楼、山豆根清热解毒、利咽消肿。

2. 风寒咳嗽

证候特点：鼻塞，喷嚏，流清涕，咳嗽，痰鸣，口不干渴，舌苔薄白。

治法：疏风散寒，祛痰止咳。

方药：荆防止咳汤（自拟方。荆芥、防风、薄荷、杏仁、瓜蒌皮、信前胡、枇杷叶）。

随证加减：喉间痰鸣者，加法夏曲、茯苓化痰渗湿；纳差，消化不良者，加麦芽、建曲消食和胃；腹胀，大便排出不畅者，加枳壳或莱菔子宽中行气通便；夹泻者，加泽泻、车前子利小便以实大便。

如咳嗽风寒、风热症状都不明显者，胡老喜用止嗽散（荆芥、桔梗、紫菀、百部、白前、陈皮、甘草）。

程国彭云："本方温润和平，不寒不热，既无攻击过当之虞，大有启门驱贼之势，是以客邪易散，肺气安宁，宜其投之有效欤。"胡老亦非常推崇本方，他运用本方极有心得，化裁巧妙，疗效显著。

随证加减：偏风寒者，酌加麻黄、紫苏叶、防风发汗解表；痰少者，加法半夏、建曲化痰消食；痰多者，更加茯苓利水渗湿；微喘者，加杏仁、厚朴下气平喘；喘甚者，加炙麻绒宣肺平喘，或紫苏子降气平喘，或葶苈子泻肺平喘；如偏风热者，则去陈皮、甘草加杏仁、黄芩、瓜蒌皮、射干、枇杷叶清热肃肺、化痰止咳；口干者，加天花粉、麦冬清热养阴、生津止渴；夜咳甚者，加川贝粉（冲服）、知母清热化痰、润肺止咳；痰不利者，加浮海石清肺化痰；气紧者，酌加紫苏子、葶苈子降泻肺气。

3. 痰热咳嗽

证候特点：咳嗽痰多，喉间痰鸣，气紧，咽红，舌质微红，苔白或微黄有津。

治法：清热化痰，降逆止咳。

方药：新制六安煎（自拟方）加减（化橘红、京半夏、茯苓、杏仁、炙紫苏子、黄芩、瓜蒌皮、信前胡、紫菀、射干、枇杷叶）。

随证加减：鼻塞，喷嚏，流清涕者，加麻黄发汗解表，宣肺平喘；咳不甚，唯痰稠不利者，去枇杷叶，加浮海石或海蛤粉或冬瓜仁清肺化痰。

4. 湿热咳嗽

证候特点：咳痰不利，痰黄稠，舌苔白黄腻或兼发热，口干不欲饮，饮亦不多，小便短黄。

治法：清热渗湿，化痰止咳。

方药：千金苇茎汤合上焦宣痹汤加减（苇茎、冬瓜仁、薏苡仁、杏仁、射干、枇杷叶、黄芩、滑石、瓜蒌皮、信前胡）。

随证加减：发热者，加青蒿配黄芩清透退热；咳甚喘促者，加紫苏子降气平喘或葶苈子泻肺平喘；痰稠呈黄绿色者，加金银花、连翘或鱼腥草、蒲公英清热解毒；痰多者，加化橘红、京半夏理气宽中、燥湿化痰。

5. 燥热咳嗽

证候特点：咽干喉痒，干咳无痰，或痰少而黏，咳嗽，饮水后可暂时缓解，继而复咳，唇舌红干，舌苔薄黄乏津。

治法：清燥润肺，化痰止咳。

方药：润肺饮（自拟方。天冬、麦冬、紫菀、百部、白前、川贝粉、知母、杏仁、款冬花、枇杷叶，蜂蜜冲服）。

随证加减：咽红或干痛者，酌加黄芩、天花粉、射干或玄参清热养阴、利咽消肿；痰中带血者，加白茅根、焦栀子清热凉血止血。

6. 食积咳嗽

证候特点：咳嗽痰多，夜晚为甚，不思乳食，嗳腐吞酸，胸脘痞满，手足心热，舌苔白厚。

治法：消积导滞，祛痰止咳。

方药：保和丸加减（山楂、建曲、陈皮、法半夏、茯苓、莱菔子、黄芩、瓜蒌皮、信前胡、射干、枇杷叶）。

随证加减：发热者，加青蒿配黄芩清透退热；脘痞腹胀甚者，加枳实破气除痞；大便秘结者，加生大黄泻下通便；大便稀溏者，加车前子利小便以实大便。

7. 气虚咳嗽

（1）偏肺气虚者

证候特点：自汗恶风，鼻塞多嚏，常易感冒，反复咳嗽。

治法：补益肺气，固表实卫。

方药：加味玉屏风散（黄芪、白术、防风、太子参、龙骨、牡蛎、浮小麦、射干、枇杷叶）。

随证加减：肺气虚甚者，以白晒参易太子参以增强其补气生津之功效；口干喜饮者，加麦冬、五味子养阴生津止渴；时有咳嗽者，加紫菀、款冬花润肺止咳。

（2）偏脾气虚者

证候特点：面色苍白，痰多清稀，食少便溏，脘痞呕逆。

治法：健脾益气，燥湿化痰。

方药：加味香砂六君子汤（太子参、白术、茯苓、陈皮、法半夏、藿香、砂仁、枳实、厚朴、建曲、甘草）。

（3）肺脾气虚者

证候特点：上述两型症状兼而有之。

治法：补肺健脾，培土生金。

方药：玉屏六君子汤（黄芪、防风、白术、太子参、茯苓、陈皮、法半夏、藿香、砂仁）。

随证加减：汗多者，酌加龙骨、牡蛎、浮小麦收敛止汗；胃纳不佳，消化不良者，加焦山楂、建曲消食健胃。

8. 阴虚咳嗽

证候特点：干咳无痰或痰少而黏，不易咯出，或痰中带血，口燥咽干，喉痒声嘶，潮热盗汗或手足心热，唇红，舌红少苔或苔少花剥。

治法：养阴润肺，化痰止咳。

方药：

（1）阴虚不甚者，治同燥热咳嗽重证，方用润肺饮（见燥热咳嗽）。

（2）气阴两虚者，用加味生脉散（白晒参、麦冬、五味子、紫菀、款冬花、枇杷叶）。

随证加减：痰少不易咯出者，加川贝母、知母清热润肺、化痰止咳；口燥咽干，喉痒声嘶者，加玄参、桔梗、蝉蜕清热养阴、宣肺利咽。

（3）肺肾阴虚者，用麦味地黄汤（麦冬、五味子、生地黄、山茱萸、怀山药、茯苓、牡丹皮、泽泻）。

随证加减：潮热盗汗者，加炒知母、炒黄柏滋阴降火；痰少难出，痰中带血者，加知母、川贝母、阿胶（烊化）清肺润燥、化痰止咳、滋阴止血。

（五）肺炎喘嗽

本病为小儿常见、多发的肺系疾病之一。以发热、咳嗽、痰壅、气急、鼻扇为其主要症状。发病年龄以 3 岁以下的婴幼儿多见。病名首见于《麻科活人全书》。本病一年四季均可发生，但以冬春两季为多。主要由外感风邪，内蕴痰热引起。在麻疹、百日咳、感冒或其他疾病过程中，由于正气虚弱，也可以并发或继发本病。

肺炎喘嗽治疗以宣肺平喘、清热化痰为主。某些先后天不足、疳证体质小儿，一旦罹患本病，往往迁延难愈，且常常突然出现呼吸微弱，汗出肢冷，脉象细数乏力等虚脱征象。对于变证，应予中西医结合进行救治。

胡老认为小儿乃稚阴稚阳之体，外感时邪，属风热证者较多，即使外感风寒，为时亦短，很快入里化热，所以典型的风寒证候较少，往往以外寒里热证较为多见。临床一般可按外寒里热、风热闭肺、痰热闭肺三种证型施治。

1. 外寒里热

证候特点：恶寒、发热、无汗或头身痛、鼻塞、喷嚏、清涕、咳嗽等风寒外束症状和口渴、尿黄、唇红、舌赤、苔黄等邪热内郁症状并存。

治法：宣肺清热，肃肺平喘。

方药：麻杏石甘汤加减（麻黄、杏仁、石膏、黄芩、瓜蒌皮、前胡、紫苏子、射干、枇杷叶）。

随证加减：表寒甚者，加荆芥、防风，或以紫苏叶易紫苏子发汗解表；口干喜饮者，加知母、天花粉清热养阴、生津止渴；发热者，加青蒿配黄芩清透退热。

2. 风热闭肺

证候特点：轻症发热恶风，咳嗽气促，微有汗出，口渴咽红，乳蛾肿大，舌苔薄白或微黄，脉浮数；重症则高热不退，咳嗽气急，鼻扇，涕泪俱无，鼻如烟煤，喉中痰鸣，口渴烦躁，面色红赤，舌红而干，苔黄，脉浮数。

治法：辛凉解表，清热平喘。

方药：轻症用银翘白虎汤加减（金银花、连翘、荆芥、薄荷、牛蒡子、射干、枇杷叶、石膏、知母）。

重症用麻杏石甘汤加减（麻黄、杏仁、石膏、金银花、连翘、知母、瓜蒌、信前胡、葶苈子、天花粉）。

随证加减：痰稠黏滞者，加浮海石或海蛤粉或冬瓜仁清肺化痰；咽红乳蛾者，酌加牛蒡子、射干、黄芩等品（"腺病毒肺炎"一般酌加板蓝根或大青叶、赤芍、僵蚕、夏枯草、射干）清热解毒、消肿利咽。

3. 痰热闭肺

证候特点：发病较急，壮热烦躁，喉鸣痰涌，声如拽锯，面色青紫，大便结，小便黄，舌苔黄厚，脉洪数，甚至两胁扇动，胸高耸肩，摇身撷肚。

治法：泻肺平喘，涤痰通腑。

方药：

（1）五虎汤加味（麻黄、杏仁、石膏、甘草、细茶、葶苈子、胆南星）。

（2）葶苈大枣泻肺汤加味（葶苈子、大枣、浮海石、大黄）。

随证加减：痰多者，酌加天竺黄或鲜竹沥清热化痰。

胡老认为由于患儿年龄大小，体质强弱，病情轻重等各有不同，其转归也不同，常见的有以下几种变证：

心阳虚衰：常见于婴幼儿或平素体质虚弱的患儿，表现面色苍白或青紫，呼吸浅促，出冷汗，四肢厥逆，右胁下出现癥块（肝大），舌淡红，苔白，脉微而数。其见症为现代医学所称的"肺炎合并心衰"，为危重证候，须中西医结合救治。中药可用参附汤合生脉散加龙牡（红参、制附片、麦冬、五味子、龙骨、牡蛎）浓煎少量频服，回阳救逆，留人治病。

内陷厥阴：烦躁，狂乱，神志不清甚至昏迷抽搐，治法可参照温邪所致的急惊风处理。

正虚邪恋：本证多出现于体质虚弱或肺炎后期迁延不愈患儿，常见的有两种证型。

①肺脾气虚

证候特点：面色不华，易出汗，动辄尤甚，常伴不规则发热，精神不振，食欲不佳，咳痰不利，舌苔薄白，脉细无力。

治法：益气固表，培土生金。

方药：保元汤加减（黄芪、百合、白术、茯苓、紫菀、款冬花、枇杷叶）。

随证加减：气阴两虚，汗多气短者，加人参、五味子、麦冬补气养阴敛汗；虚汗甚多者，加龙骨、牡蛎收敛固涩止汗；食欲不佳者，加谷芽、鸡内金健胃消食助运。

②肺阴亏损

证候特点：潮热盗汗，面唇樱红，干咳无痰，舌红而干，苔光剥。

治法：养阴润肺，化痰止咳。

方药：润肺饮（自拟方）加减（天冬、麦冬、紫菀、百部、白前、杏仁、黄芩、知母、川贝母、枇杷叶）。

随证加减：咽喉红肿者，加射干清热解毒，祛痰利咽；咳甚者，加款冬花、蜂蜜（冲服）润肺化痰止咳。

（六）哮喘

哮喘是一种发作性的痰鸣气喘疾患。以呼吸急促、喉间痰鸣、张口抬肩为主要证候特征。哮以声响言，喘以气息言。喘不一定兼哮，哮必兼喘，故常哮喘并称。其病理机制如《证治汇补》所说："哮即痰喘之久而常发者，因内有壅塞之气，外有非时之感，膈有胶固之痰，三者相合，闭拒气道，搏击有声，发为哮病。"

胡老临床上将哮喘分为虚实两类，实证包括外感风寒、外寒里热、湿热内蕴；虚证包括肺虚、脾虚、肾虚。哮喘病情之轻重，发作时间之久暂，间歇时间之长短，因人而异。本病发作时一般按实证治疗，以祛邪为主；未发时一般按虚证治疗，以扶正气为主。所谓"急则治其标，缓则治其本"。哮喘一病常反复发作，治标容易，治本较难。病程日久，体质虚弱，发作频繁，持续不已者难治。在服药过程中，避免感冒、烟尘刺激等各种诱发因素，亦不可忽视。

1. 实证

（1）外感风寒

证候特点：呼吸急促，抬肩撷肚，喉间痰鸣，咳痰色白，清稀带沫，初起多兼恶寒、头痛、无汗等症。口不渴或渴喜热饮，二便自调，舌苔白滑。

治法：温肺散寒，豁痰平喘。

方药：六安煎加减（陈皮、法半夏、茯苓、杏仁、白芥子、射干、紫菀、麻黄）。

随证加减：体虚者，以炙苏子易白芥子降气平喘；喘促甚者，加葶苈子泻肺平喘；咳嗽者，加瓜蒌皮、信前胡、枇杷叶祛痰止咳；兼肺热者，加黄芩清肺热；兼恶寒头痛无汗者，加炒川芎、紫苏叶、防风辛温解表、散寒止痛。

（2）外寒里热（风寒外束，痰热内郁）

证候特点：发热微恶寒，无汗或有汗，流清涕，喷嚏，咳喘痰鸣，气急鼻扇，痰黄黏稠，咯吐不利，口渴，大便干结，小便黄，舌质红，舌苔黄。

治法：宣肺平喘，清热豁痰。

方药：麻杏石甘汤加减（麻黄、杏仁、石膏、黄芩、瓜蒌皮、信前胡、浮海石、射干、枇杷叶）。

随证加减：喘甚者，加炙苏子降气平喘，或葶苈子泻肺平喘；咳甚者，加紫菀、款冬花润肺化痰止咳；高热者，加青蒿配黄芩清透退热；口渴喜饮者，加天花粉、知母清热养阴、生津止渴；恶寒甚者，加紫苏叶、防风解表散寒。

（3）湿热蕴结

证候特点：呼吸急促，喉间痰鸣，胸高气粗，呛咳阵作，痰黄黏稠，咯吐不利，渴饮不多，舌质红，苔白黄腻。

治法：清热渗湿，豁痰平喘。

方药：千金苇茎汤加减（苇茎、冬瓜仁、薏苡仁、杏仁、苏子、黄芩、瓜蒌皮、信前胡、射干、枇杷叶）。

随证加减：痰黏滞难出者，加浮海石、胆南星清化热痰；痰黄稠者，加连翘或蒲公英或鱼腥草清热解毒；喘甚者，加葶苈子泻肺平喘。

2. 虚证

（1）肺虚

证候特点：畏寒，自汗，常易感冒，每因气候变化而诱发哮喘，发作前多鼻塞，喷嚏，流清涕。

治法：补肺固表，调和营卫。

方药：玉屏风散合桂枝汤（黄芪、防风、白术、桂枝、白芍、生姜、大枣、炙甘草）。

随证加减：气虚甚者，加人参（红参、白晒参均可，条件不允许时也可以重用南沙参代替）大补元气；气阴两虚者，再加麦冬、五味子配人参补气养阴；畏寒肢冷者，加麻黄、制附片、北细辛温经散寒。

（2）脾虚

证候特点：平素咳嗽，食少痰多，往往因饮食不当而诱发哮喘，倦怠无力，大便不实，或吃油腻食物易于腹泻。

治法：补气健脾，祛痰止咳。

方药：六君子汤（潞党参、白术、茯苓、甘草、陈皮、法半夏）。

随证加减：时有咳嗽者，加紫菀、款冬花润肺化痰止咳；口淡无味，食欲不振者，加广藿香、砂仁化湿运脾；腹胀者，加枳实、厚朴宽中行气；吃油腻食物易腹泻者，加焦山楂、建曲消食和胃；大便不实者，酌加怀山药、薏苡仁、扁豆、车前子健脾渗湿。

若大龄儿童或成人，中气虚弱而致哮喘反复发作，治当甘温益气、温中补虚，方用黄芪建中汤（黄芪、桂枝、白芍、生姜、大枣、甘草、饴糖）。若其人素有痰饮者，去生姜、大枣加炮姜、北细辛、五味子、法半夏、茯苓温化痰饮；兼咳嗽者，加紫菀、款冬花化痰止咳。

（3）肾虚

证候特点：动则喘促，气短息微，偏肾阴虚者，潮热盗汗，头晕耳鸣，舌红少苔；偏肾阳虚者，形寒怯冷，腰酸肢软，小便清长甚或遗尿，舌淡苔白。

治法：补肾摄纳，培元固本。

方药：偏肾阴虚者，麦味地黄汤加味（熟地黄、怀山药、山茱萸、茯苓、泽泻、牡丹皮、麦冬、五味子）。

偏肾阳虚者，桂附地黄汤加味（熟地黄、怀山药、山茱萸、茯苓、泽泻、牡丹皮、肉桂、制附片）。

随证加减：动则喘促者，加白晒参、胡桃肉、紫河车粉冲服补益肺肾，纳气平喘；腰膝酸软者，加淫羊藿、补骨脂、巴戟天温肾壮阳、强筋壮骨；尿频或遗尿者，加桑螵蛸、益智仁、菟丝子温肾固精缩尿；气短息微者，加红参、蛤蚧补益肺肾、纳气平喘；肾阳虚甚者，加鹿茸粉冲服壮肾阳、益精血。

胡老认为哮喘虚证中症状错综，其表现往往是肺脾、肺肾、脾肾同病，所以上述肺虚、脾虚、肾虚不能截然划分，临证应予合参。据《临证指南医案》和《柳选四家医案·环溪草堂医案》等书记载："欲善其后，根治本病，当温养肺脏，健运脾土，调摄肾真，肺脾肾三脏同治。"胡老常以《景岳全书》金水六君煎为基础方酌加益气固表、健脾化痰、补肾摄纳之品，或煎服或加工成丸剂，连续服用三月左右，多数病儿可以断根。

（七）鼻病（鼻渊、鼻鼽、鼻衄）

1. 鼻渊

鼻渊又称脑漏。其症鼻窍不断流出浊涕，源源而下，有若渊然，故名鼻渊。常伴头痛、鼻塞、嗅觉减退等症。本病发病与季节无明显关系，常见于学龄前儿童。

病因是外感风热或外感风寒，郁而化热，犯及鼻窍，内传于肺，肺经郁热，清肃失常，邪热上蒸，灼伤鼻窍；胆热郁久化火，循经上犯，移热于脑，伤及鼻窍；或胆经热盛，上蒸于脑，迫津下渗，发为本病。诚如《素问·气厥论》所说："胆移热于脑，则辛頻鼻渊，鼻渊者，浊涕下不止也。"《圣济总录》进一步指出："脑为髓海，藏于至阴，故藏而不泻。今胆移邪热上入于脑，则阴气不固，而藏者泻矣，故脑液下渗于鼻，其证浊涕出不已，若水之有渊源也。"另有脾胃湿热，循经上蒸，灼伤鼻窍而成本病者。《景岳全书》说："此证多因酒醴肥甘，或久用热物，或火由寒郁，以致湿热上蒸，津汁溶溢而下，离经腐败，有作臭者，有大臭不堪闻者。"

也有脾胃虚弱，脾失健运，气血精微，生化不足，清阳不升，鼻窍失养，邪毒久困，肌膜败坏而成浊涕；或因脾虚生湿，湿浊上泛，浸淫鼻窍，腐浊肌膜而为病者，临床较为少见。本病总体而言实证多，虚证少；热证多，寒证少。

胡老认为本病的主要特征是鼻塞流涕，因此基本治法是宣肺通窍，在此基础上针对病因或疏风清热，或清泻肝胆，或利湿清热，或补益中气，随证治之。

（1）肺经风热

证候特点：鼻流黄稠涕或白黏涕量多，鼻塞，嗅觉减退，头额昏胀或酸痛，或伴发热，咳嗽等症，舌质微红，舌苔微黄。

治法：疏风清热，宣肺通窍。

方药：加味苍耳子散（苍耳子、薄荷、辛夷、白芷、黄芩、桑白皮、鱼腥草、桔梗、藿香、胆南星）。

随证加减：浊涕多者，酌加金银花、连翘、蒲公英、野菊花清热解毒；浊涕带血丝者，加牡丹皮、炒栀子凉血止血；头额昏胀甚者，加菊花、夏枯草祛风清热；目赤易怒者，加龙胆草清泻肝火；鼻干口干者，加玄参、天花粉清热生津；大便干结者，加瓜蒌仁、大黄润肠通便；苔厚腻夹湿者，加滑石、郁金渗湿化浊；兼发热者，加青蒿配黄芩清透退热；兼咳嗽者，加瓜蒌皮、信前胡祛痰止咳。

（2）胆腑郁热

证候特点：鼻涕黄浊黏稠或黄绿如脓，量多而有臭味，嗅觉差，头痛头晕，烦躁易怒，口苦耳鸣，舌质红，舌苔黄。

治法：清泻肝胆，宣通鼻窍。

方药：龙胆泻肝汤加减（龙胆草、柴胡、黄芩、栀子、木通、车前子、苍耳子、辛夷、藿香、胆南星）。

随证加减：头痛剧烈者，加钩藤、夏枯草清热平肝以止痛；涕稠黄绿如脓者，加蒲公英、连翘清热解毒；大便干结者，加酒大黄通腑泄热。

（3）脾胃湿热

证候特点：鼻涕黄浊，量多不止，鼻塞重而持续，嗅觉消失，鼻腔红肿胀痛，头晕，头重，头痛如裹，食欲不振，小便黄，舌质红，苔黄腻。

治法：清热泻脾，利浊开窍。

方药：泻黄散加减（石膏、栀子、防风、藿香、黄芩、滑石、通草、苍术、苍耳子、白芷）。

随证加减：热重于湿者，酌加黄连、黄柏、栀子以清热解毒；湿重于热者，酌加茯苓、猪苓、大腹皮、白豆蔻利湿化湿；黄浊涕多，痰黄稠者，加胆南星清热化痰。

胡老指出，张景岳说"新病者多由于热，久病者未必尽为热证。此当审察治之。若执用寒凉未免别生他病。其有漏泄既多，伤其髓海，则气虚于上，多见头脑隐痛及眩晕不宁等证，此非补阳不可，宜十全大补汤、补中益气汤之类主之"，诚为经验之谈。

（4）脾气虚弱

证候特点：涕白黏稠，量较多，无臭味，常伴鼻塞，嗅觉减退，神疲乏力，食欲不振，腹胀便溏，面色萎黄，舌质淡，舌苔白。

治法：健脾益气，升清降浊。

方药：偏于脾虚夹湿者，用参苓白术散加减（南沙参、白术、茯苓、山药、薏苡仁、砂仁、桔梗、泽泻、车前子）。

随证加减：气滞腹胀者，加陈皮、厚朴行气消胀；苔白腻，湿浊重者，加藿香芳香化浊；鼻塞者，加白芷宣通鼻窍；涕呈白黄色者，加黄芩清解肺热。偏于脾胃气虚，清阳下陷者，用加味补中益气汤：炙黄芪、人参、当归、白术、陈皮、升麻、柴胡、葛根、炙甘草；大便稀溏者，加怀山药、茯苓健脾止泻；食欲不振者，加藿香、砂仁化湿醒脾、行气助运；鼻塞不通者，加桔梗、白芷宣肺通窍；涕呈白黄色者加黄芩清解肺热。

2. 鼻鼽

鼻鼽亦称鼽嚏。鼽者，鼻出清涕也；嚏者，鼻中因痒而气喷作于声也。鼽嚏是指以突然和反复发作的鼻痒、喷嚏、流清涕、鼻塞为主要证候特征的一种鼻病。

本病主要由于肺气虚，卫表不固，腠理疏松，风寒邪气乘虚而入，犯及鼻窍，邪正相搏，肺气不得通调，津液停聚，鼻窍闭塞，遂致喷嚏流清涕。《诸病源候论》说："肺气通于鼻，其肤有冷，冷随气入乘于鼻，故使津涕不能自收。"《百病辨证录》说："人有鼻流清涕，终年不愈，是肺气虚。"可见肺气虚与外感风寒相互影响，如不截断，则成恶性循环，经久不愈。

由于肺气的充实，有赖于脾气的转输，脾气虚则肺气虚，气之根在肾，肾虚则摄纳无权，气不归元，阳气易于耗散，风邪得以内侵致病，所以本病病位在肺，但病理变化与脾肾有一定关系。

本病的典型症状是突发性鼻痒，喷嚏，流涕清稀量多，鼻塞，起病急，消失也快，常反复发作，病程一般较长，临床可分肺气虚证与风寒证两型辨证论治。

（1）肺虚证

证候特点：突然鼻痒，酸胀不适，喷嚏频频，鼻塞不通，流涕清稀量多，自汗出，畏风寒，易感冒，口和不渴，二便自调，舌淡苔白。

治法：益气固表，温肺止流。

方药：玉屏风散合甘草干姜汤（黄芪、防风、白术、干姜、甘草）。

随证加减：鼻塞不通者，加白芷、藿香辛香通窍；清涕多者，加北细辛、益智仁温经摄涕；兼脾虚腹胀，便溏，纳呆者，加人参、茯苓、陈皮、藿香、砂仁健脾益气、开胃助运；兼形寒怕冷，夜尿多者，加肉桂、附子温补肾阳；兼营卫不和者，合桂枝汤调和营卫。

（2）风寒证

证候特点：鼻塞，喷嚏多，清涕多，遇寒即发，恶寒发热，无汗，头身疼痛，口和不渴，舌正红，苔薄白。

治法：祛风散寒，宣肺通窍。

方药：荆防败毒散加减（荆芥、防风、羌活、独活、柴胡、前胡、枳壳、桔梗、川芎、茯苓）。

随证加减：头痛鼻塞者，加白芷，苍耳子通窍止痛；发热者，加柴胡配黄芩和解退热。

3. 鼻衄

鼻衄，又称鼻出血，俗称"流鼻血"，是临床上最常见的一种血证。发病与季节无明显关系，多发于学龄儿童。

《灵枢·百病始生》说："阳络伤则血外溢，血外溢则衄血。"小儿鼻衄多因肺胃郁热，火热上炎，灼伤阳络，迫血妄行所致。诚如《济生方·吐衄》所说："夫血之妄行也，未有不因热之所发。盖血得热淖溢，血气俱热，血随气上，乃吐衄也。"

鼻衄是许多疾病的共有症状，引起的原因虽多，但发病机理总属气火逆乱，血不循经，脉络损伤，血溢于外，其性质有虚实之分。实证为气火亢盛，血热妄行；虚证有二：一为阴伤，虚火妄动，灼伤血络；一为气虚不能统摄血液，离经外行。病情可由实转虚，往往开始时火盛气逆，迫血妄行，反复出血后则可导致阴血亏虚，虚火内生，或久延之后，血去气伤，而致气虚阳衰，不能统血。

鼻衄出血量多，来势猛，血色鲜红者，多为实证；鼻出血量少，来势缓，血色较淡者，多为虚证，亦有虚实夹杂者。其治疗原则是实证以泻火清热，凉血止血为主；虚证以滋阴降火或补气摄血为主，虚实夹杂时，则宜标本兼治。清代林珮琴《类证治裁》说："血从清道出于鼻为衄，症多火迫血逆，亦有因阳虚致衄者。火亢则治宜清降，生地黄饮子、茜根散；阳虚则治宜温摄，理中汤、黑神散……暴衄则治须凉泻，犀角地黄汤、七汁饮。久衄则治须滋养，止衄散、生脉散。"胡老认为言简意赅，足以师法。

（1）肺胃郁热

证候特点：鼻中出血，血色鲜红，鼻燥咽干，渴喜冷饮，或口臭烦躁，大便秘结，小便短黄，舌质红，舌苔黄。

治法：清热泻火，凉血止血。

方药：玉女煎去牛膝熟地加细生地玄参方（石膏、知母、玄参、生地黄、麦冬、牡丹皮、炒栀子、白茅根）。

随证加减：若鼻中出血量多，血色鲜红或深红，烦渴引饮者，可用犀角地黄汤（水牛角、生地黄、牡丹皮、赤芍）加石膏、知母、白茅根、侧柏炭、焦栀子清泄胃火、凉血止血；大便秘结者，加生大黄通腑泄热。

（2）心脾两虚

证候特点：鼻中渗血，量或多或少，色淡红，面色不华，神疲乏力，心悸不寐，食欲不振，唇舌淡，苔薄白。

治法：养心健脾，补气摄血。

方药：归脾汤加减（人参、黄芪、白术、茯神、炒枣仁、炙远志、仙鹤草、侧柏炭、茜草炭、阿胶烊化）。

随证加减：惊悸不寐者，加龟甲、龙骨配远志养血补心；食欲不振者，加山楂、建曲消食和胃。

（3）肝肾阴虚

证候特点：鼻中出血，血色鲜红，时作时止，量不多，头晕耳鸣，心悸失眠，五心烦热，舌质红，舌苔少。

治法：滋阴降火，凉血止血。

方药：知柏地黄汤加味（生地黄、怀山药、山茱萸、茯苓、牡丹皮、泽泻、炒知母、炒黄柏、墨旱莲、蒲黄炭）。

随证加减：鼻出血量多者，加阿胶（烊化）补虚止血，或三七粉（冲服）止血化瘀。

（八）厌食

厌食又名"恶食"，是指小儿食欲不振，较长时期厌恶进食，食量减少为主要临床特征的一种常见脾胃病。由于病程较长，往往影响小儿的生长发育，以致面黄肌瘦，体质较差，极易罹患他病。

胃主受纳，脾主运化。"脾为阴土，喜燥而恶湿，得阳则运；胃为阳土，喜润而恶燥，得阴则和。"脾宜升则健，胃宜降则和。脾之与胃，燥湿相济，升降相因。脾健胃和，则纳运正常。如先天禀赋不足或后天失于调养，脾胃虚弱；或喂养不当，乳食积滞；或情志失调，肝气郁结，肝木侮土；或感染诸虫，日久不愈，均可损伤脾胃，导致厌食。

胡老认为厌食之为病，似积非积，似疳非疳，故其治疗非"攻积""消疳"所宜，而应调理脾胃，否则反损中和之气。

（1）脾气虚弱，脾阳不运

证候特点：面色萎黄，形体瘦弱，神倦乏力，无饥饿感，不思乳食，大便稀溏，舌淡苔白。

治法：健脾益气，开胃助运。

方药：香砂健脾汤（自拟方。潞党参、炒白术、茯苓、陈皮、云木香、砂仁、枳实、焦山楂、建曲）。

随证加减：参见"积滞"之"脾虚食积"。

（2）胃阴不足，阴虚内热

证候特点：无饥饿感，喜稀粥或汤泡饭，喝饮料，食少饮多，形体瘦弱，手足心热，大便干结，舌红乏津，苔少花剥。

治法：益胃养阴，增液运脾。

方药：连梅益胃饮（自拟方。北沙参、麦冬、生地黄、玉竹、黄连、乌梅、生山楂、鸡内金、冰糖）。

随证加减：饮水多者，加天花粉、石斛清热养阴、生津止渴；手足心热者，加炒知母、地骨皮滋阴泻火、凉血清热；大便干结者，加瓜蒌仁、火麻仁润肠通便。

（3）肝木侮土，肝脾不和

证候特点：无饥饿感，不思进食，食则饱胀，神情抑郁，胸胁胀满，喜太息，或烦躁易怒，便溏不爽，苔白，脉弦。

治法：疏肝理脾，开胃助运。

方药：逍遥散加减（柴胡、白芍、白术、茯苓、当归、香附、紫苏梗、山楂、建曲）。

随证加减：食则饱胀者，加枳实、厚朴宽中行气、消痞除胀；神情抑郁，胸胁胀满者，加青皮、郁金疏肝行气解郁；烦躁易怒者，加牡丹皮、栀子清热凉血、泻火除烦；兼失眠多梦者，加酸枣仁、炙远志养心安神，或龙骨、牡蛎平肝潜阳、镇心安神。

（4）感染诸虫，损伤脾胃

证候特点：面黄肌瘦，不思饮食，或嗜食异物，龂齿流涎，腹胀时痛，大便下虫，巩膜出现蓝斑，面部出现白斑。

治法：驱虫消积，开胃运脾。

方药：使君子散加减（使君子、川楝子、芜荑、雷丸、槟榔、鸡内金）。

随证加减：如身体较壮，腹胀坚实，大便秘结者，加酒大黄、玄明粉（冲服）通里攻下以驱虫；若病程较长，身体较弱，脾虚夹热者，可用肥儿丸加减（人参、白术、茯苓、黄连、胡黄连、使君子、芦荟、山楂、建曲、麦芽、甘草）消积杀虫、调补脾胃，可收攻补兼施之效。

（九）积滞

积滞亦称"食积"，是指小儿内伤乳食，停聚中焦，积而不化，气滞不行所形成的一种胃肠道疾病。其证候以不思乳食、腹部胀满、食而不化、嗳腐呕吐、大便酸臭或便秘为特征。

乳之与食，小儿资以养生之物。乳贵有时，食贵有节。若喂养不当，乳食自倍，肠胃乃伤。在钱乙《小儿药证直诀》中有"小儿病癖（积），由乳食不消，伏在腹中……不早治，必成疳"和"积痛，口中气温，面黄白，目无精光或白睛多，及多睡畏食，或大便酸臭者，当磨积"等论述。

胡老认为有关伤食、食积证治论述较全面的当属陈复正《幼幼集成》。陈氏云："伤食一证，最关利害，如迁延不治，则成积成癖；治之不当，则成疳成痨。"指出伤食轻者，损谷则愈；迁延不治，可变为积；积久不消，失治误治可转化为疳。说明伤食、积滞、疳证名虽异而源则一，唯病情证候表现有轻重浅深之不同而已。

关于积滞治疗，陈复正说："夫饮食之积必用消导。消者散其积也；导者行其气也。"乳食积滞者，治以消食导滞，消导并行；若积因脾虚，脾失健运者，或消补并行或补多消少，或先补后消，总以调理脾胃为主。胡老赞赏万密斋所说"调理脾胃者，医中之王道也；节戒饮食者，却病之良方也"为至理名言。

积滞临床可分乳食壅积（实）和脾虚食积（虚）两类辨证论治。

1. 乳食壅积

证候特点：伤乳积滞者，则呕吐乳片，口中有乳酸味，不欲吮乳，腹满胀痛，大便酸臭，夹有奶瓣；伤食积滞者，则呕吐酸腐，腹满胀痛，腹痛欲便，便后痛减，大便臭秽，不思饮食，或伴低热，舌苔厚腻。

治法：消食导滞，以消为补。

方药：

（1）乳积者，方用加减消乳丸（炒麦芽、焦山楂、陈皮、香附、砂仁）。

随证加减：呕吐甚者，加藿香或法半夏和胃降逆止呕；夹热烦躁易惊者，加黄连、蝉蜕泻心除烦定惊。

（2）食积者，方用楂曲平胃散（焦山楂、建曲、苍术、陈皮、厚朴）。

随证加减：腹胀腹痛者，加云木香、砂仁行气止痛；呕吐者，加藿香、法半夏降逆止呕；兼泄泻者，加泽泻、车前子利水渗湿止泻；口干喜饮者，加天花粉清热生津止渴；大便秘结者，轻则加槟榔、瓜蒌仁行气润肠通便；重则加酒大黄、玄明粉泻下通腑。

2. 脾虚食积

证候特点：面色萎黄，神疲倦怠，不思乳食，食则饱胀，腹满喜按，或呕逆，或便溏，夹食物残渣，唇舌淡白，苔白多腻。

治法：健脾益气，佐以消导，补消并行。

方药：自拟香砂健脾汤（潞党参、白术、茯苓、陈皮、云木香、砂仁、枳实、焦山楂、建曲）。

随证加减：不知饥，不思食者，以藿香易云木香，配砂仁芳化湿浊、醒脾和中；嗜食生冷瓜果，中焦虚寒者，加炮姜温中散寒；兼呕吐者，加法半夏降逆止呕；大便稀溏者，加怀山药、炒扁豆健脾止泻。

（十）腹胀

腹胀，是指腹部胀满的一种症状。在古代文献中，肿与胀常相提并论，但两者含义是不同的。"肿"多指水而言，属水分病；"胀"多指气而言，属气分病。肿常兼胀，胀不一定肿，临证应予鉴别。此外，胀满与痞满也不同，二者区别正如《医学正传》所说："胀满内胀而外亦形，痞则内觉痞闷而外无胀急之形也。"

鉴于脾胃、大小肠、膀胱等脏腑位居腹部，故腹胀的发生，与这些脏腑的功能失调有密切关系。脾胃同处中焦，为气血生化之源泉，阴阳升降之枢纽。所以，腹胀主要责之于脾胃。又由于肝主疏泄，性喜条达，肝脉过少腹，故少腹胀满与肝气郁结有关。

根据《内经》《伤寒论》《金匮要略》和后世医家所论，结合临床所见，胡老认为腹胀一证，有虚实之分，寒热之别。属实者常因乳食积滞、阳明腑实、湿热蕴结、肝脾气结、蛔虫结聚所致；属虚者常因脾虚气滞或脾胃虚寒所致。由于腹胀病因复杂，证候多虚实互见，寒热错杂，故临证必须结合全身情况详审判断，辨证施治。一般而言，腹胀按之不痛者为虚，痛者为实；腹满时减，复如故为虚；腹满不减，减不足言为实；体弱色悴声短为虚，体强色红气粗为实；小便清白，大便溏泻者多虚；小便黄赤，大便秘结者多实；先肿于外而后胀于里者为虚；先胀于内而后肿于外者为实；总之阴证多寒，寒证多虚；阳证多热，热证多实。

由于腹胀悉由气滞，故治疗原则是行气消胀。在此原则指导下，针对不同病因，或去其积，或通其腑，或化其浊，或驱其虫，或疏其肝，或健其脾，或散其寒，总宜辨证求因，审因论治。

1. 实胀

（1）食积腹胀

证候特点：脘腹胀满，按之实痛，或痛则欲泻，泻后痛减，或嗳腐吞酸，不思乳食，夜卧不安，手足心热，舌苔白厚。

治法：消食导滞，行气消胀。

方药：楂曲平胃散加味（山楂、建曲、苍术、陈皮、厚朴、广木香、砂仁）。

随证加减：兼呕吐，无热象者，加法半夏、藿香降逆止呕，有热象者加紫苏叶、黄连清热止呕；食积发热者，加青蒿、黄芩清透退热；腹胀甚者酌加莱菔子、槟榔、枳实消积导滞以除胀；乳食积久，结成坚积难化者，加莪术、三棱破气消积。

（2）腑实腹胀

证候特点：便秘不通，胸痞腹满，胀痛拒按，潮热，自汗，舌苔黄燥或焦黑起刺，脉沉有力。

治法：泻下通腑，行气消胀。

方药：大承气汤（大黄、玄明粉、枳实、厚朴）。

随证加减：胀痛甚者，加广木香、槟榔行气止痛。

胡老指出大承气汤适用于痞、满、燥、实、坚，形证俱实者，腑气得通，即勿再用，以免损伤正气。若腑气已通而胀满未消者，可改用加减四磨饮（广木香、槟榔、枳实、乌药、厚朴）行气除满消胀。

（3）湿热腹胀

证候特点：舌苔白黄厚腻，脘痞腹胀，不饥纳差，头晕身重，午后身热，汗多黏手，小便黄少。

治法：化湿清热，行气消胀。

方药：加味三仁汤（杏仁、薏苡仁、白蔻仁、法半夏、厚朴、淡竹叶、滑石、通草、黄芩、藿香）。

随证加减：发热者，加青蒿配黄芩清透退热；大便干结者，去滑石、通草，加广木香、槟榔行气消积通便；胃纳不佳者，加生麦芽、生稻芽消食健胃；头重头晕者，加石菖蒲、郁金化湿行气、升清降浊。

（4）气结腹胀

证候特点：精神抑郁，腹胀嗳气，胸闷胁痛或小腹胀急，不思饮食，或腹痛吐泻，舌苔薄白。

治法：疏肝和脾，行气消胀。

方药：加味四逆散（柴胡、白芍、枳实、青皮、香附、郁金、紫苏梗、厚朴）。

随证加减：气郁化火，烦躁易怒者，加牡丹皮、栀子泻火除烦；兼腹痛者，加延胡索、川楝子活血行气止痛；兼食积者，加焦山楂、鸡内金消食化积。

（5）虫积腹胀

证候特点：肚大青筋，腹皮胀急，或腹起梗块，或绕脐腹痛，面黄肌瘦，食欲异常，大便偶见蛔虫。

治法：驱虫消胀，调补脾胃。

方药：驱虫时用加减下虫丸（苦楝根皮、使君子、槟榔、芜荑、雷丸、鹤虱、广木香），用时改丸剂为煎剂。

驱虫后用香砂异功散或参苓白术散调补脾胃以善后。

2. 虚胀

（1）脾虚腹胀

证候特点：不思饮食，食则饱胀，腹满喜按，面色萎黄，困倦乏力，大便溏薄，唇舌淡，舌苔白。

治法：健脾益气，行气消胀。

方药：加味香砂异功散（人参、白术、茯苓、陈皮、藿香、砂仁、枳实、厚朴、炙甘草）。

随证加减：如兼食滞者，加焦山楂、建曲消食和胃；大便溏薄者，加怀山药、车前子健脾利湿以实大便。

（2）脏寒腹胀

证候特点：腹满时减，复如故，时腹自痛，呕吐下利，四肢不温，不思饮食，小便清利，口和不渴，苔白。

治法：温中散寒，行气消胀。

方药：香砂理中汤加味（广木香、砂仁、人参、白术、炮姜、枳实、厚朴、炙甘草）。

随证加减：兼呕吐者，加法半夏、藿香降逆止呕；下利清谷，四肢厥冷者，加肉桂、制附片温补肾阳、补火生土。

1959年胡老用温中运脾法治愈一腹胀如鼓的患儿穆忠花。当时兴起，曾作打油诗一首记录此事，诗曰："四岁孩童穆忠花，肚腹胀大似青蛙。温中运脾兼行气，虚胀逢春效可夸。"遗憾的是病案已佚，谨录此诗，以为纪念。

（十一）腹痛

腹痛是指腹部胃脘以下、脐之四旁，以及耻骨毛际以上的部位发生疼痛的一种症状。腹痛在临床上极为常见，可出现于多种疾患中，主要是外感内伤引起气机阻滞不通，气血运行不畅所致。婴幼儿无故啼哭不已或夜间啼哭甚者，多是腹痛之故。胡老认为小儿腹痛不外饮食积滞、蛔虫动扰、中寒气滞等几种原因。临证之时，既要了解其病因，也要了解其疼痛部位和疼痛性质。就部位而言，大腹痛多属脾胃、大小肠之病；小腹痛者，多属厥阴肝经之病；绕脐痛者多属虫病；脐右下方痛者多属肠痈。就性质来说，喜按者为虚，拒按者为实；久病者多虚，突发者多实；得食稍减者为虚，腹满畏食者为实；痛徐而缓，不得其处者为虚；痛剧而坚，固定不移者为实。

诊治腹痛时先弄清病因、部位、性质，再结合腹痛时出现的症状，进行综合考虑，确定其病在何脏何腑，属寒属热，属虚属实。胡老临证讲求一个"通"字，以"通则不痛"故也。但"通"之方法有多种，或消导以通，或安蛔以通，或温运行气以通，或清热渗湿以通，法各不同。不可以"痛随利减"，泛用通泄大便法，亦不可见痛止痛，偏执止痛一法。

1. 乳食积滞

证候特点：脘腹胀痛拒按，不思乳食，多伴有呕吐，腹泻，腹痛欲泻，泻后痛减，烦躁啼哭，夜卧不安，掌心发热，舌苔厚腻，脉象滑实，指纹紫滞。

治法：消食导滞，和中运脾。

方药：楂曲平胃散加味（焦山楂、建曲、苍术、陈皮、厚朴、广木香、砂仁、黄连、法半夏）。

随证加减：兼有外感风寒者，加藿香、紫苏叶或荆芥、防风解表散寒；腹胀甚者，加枳实、槟榔或莱菔子行气宽中除胀；腹泻甚者，加猪苓、茯苓、泽泻或川木通、车前子利小便以实大便；大便秘结，腑气不通者，加酒大黄泻下通腑；食积发热者，加青蒿、黄芩清透退热。

2. 蛔虫动扰

证候特点：脐腹疼痛，痛无定时，时作时止，大便下虫，龄齿流涎，有时痛起梗块，痛止则散，痛喜揉按，按之痛减或不痛，饮食嬉戏如常。如蛔虫钻入胆道，则右上腹突然发生阵发性的剧烈绞通，痛时患儿弯腰捧腹，哭叫不安或在床上翻滚，面色苍白，冷汗自出，或吐蛔虫，四肢厥冷。

治法：安蛔镇痛。

方药：乌梅丸（乌梅、人参、黄柏、当归、黄连、细辛、桂枝、制附片、干姜、川椒）。

鉴于虫动的原因是体内寒热失调，故应根据病情之寒热调整苦寒药和辛热药的剂量比例。

随证加减：偏寒者，减黄连、黄柏量，重用干姜、桂枝、制附片温阳散寒；偏热者，减姜、桂、附量，重用黄连、黄柏清热泻火；寒热偏盛不明显者，则姜、桂、附与连、柏用量相当。

蛔虫动扰所致腹痛，在安蛔镇痛之后，应及时驱虫。驱虫之后接服健脾和胃之剂，如五味异功散、万氏肥儿丸之类，以恢复和增强体质。

3. 虚寒气滞

证候特点：腹痛绵绵，时作时止，喜热恶寒，痛时喜按，大便或溏，兼有神疲，食少，怯冷，舌淡，苔白，脉沉迟。

治法：温中散寒，行气止痛。

方药：香砂理中汤（潞党参、白术、炮姜、甘草、广木香、砂仁）。

随证加减：呕吐者，加法半夏、陈皮或藿香和胃降逆止呕；腹胀者，加香附、厚朴或白蔻仁行气消胀；兼食滞者，加焦山楂、建曲消食和胃；兼肾阳不足者，加肉桂、制附片温补肾阳；小腹痛者，加台乌药、小茴香或吴茱萸、肉桂温经散寒、行气止痛。

本证亦可用芍药甘草汤，重用白芍，少加肉桂治之。如偏热者，则加黄柏或黄芩。

（十二）呕吐

呕吐是乳食由胃经口吐出的一种病症。胃司受纳，通降为顺，邪气犯胃，胃失和降，胃气上逆，发为呕吐。由于呕吐的病机皆因胃气上逆，故和胃降逆为治疗呕吐的基本大法。胡老根据《景岳全书·杂证谟·呕吐》："所谓邪实者，或暴伤饮食，或因胃火上冲，或因肝气内逆，或以痰饮水气聚于胸中，或以表邪传里，聚于少阳、阳明之间，皆有呕证，此皆呕之实邪也。所谓虚者……必胃虚也。"强调辨证首辨虚实，小儿呕吐实者多，虚者少，亦有虚中夹实者。临床常将呕吐分为乳食伤胃、热邪犯胃、胃虚寒凝、寒热错杂、中虚痰结等五种证型论治。

1. 乳食伤胃

证候特点：呕吐乳食酸臭，嗳腐吞酸，脘腹胀痛，不思乳食，苔白厚腻，脉沉滑，指纹沉滞。

治法：消食导滞，降逆止呕。

方药：楂曲平胃散加味（焦山楂、建曲、苍术、陈皮、厚朴）。

随证加减：偏寒者，酌加炮姜、法半夏、藿香温中散寒、降逆止呕；偏热者，加黄连、竹茹清胃止呕；脘腹胀痛，大便不爽者，加广木香、砂仁行气止痛；大便秘结、腑气不通者，加枳实、大黄行气通便。

2. 热邪犯胃

证候特点：食入即吐，呕吐涎沫及食物，气味酸臭，口渴心烦，尿黄，唇红苔黄，脉数。

治法：清热和胃，降逆止呕。

方药：黄连温胆汤加减（陈皮、法半夏、茯苓、枳实、竹茹、黄连、紫苏叶）。

随证加减：口干渴喜饮水者，加天花粉、乌梅生津止渴；大便秘结者，加生大黄通腑泄热；呕吐甚者，加旋覆花、代赭石重镇降逆止呕。

3. 胃虚寒凝

证候特点：呕吐涎沫及食物，腹中有冷感，喜热饮，口不渴，小便清长，大便稀溏，唇淡苔白，脉沉迟，指纹淡青。

治法：温中散寒，降逆止呕。

方药：

（1）胃虚不甚，外感风寒，内伤湿滞者用藿香正气散加减（藿香、紫苏叶、陈皮、法半夏、厚朴、苍术、砂仁、生姜）。

随证加减：鼻流清涕者，加荆芥、防风发表散寒；腹痛者，加广木香配砂仁行气止痛；肠鸣腹泻者，加大腹皮、泽泻、车前子行气导滞，渗湿止泻。

（2）脾胃虚寒，中阳不振者用砂半理中汤（潞党参、白术、炮姜、砂仁、法半夏、炙甘草）。

随证加减：呕吐涎沫者，少加吴茱萸温中止呕；四肢不温者，加肉桂、制附片温补脾肾。

4. 寒热错杂

证候特点：心下痞满，呕吐涎沫或食物，大便稀溏，口干饮水不多，苔白黄，脉微数。

治法：辛开苦降，寒热并调。

方药：半夏泻心汤（法半夏、黄连、黄芩、干姜、党参、炙甘草、大枣）。

随证加减：心下痞满不适者，加瓜蒌皮、枳实化痰消痞、破气除满；呕吐频频，中气不虚者，去党参、炙甘草、大枣、干姜，加紫苏叶、藿香、生姜温中行气、降逆止呕。

5. 中虚痰结

证候特点：心下痞硬，噫气不除，反胃，呕吐涎沫，苔白，脉弦。

治法：降逆祛痰，益胃和中。

方药：旋覆花代赭石汤（旋覆花、代赭石、潞党参、法半夏、生姜、大枣、炙甘草）。

随证加减：痰涎多者，加茯苓、陈皮健脾渗湿、燥湿化痰；腹胀者，加枳壳、厚朴宽中行气除胀；大便干结者，加火麻仁、瓜蒌仁润肠通便。

（十三）泄泻

泄泻是儿科的一种常见病证，多发于夏秋季节。常见于2岁以内小儿，多由饮食不慎引起。其病以大便稀溏，或如水样，排便次数增多为其证候特征，因无脓血便和里急后重而与痢疾有别。

泄泻一病，主要责之于脾，脾虚生湿，或湿胜困脾，脾失健运，脾气下陷，导致泄泻，脾虚与湿互为因果。胡老治疗泄泻抓住湿胜困脾、脾虚生湿的病机，突出燥湿健脾，分利小便的治疗重点。并结合新久、虚实、标本、缓急的不同情况，活用原则。胡老认为：新病有实邪的用涩剂不可过早，以免留邪；久泻脾虚的用淡渗分利不宜过多，以免耗津；虚而夹实，则补虚不可纯用甘温；实中兼虚，则清热不宜过用苦寒。邪胜重在驱邪，病退不忘健脾。小儿乃稚阴稚阳之体，罹患泄泻，易于伤阳，亦易于失水伤阴，故应随时注意气液的存亡，重证泄泻应中西医结合治疗。

胡老一般将小儿泄泻分为伤食泻、水泻、热泻、脾虚泻、寒泻五型论治。

1. 伤食泻

证候特点：多出现在伤乳食之后。脘腹胀痛，痛则欲泻，泻后痛减，不思乳食，嗳腐吞酸，夜卧不安，手足心热等。

治法：消食导滞，和中分利。

方药：轻者用小和中饮加味（陈皮、厚朴、茯苓、炒扁豆、麦芽、焦山楂、甘草）；重者用楂曲平胃散（焦山楂、建曲、苍术、陈皮、厚朴），此方亦是伤乳食通用方。

随证加减：腹胀者，去扁豆、甘草加大腹皮行气导滞；腹胀而泻下不爽者，再加莱菔头消食除胀；夹热而大便不爽（呃乳口热，肛门红，便时发挣等）者，则加木香、黄连、槟榔清热燥湿、行气化滞；大便水多、尿少者，加泽泻、车前子利小便以实大便；大便带风泡者，加防风祛风胜湿；带黏液者，加黄芩、白芍清热止利、和中止痛；口渴者，加乌梅、天花粉生津止渴；发热者，加青蒿、黄芩清透退热。

2. 水泻

证候特点：以湿胜困脾为特点。泻下稀薄，水多粪少，淡黄不臭，小便少，苔白厚或白腻。

治法：燥湿健脾，和中分利。

方药：胃苓汤（苍术、陈皮、厚朴、猪苓、茯苓、桂枝、白术、泽泻、甘草）。

随证加减：使用本方只要无明显热象者，均加炮姜温脾燥湿；有热者，去桂枝加黄连清热燥湿；若吐泻交作，失水伤阴，出现口渴、囟门眼眶下陷、睡卧露睛等慢惊先兆，治以健脾益气、升清止泻，胡老常用钱氏七味白术散加炮姜，重用白术健脾，葛根升下陷之脾气。如呕甚则酌减葛根用量，酌加藿香用量；如大便带有黏液，虚中夹实者，少加黄连以祛除大肠湿热。

3. 热泻

证候特点：多见于夏秋季，暑热偏盛者为暑泻，湿热偏盛者为湿热泻。暑热泻症见暴注下迫，如筒吊水，大量泻出水样或蛋花样大便，兼见发热、口渴、心烦、尿黄、舌红苔黄。湿热泻症见下利垢腻，黏稠臭秽，便时不畅，似痢非痢，小便黄少，舌苔白黄腻。

（1）暑热泻

治法：祛暑清热，佐以分利。

方药：轻者用葛根芩连汤加味（葛根、黄芩、黄连、荷叶、连翘、滑石、甘草）；重者用薷苓汤加味（香薷、厚朴、扁豆、猪苓、茯苓、泽泻、白术、黄连）。

（2）湿热泻

治法：清热利湿，芳香化浊。

方药：三仁汤加味（杏仁、薏苡仁、白蔻仁、法半夏、厚朴、淡竹叶、滑石、通草、黄芩、地榆）。

随证加减：热甚者，加黄连清热燥湿；腹胀者，加大腹皮、苍术行气导滞、燥湿健脾；纳差者，加谷芽、建曲消食健胃。

4. 脾虚泻

证候特点：多见于慢性腹泻患儿。大便溏薄，乳食不化，食后易泻，神倦纳差，面目虚浮或腹部虚胀，舌淡苔白。

治法：健脾益气，渗湿止泻。

方药：参苓白术散（人参、茯苓、白术、山药、扁豆、莲米、薏苡仁、砂仁、桔梗、大枣、甘草）。

对于各型泄泻的善后治疗，胡老常以此方为基础加减。

5. 寒泻

证候特点：以脾肾虚寒、温运无权为特点。病程多较长，下利清谷，澄澈清冷，四肢厥冷，面白无神，舌淡脉细。

治法：温补脾肾，补火生土。

方药：桂附理中汤（肉桂、制附片、人参、白术、炮姜、炙甘草）。

如滑脱不禁，泻下无度，水多粪少，尿少或兼发热，不论新久（急性腹泻或慢性腹泻）治以温补脾肾，佐以固涩，标本同治，桂附理中汤加收涩固脱之品，并配合西医液体疗法，中西结合，其效更佳。

对于泄泻各种兼夹症状，胡老常用加减法如下：

乳食积滞：加焦山楂（乳食、肉食）、麦芽（面食、乳食）、谷芽（谷食）、砂仁、草果、炮姜（生冷瓜果）、建曲、鸡内金（通用）消食化积。

泄泻水多，小便短少：通常加茯苓、猪苓、泽泻，有热加车前子、木通、滑石、通草利小便以实大便。

泄泻便带黏液：酌加黄连、黄芩清热燥湿。

泄泻便带风泡：加防风祛风胜湿。

腹痛：酌加广木香、白芍、香附、砂仁行气缓急止痛。

腹胀：去甘温壅中之品，加大腹皮、陈皮、厚朴行气消胀。

泄泻不畅：加木香、黄连行气清热，或莱菔头行气消胀；有积滞者加枳壳（或枳实）、槟榔行气导滞；积滞甚者尚可加大黄，通因通用。推荡积滞，积去泻自止。

滑脱不禁：酌加乌梅、罂粟壳（3g 内为宜）、诃子、石榴皮、赤石脂（另包煎）收涩止泻。

中气下陷：加人参、黄芪、升麻、柴胡补中益气、升阳举陷。

口渴：酌加粉葛、乌梅、天花粉、麦冬生津止渴。

唇舌樱红，舌光无苔（久泻伤阴）：加白晒参（或重用南沙参 60～90g 代替）、乌梅、木瓜益气养阴生津。

呕吐：属寒者，选用藿香、紫苏叶、法半夏、陈皮、生姜、砂仁、丁香、吴茱萸温中散寒、降逆止呕；属热者，加黄连、竹茹清胃止呕。灶心土寒热呕吐均可用，用时应先熬水，以水煎药。

面白无神：酌加人参、白术、山药、炮姜温补脾气。

面白虚浮：酌加茯苓、薏苡仁、冬瓜皮、大腹皮、扁豆、莲米健脾利湿。

四肢厥冷：酌加炮姜、肉桂、制附片温补脾肾。

脾气下陷者，酌加粉葛（如葛根芩连汤、七味白术散）、荷叶（如清暑益气汤）、防风（如痛泻要方）、桔梗（如参苓白术散）升提脾气。

（十四）便秘

便秘是大便艰涩不畅，秘结不通，排便时间延长的一种病症。便秘亦称"便闭""大便不通"，在《伤寒论》中有"阳结""阴结"及"脾约"等名称。其后又有"虚秘""风秘""气秘""热秘""寒秘""湿秘"及"热燥""风燥"等说。张景岳认为："此其立名太烦又无确据，不得其要，而徒滋疑惑，不无为临证之害也。"他主张按仲景法把便秘分为阳结、阴结两类，有火者是阳结，无火者是阴结。胡老对此也深为赞同。

便秘虽属大肠传导功能失常，但与肺、脾、肾脏的关系甚为密切。胡老临床观察气滞、阴寒所致便秘对于小儿来说较为少见，故将小儿便秘主要分为燥热、血虚、气虚三种证型论治。

便秘既为大便秘结不通，其治疗旨在通便开秘。胡老认为应根据其病因不同或清热以通之，或养血以通之，或益气以通之。切不可概用硝黄甚至牵牛子、巴豆之类通里攻下，耗伤正气。

1. 燥热便秘

证候特点：大便干结，排出困难，腹胀不适，或兼口臭，唇疮，面赤身热，小便短黄，苔黄燥，脉滑实，指纹紫滞。

治法：清热润肠通便。

方药：加味麻子仁丸（火麻仁、杏仁、白芍、枳实、厚朴、大黄、郁李仁、蜂蜜）。

随证加减：便秘夹痰者，加瓜蒌仁清热化痰、润肠通便；便秘偏虚者，加肉苁蓉补肾益精、润肠通便；燥屎不行，下之不通者，加玄参、生地、麦冬"增水行舟"；腹胀痛者，加木香、槟榔行气宽中止痛。

2. 血虚便秘

证候特点：面唇爪甲色白无华，时觉头眩心悸，大便干燥，努责难下，舌质嫩，舌淡白，脉细涩。

治法：养血，润肠，通便。

方药：润肠丸加减（当归、生地黄、白芍、火麻仁、郁李仁、桃仁、枳壳）。

随证加减：心悸甚者，加酸枣仁、柏子仁养心安神、润肠通便；血虚有热，兼见口干心烦，舌红脉细数者，加玄参、麦冬、牡丹皮、栀子养阴清热、止渴除烦。

3. 气虚便秘

证候特点：面色白，神疲气怯，时有便意，大便不干结，但努责乏力，挣则汗出短气，便后疲乏，舌淡苔薄，脉虚弱。

治法：益气润肠通便。

方药：

（1）轻证：气虚不甚者，用加减黄芪汤（黄芪、当归、枳壳、火麻仁、蜂蜜）。

（2）重证：气虚下陷，肛门坠迫，屡欲登厕而虚坐努责者，用补中益气汤，重用人参、黄芪、升麻、柴胡以益气升陷，加火麻仁、蜂蜜以润肠通便。

（十五）脱肛

脱肛即肛门突出不收之证。小儿患此缘于气血未充，脏腑娇嫩，多因他病继发，如泻痢日久，中气下陷或大病之后，耗伤元气，气虚不摄，或肺热移于大肠，或积热蕴于大肠，火热下迫均可使肛门脱出。所以本病有寒热之分、虚实之别。胡老按照《医宗金鉴》论述，将此证分为气虚脱肛与肛肿翻肛二证，前者属虚属寒，后者属实属热，应予鉴别。

1. 气虚脱肛

证候特点：每次大便时，肛门自行脱出，不红，不肿，不痛，便后须经揉按才能收回，口和不渴，面白唇淡，舌淡脉虚。

治法：补中益气，升阳举陷，佐以固涩。

方药：补中益气汤加味（潞党参、黄芪、升麻、柴胡、当归、白术、陈皮、炙甘草、乌梅、罂粟壳）。重用黄芪、醋炒升麻，亦可酌加五味子、诃子。

随证加减：如脱肛而大便干燥，虚中夹实者，则去乌梅、罂粟壳，加炒枳壳、火麻仁宽中行气、润肠通便；亦可酌加郁李仁、淡苁蓉、瓜蒌仁等增强润肠通便作用。

2. 肛肿翻肛

证候特点：肛门红肿热痛，大便困难，便时努力，肛门翻出，甚或有血渗出，唇红舌赤，舌苔黄，脉数。

治法：清热解毒，肃肺凉血。

方药：黄连解毒汤加味（黄连、黄芩、黄柏、焦栀子、苦参、牡丹皮、地榆、木香）。

随证加减：如实热不甚，肛门红肿热痛较轻，但大便燥结，便时努责致脱肛者，可用麻子仁丸清热润肠通便；阴液不足者，可合增液汤"增水行舟"，俾大便通畅则脱肛自愈。

如肛门发红，便时脱出，大便黏稠，黏液较多，胃纳不佳，舌苔厚腻者，当从湿热论治，方用三仁汤加黄芩、藿香、秦皮、建曲，俾湿热分利则脱肛自愈。

（十六）疳证

疳证是泛指小儿脾胃虚损，积热伤阴，津液干涸，气血亏耗的一种慢性疾病。古人视为"恶候"，列为儿科四大证之一，多见于婴幼儿。其病与饮食不节、喂养不当和感染诸虫有关。其临床表现和病情变化比较复杂，兼症亦多。一般可概括为脾胃虚弱、气血虚惫和虫积等三个方面。胡老认为这三者并非独立存在，往往兼而有之。临床上每每虚中有实，实中有虚，虚实互见。因此，治法上必须结合患儿的体质和病情，具体情况具体分析，分别采取先消后补或先补后消或消补兼施等法，不能片面地认为疳证概属于虚而固执补脾健胃一法。

胡老强调，"疳之为病，皆虚所致，即热者亦虚中之热，寒者亦虚中之寒，积者亦虚中之积"，故治热不可过寒，过寒则伤元气；治寒不宜峻温，峻温则燥劫津液；治积不可骤攻，骤攻则更亡津液，致犯"虚虚"之戒，这是临床上必须注意的。

治疗本病，可以五脏见症为主而分列五疳，并根据其兼症辨证施治。除了药物调理外，饮食调护亦是重要一环。

1. 脾疳

证候特点：面黄肌瘦，身体发热，困倦喜睡，心下痞硬，乳食懒进，睡卧喜冷，好食泥土，肚腹坚硬疼痛，头大颈细，有时吐泻，口干烦渴，大便腥黏，尿如米泔（久病黄浊），舌苔白黄或黄。

治法：消积理脾，佐以清热或扶脾消积，清热杀虫。

方药：

（1）身体相对较壮者，先消后补，用加味楂曲平胃散（苍术、陈皮、厚朴、焦山楂、建曲、麦芽、青皮、木香、槟榔、鸡内金、黄连）。

随证加减：口干渴者，去陈皮加天花粉、黄芩或焦栀子清热生津止渴；肚腹坚硬者，加三棱、莪术破气消积；腹胀甚者，加炒枳壳宽中下气消胀；有虫者，加使君子、芜荑驱虫消积；夜晚发热者，改黄连为胡黄连除疳热，加青蒿、知母清虚热；骨蒸汗多者，去青蒿，加地骨皮退虚热、疗骨蒸；流黏泪，目眵多者，加夜明砂、谷精草清肝明目。

本证亦可选用集圣丸加减（芦荟、五灵脂、夜明砂、木香、莪术、使君子、黄连、川芎、当归、建曲、麦芽、胡黄连）。

（2）身体较弱者，先补后消，用香砂五味异功散加味（潞党参、白术、茯苓、陈皮、广木香、砂仁、焦山楂、建曲、鸡内金、炙甘草）。

随证加减：便溏者，加怀山药、炒扁豆健脾化湿；口干者，加麦冬、石斛或乌梅、天花粉养阴清热、益胃生津。

本证也可用参苓白术散加减（潞党参、茯苓、白术、山药、炒扁豆、莲子、薏苡仁、砂仁、陈皮、桔梗、建曲）。

（3）身体状况一般者，则消补兼施，佐以杀虫。用万氏肥儿丸加味（潞党参、白术、茯苓、炙甘草、陈皮、青皮、山药、莲子、当归、川芎、建曲、使君子、胡黄连、鸡内金）。

2. 肝疳

证候特点：面目爪甲皆青，目眵流泪，隐涩难睁，摇头揉目，合面睡卧，耳疮流脓，腹大青筋，身体羸瘦，燥渴烦急，粪如青苔，小便浑浊，舌苔黄薄或黄厚。

治法：

（1）肝热偏盛者，治宜泻肝清热，佐以消积。

方药：柴胡清肝散加减（银柴胡、焦栀子、连翘、生地黄、胡黄连、龙胆草、赤芍、青皮、甘草、灯心草、淡竹叶）。

随证加减：心烦口渴者，加黄连、天花粉清心除烦、生津止渴；流泪生眵者，酌加菊花、谷精草、石决明、夜明砂疏风清热、清肝明目；耳外生疮、耳内流脓者，加玄参、夏枯草清热解毒；腹大胀硬者，去甘草、生地，加炒枳壳、槟榔行气宽中除胀；食少者，酌加建曲、麦芽、山楂、鸡内金健胃消食助运。

（2）肝木克土者，治宜扶脾抑肝，佐以消积清热。

方药：抑肝扶脾汤加减（潞党参、白术、茯苓、炙甘草、柴胡、黄芩、龙胆草、黄连、青皮、陈皮、焦山楂、建曲）。

若疳积上眼，白膜遮睛，双目失明者，可服家传秘方——鸡肝散（决明子、石决明、朱砂、辰砂、百草霜、鸡内金、谷精草、火硝各等分，共研细末，瓶装备用，量儿大小，每日 3 ~ 5g，蒸鸡肝服）。

3. 心疳

证候特点：面红目赤，身热有汗，时时惊烦，咬牙弄舌，口舌干燥，渴饮生疮，胸膈满闷，睡喜伏卧，懒食干瘦，或吐或利，小便黄赤，大便稀黄，舌苔黄。

治法：泻心镇惊，清热养阴。

方药：

（1）偏于心经积热者，方用泻心导赤散（生地黄、黄连、川木通、甘草、灯心草）。

随证加减：舌干口渴者，加麦冬、天花粉养阴清热、生津止渴；胸腹胀满者，酌加炒枳壳、青皮、木香、槟榔行气宽中、消胀除满；惊烦者，酌加蝉蜕、钩藤、连翘、焦栀子清热定惊、泻火除烦；食少者，酌加焦山楂、建曲或谷芽、麦芽健胃消食。

（2）偏于积热伤阴者，方用清热甘露饮（生地黄、麦冬、石斛、石膏、知母、黄芩、茵陈、枇杷叶、甘草、灯心草）。

4. 肺疳

证候特点：面白无华，气逆咳嗽，毛发焦枯，皮肤生粟，肌肤干燥，憎寒发热，常流清涕，鼻颊生疮。

治法：泻肺清热，养阴润肺。

方药：

（1）肺热重者，用生地清肺饮（生地黄、天冬、桔梗、黄芩、桑白皮、前胡、当归、连翘、赤茯苓、防风、紫苏叶、甘草）。

随证加减：无憎寒发热者，去防风、紫苏叶以免辛温发表伤阴；咳甚者，加杏仁、紫菀、百部宣降肺气、润肺止咳；痰多不利者，加川贝母清热化痰；食少者，酌加建曲、谷芽、麦芽健胃消食。

（2）肺阴虚者，用补肺散加减（北沙参、百合、茯苓、阿胶、马兜铃、杏仁、川贝母、枇杷叶）。

（3）肺气虚衰者，用四君子汤加黄芪、五味子、百合补土生金，肺脾同治。

5. 肾疳

证候特点：骨骼发育障碍，每见齿迟、行迟、解颅、龟背等，面色黧黑，齿龈出血，足冷如冰，腹痛泻利，啼哭不已，小便淡黄，大便稀溏，舌苔淡黄或乏津。

治法：滋阴补肾，佐以杀虫。

方药：

九味地黄丸（熟地黄、山药、山茱萸、茯苓、泽泻、牡丹皮、当归、川楝子、使君子）；

金蟾丸（干虾蟆、胡黄连、黄连、鹤虱、肉豆蔻、苦楝根白皮、雷丸、芦荟、芜荑）；

调元散（潞党参、白术、茯苓、炙甘草、熟地、当归、白芍、川芎、山药、黄芪、茯神）。

胡老认为，如患儿精神食欲还比较好，此三方可先服金蟾丸杀虫，杀虫后再服九味地黄丸；如禀赋不足，精神食欲较差，则先服调元散，后服金蟾丸，或间服九味地黄丸。

（十七）虫证（蛔虫、蛲虫）

虫证，是指肠道寄生虫所引起的病症。小儿最易罹患，蛔虫证、蛲虫证是小儿最为常见的虫证。虫之为病，见症多端，常见脐腹疼痛，面黄肌瘦，性格孤僻，嗜食异物，面目、唇舌、爪甲等处可见虫蚀斑点，或有虫体排出等症。其病因主要是小儿知识未开，不懂卫生，饮食不洁，误食沾染虫卵食物，进入人体寄生繁殖；或因饮食不节，损伤脾胃，运化失职，湿热内蕴，滋生诸虫。但其致病与人体脏腑功能的强弱有密切关系，诚如《小儿卫生总微论方》所说："人脏腑中有九虫，内三虫偏能发动为病，人脏腑实强，则不能为害；若脏腑虚弱，则随虫所动而生焉。"

由于各种寄生虫的特性不同，其病机变化和症状亦有所不同。治疗原则当以驱虫为主，虫去之后再予调理脾胃，补益气血善后。

1. 蛔虫证

古籍中蛕虫、蚘虫、长虫、大虫、食虫等名均指蛔虫。蛔虫证其病以脐周疼痛，时作时止，食欲异常，口吐清水，或大便下虫等为主要证候特征。由于蛔虫有钻孔和扭结成团的特性，所以大量蛔虫寄生在肠内时，可壅积肠中，聚集成团，致使肠道梗阻不通，形成"虫瘕"，气机不能畅达，可出现剧烈腹痛并伴恶心呕吐等症；若体内寒温失调，过寒过热，则虫动不安，动扰乱窜，钻入胆道而成"蛔厥"等证。

证候特点：脐周疼痛，时作时止，腹起梗块，龅齿流涎，面黄肌瘦，嗜食异物，便下蛔虫，或有虫斑。

治法：原则是腹痛时以安蛔为主，痛止后以驱虫为主，驱虫后以健脾为主。临证时应根据患儿体质和病情而定，正盛邪实者先攻后补，正虚邪实者先补后攻，或攻补兼施。

方药：

（1）安蛔

乌梅丸（乌梅、黄连、黄柏、人参、当归、附子、桂枝、川椒、干姜、细辛）。

随证加减：临床用乌梅丸多改作汤剂，胡老强调腹痛因虫动，虫动因于体内寒温失调，故应根据病情之寒热调整方中热药凉药比例，如偏寒则酌情增加干姜、桂枝、附子、细辛份量；偏热则酌情增加黄连、黄柏份量，否则不能取得预期疗效。

鉴于古有蛔虫"得酸则静，得辛则伏，得苦则下"之说，所以安蛔方除了寒温并用外，都是酸、辛、苦同用。根据这一原则，尚可另选方药。若因肠中有热，虫动而导致腹痛者，当清热安蛔，可选用连梅安蛔汤加减（胡黄连、川椒、乌梅、黄柏、槟榔、雷丸）；脾胃积热者，还可选泻黄散加减，药用石膏、栀子、防风、藿香、知母、黄连、乌梅、川椒、槟榔、使君子（参"医案拾萃"腹痛案3）；若是中寒虫动而致腹痛，当温中安蛔，方用椒梅理中汤，药用潞党参、白术、干姜、川椒、乌梅加黄连、川楝子（参"医案拾萃"腹痛案2）。从以上3方药物组成来看，安蛔之中均寓有驱虫之品，可收安蛔驱虫之效。

胡老指出，中药安蛔煎剂效果好，毋庸置疑，但有缓不济急之弊，紧急情况下可服适量米醋以暂缓病情，然后接服汤药。

（2）驱虫

①单方驱虫

方1：使君子去皮尖，文火炒黄嚼服，每日每岁 1 ~ 2 粒，最多不超过 20 粒，晨起空腹服，2 小时后加服生大黄水适量，泻下驱虫，视下虫之多少，可连服 2 ~ 3 日。倘若个别患儿服后发生呃逆，取使君子壳煎水服即解。

方2：苦楝根皮，一般干品用量每日 10 ~ 15g，鲜品 15 ~ 30g，加水适量，煮沸后改文火煎 20 分钟，浓缩至 30 ~ 50mL，晨起空腹顿服，一般可连服 2 天。胡老指出，尽管陈复正称苦楝根皮为"天下打虫第一神方"，然毕竟本品有毒，不宜过量持续服用，以免损伤正气。

②复方驱虫

使君子散（使君子、苦楝子、芜荑、甘草）。

随证加减：若虫积腹胀便秘者，加枳实、厚朴、生大黄、玄明粉以行气泻下、通便驱虫；若湿热较甚，大便不畅者，可选用追虫丸（槟榔、苦楝根、雷丸、皂荚、南木香、黑丑、茵陈），改丸剂为煎剂。

若正虚邪实者，可选用《医宗金鉴》肥儿丸（人参、炒白术、茯苓、炙甘草、黄连、胡黄连、芦荟、山楂、建曲、炒麦芽）。酌情加入使君子、苦楝根皮、榧子、雷丸等驱虫药攻补兼施、扶正祛邪。

（3）健脾和胃

方药：五味异功散（人参、茯苓、白术、陈皮、炙甘草）。

随证加减：不知饥，胃纳差者，加藿香、砂仁、山楂、建曲行气温中、消食和胃；大便稀溏者，加怀山药、莲子健脾止泻或选用参苓白术散。

胡老认为，安蛔驱虫是治标之法，调补脾胃，杜虫复生才是治本之策。诚如《景岳全书·诸虫》所说："至若治虫之法，虽当去虫，而欲治生虫之本以杜其源，犹当以温养脾肾元气为主，但使脏气阳强，非唯虫不能留，亦自不能生也。"《幼幼集成·虫痛证治》也说："小儿虫痛，凡脾胃怯弱者多有此证。其攻虫取积之法，却又未可常用。及取虫之后，速宜调补脾胃，或集成肥儿丸，或乌梅丸，或六君子汤多服之，以杜虫之复生。"说明驱虫后调补脾胃的重要性，胡老对张景岳、陈复正之说十分赞赏。

2. 蛲虫证

蛲虫至细微，形如菜虫，居胴肠间。由于蛲虫雌虫有夜间爬至肛门附近产卵的习性，而致肛门、会阴部奇痒。小儿用手搔痒，沾染虫卵，若食前不洗手，即抓吃食物，虫卵经污染的手指或衣裤，或被褥，或玩具，可直接或间接从口进入人体，逐渐发育为成虫。如不注意清洁卫生，易在家庭或幼托机构互相感染传播。如不及时治疗，轻则由于瘙痒，导致小儿睡眠不安，烦躁，夜惊；甚则继发肛门、会阴湿疹，女孩可出现阴痒、尿频、遗尿；长期不愈者，可见食欲减退、面色萎黄等症。

证候特点：肛门、会阴部瘙痒，夜间尤甚，睡眠不安，或烦躁易惊，或肛周皮肤搔伤破溃、糜烂，或阴痒、尿频、遗尿。

诊察蛲虫证时，除根据上述证候特点外，若夜间患儿肛门有蛲虫爬出，或于内裤中找到成虫，或大便见有蛲虫，或大便检查，找到蛲虫卵，均可确诊。

治法：驱虫止痒，内外兼治。

方药：

（1）内服药

方1：蛲虫煎（使君子、大黄）。

方2：加减化虫丸（槟榔、鹤虱、苦楝根皮、使君子、芜荑、生甘草）。

随证加减：若伴发肛门湿疹者，加苍术、黄柏、苦参、地肤子内服外洗，兼收驱虫止痒、清热燥湿之效。

（2）外治法

方1：生百部30~50g，加水浓煎至30~50mL，每晚睡前保留灌肠。

方2：取黑色凡士林适量涂于小纱方上，每晚临睡前贴在患儿肛门处。为防脱落，可用胶布固定，次日起床时取下。此法在于捕捉蛲虫，可谓守株待兔法，安全有效，可连续使用3~7天。

（十八）口腔疾病（鹅口疮、口疮、口糜、滞颐）

1. 鹅口疮

鹅口疮是口腔、舌上漫布白屑，状如鹅口为特征的一种口腔疾患。因其白屑似雪，故又名"雪口"。本病一年四季均可发生，多见于新生儿以及久病体弱的婴幼儿，特别是长期使用抗生素者，更易罹患本病。绝大多数患儿症状较轻，个别严重患儿白屑向咽喉处蔓延，影响吸吮与呼吸，只要及时正确治疗，仍可治愈。

舌为心之苗，口为脾之窍，肾脉上通于舌，故鹅口疮的病因与心脾积热和虚火上炎密切相关。由于本病总由邪热熏灼口舌所致，治当清热泻火为要。实证清心泻脾，虚证滋阴降火，如系不合理使用抗生素所致者，应及时停用，内服中药治疗，必要时配合外治，其效更捷。

（1）心脾积热

证候特点：口腔舌面白屑较多，周围黏膜红赤，吮乳多啼，烦躁不宁，口干口臭，大便干结，小便短黄，舌红苔黄。

治法：清心泻脾。

方药：导赤散合泻黄散（生地黄、竹叶、川木通、石膏、栀子、防风、藿香、甘草）。

随证加减：烦躁不宁者，加黄连、蝉蜕泻火解毒；大便干结者，加生大黄、玄明粉泻下通便泄热；口干喜饮者，加玄参、麦冬清热养阴生津；大便秘结，口气臭秽者，加酒大黄、玄明粉，或选用凉膈散（连翘、黄芩、栀子、薄荷、竹叶、大黄、芒硝、甘草、白蜜）泻火通便，清上泄下。

（2）虚火上炎

证候特点：口腔舌上白屑散在，周围黏膜红晕不著，形体消瘦，低热盗汗，手足心热，舌红苔少。

治法：滋阴补肾，引火归元。

方药：六味地黄丸加肉桂（生地黄、怀山药、山茱萸、茯苓、牡丹皮、泽泻、肉桂）。

随证加减：虚火甚者，加炒知母、炒黄柏清热滋阴降火；低热者，加银柴胡、地骨皮清解虚热；便秘者，加火麻仁、蜂蜜润肠通便。

2. 口疮、口糜

口疮，是指唇舌、齿龈、两颊、上腭等处出现黄白色溃疡，灼热疼痛；口糜，是指口舌糜烂，色红疼痛。两者均属小儿常见的口腔疾患，前者较轻，后者较重。

　　本病以婴幼儿多见，发病无明显季节性，可单独发生，亦可伴发于外感热病或其他疾病过程中。心开窍于舌，心脉通于舌；脾开窍于口，脾络通于口；胃之经脉循颊络齿龈；肾之经脉循喉咙连舌本，故无论外感、内伤，无论实热、虚火均可循经上炎，熏蒸口舌而发病。病变与心脾胃肾相关，总由火热所致，故其治疗以清热降火为基本原则。在内治同时，若配合局部外治则可促进口疮、口糜愈合，增强疗效。

　　（1）风热夹湿

　　证候特点：口疮初起，唇舌、齿龈、两颊、上腭散在出现黄白色溃疡，周围黏膜红肿，灼热疼痛，流涎拒食，舌苔黄或白黄腻。

　　治法：疏风清热，化湿解毒。

　　方药：

　　①以外感风热为主者，方用银翘散加减：金银花、连翘、荆芥、薄荷、牛蒡子、竹叶、桔梗、赤芍、射干、儿茶。伴发热者，加青蒿、黄芩清透退热；咽喉肿痛甚者，加马勃、板蓝根清热解毒、凉血利咽；口干喜饮者，加天花粉清热生津；夹湿者，加滑石淡渗利湿或加藿香芳香化湿。

　　②以湿热内蕴为主者，方用加味三仁汤：杏仁、薏苡仁、白蔻仁、法半夏、厚朴、淡竹叶、滑石、通草、黄芩、藿香、射干、儿茶。伴发热者，加青蒿配黄芩清透退热；咽喉红肿疼痛甚者，去法半夏、厚朴，加金银花、连翘清热解毒、利咽消肿。

　　（2）心脾积热

　　证候特点：舌体、齿龈、两颊、上腭多处溃疡，或满口糜烂，黏膜红赤，灼热疼痛，拒食，烦躁啼哭，口臭流涎，大便干结，小便黄少，或伴面赤身热，唇舌红，苔黄。

　　治法：清心泻脾，凉血解毒。

　　方药：导赤散合泻黄散加减（生地黄、竹叶、川木通、石膏、栀子、防风、藿香、牡丹皮、赤芍）。

　　随证加减：烦躁不安者，加黄连、蝉蜕泻火解毒、清心除烦；口干喜饮者，加知母、天花粉清热泻火、生津止渴；大便干结者，加大黄、玄明粉泻下通便泄热。

（3）虚火上炎

证候特点：口腔溃疡或糜烂散在，周围黏膜色红不著，疼痛不甚，反复发作或迁延不愈，低热盗汗，手足心热，口干喜饮，唇舌红，苔少或花剥。

治法：滋阴补肾，引火归元。

方药：六味地黄丸加肉桂（见鹅口疮）。

随证加减：虚火甚者，加炒知母、炒黄柏清热滋阴降火；低热者，加银柴胡、地骨皮清解虚热；大便秘结者，加火麻仁、蜂蜜润肠通便。

胡老强调指出：口疮并非均为实热，不可概用寒凉，若口疮服凉药不效，多系虚火泛上而无制，宜理中汤收其浮游之火，外以上桂末吹疮面。若吐泻后口中生疮，亦是虚火，仍可用理中汤。张景岳说："口舌生疮固多由上焦之热，治宜清火……久用清凉，终不见效。此当察其所由，或补心脾，或滋肾水；或以理中汤或以蜜附子之类反而治之，方可痊愈。"实乃经验之谈。

3. 滞颐

滞颐俗称流口水，是指口涎流出，留滞颐间的一种常见病证。胡老认为临床上可分虚实两种证型，而以实证为多见。实证致病原因主要是脾胃积热。虚证有阳虚、阴虚之别。阳虚缘于脾胃虚寒，阴虚缘于胃阴不足，虚热上冲（或虚火上炎），脾之液为涎，如脾胃积热上蒸廉泉或脾胃虚寒不能收摄，均可发生本病。

（1）实证——脾胃积热

证候特点：涎液黏稠腥臭，或伴口角赤烂，渴喜冷饮，大便秘结，小便黄，唇舌红，苔黄。

治法：清胃泻脾。

方药：清胃饮加味（荆芥、黄连、牡丹皮、石膏、生地、玄参、麦冬、知母）。

随证加减：热甚者，加焦栀子、黄芩清热泻火；伤津者，加青果、石斛清热养阴生津；口臭者，加藿香芳化湿浊。

（2）虚证

①脾胃虚寒

证候特点：涎液清稀，不腥臭，不渴或渴喜热饮，面白唇淡，小便不黄，大便稀溏，胃纳减少，舌淡苔白。

治法：温脾摄涎。

方药：六君子汤加味（潞党参、白术、茯苓、陈皮、法半夏、炙甘草、木香、炮姜、益智仁）。

②阴虚内热

证候特点：涎液黏稠，口干唇燥，大便燥结，不思饮食，舌红少苔，指纹青紫。

治法：养阴清热。

方药：

轻症（虚热不甚）：用玄麦甘桔汤加味（玄参、麦冬、桔梗、甘草、石斛、知母、青果）。

重症（虚火上炎，兼见口舌生疮）：用甘露饮（天冬、麦冬、生地黄、熟地黄、石斛、茵陈、枳壳、黄芩、枇杷叶、甘草）加连翘、淡竹叶。

（十九）惊风

惊风是以抽风为主要症状的疾病之总称。古代列为儿科四大证之一，多见于3岁以内的小儿。由于小儿脏腑娇嫩，气血未充，神气怯弱，外因风热惊恐，内因饮食积滞，每易发生此证。发病之后，变化极速，是一种危急的常见病。

惊风一证，关系五脏，尤其着重于心、肝、脾三脏。其临床表现，古人概括为"热、痰、风、惊"四症，和"搐、搦、掣、颤、窜、视、反、引"八候。根据其成因和症状不同，一般分为急惊风和慢惊风。胡老强调急惊属有余之症，慢惊属不足之症，寒热不同，虚实各异，一急一慢，一阴一阳，机理不同，治法亦不同。临床多宗"急惊合凉泻，慢惊合温补"的治则。当其病情危急之时，鉴于中药剂型和给药途径的限制，往往缓不济急，又当中西医结合进行救治。

1. 急惊风

胡老常说"心无热不惊，肝无风不动"，急惊风着重心、肝两经，心火肝风，二阳交加，火借风威，风助火势，故惊搐来势暴急。

证候特点：壮热面赤，口中气热，渴喜冷饮，便秘溲黄，舌红脉数，甚至神志昏迷，惊狂谵妄，两目窜视或目直似怒，牙关紧闭、口角牵引，颈项强直，手足抽搐，角弓反张等。部分患儿，抽风之前可有发热，烦躁不宁，睡卧惊惕或摇头弄舌，吮乳口紧，咬牙龂齿，时发惊啼等先兆症状。一旦发现先兆症状，即应及时治疗，把惊风控制在发作之前。

治法：疏表清热，息风解痉。

方药：

（1）出现急惊风先兆，发热、烦躁，阵阵惊惕，吮乳口紧，尿黄少，舌尖红，可用加味导赤散（生地黄、木通、淡竹叶、甘草梢、黄连、蝉蜕、菊花、钩藤、焦栀子、白芍）。

（2）外感风热，高热汗少，频频眨眼，口唇喁动或四肢抽搐，唇红舌赤，纹青紫，脉浮数者，可以银翘散为基础方酌加菊花、钩藤、蝉蜕、僵蚕、防风、焦栀子、黄连等祛风清热；兼见咽喉肿痛者，可酌加黄芩、玄参、射干、板蓝根、牡丹皮等清热解毒、利咽消肿。

（3）邪入营血，壮热抽风，衄血斑疹，舌绛无津，宜凉肝息风、清热养阴，选用羚角钩藤汤（羚羊角磨汁冲服或挫末煎、桑叶、川贝母、生地黄、钩藤、白芍、菊花、竹茹、茯神、甘草）合犀角地黄汤（犀角现用水牛角粉代、生地黄、赤芍、牡丹皮）加减。

（4）高热抽风，反复发作，积热深，肝风重者可服泻肝清热息风之加减泻青丸（龙胆草、栀子、黄连、防风、钩藤、生地黄、白芍、蝉蜕、大黄），多服几剂，可望断根。

（5）如系外感风寒而致，其表寒重，头痛恶寒，壮热无汗，项强拘急者，以葛根汤（葛根、麻黄、桂枝、白芍、生姜、大枣、甘草）为主方，酌加天麻、钩藤、防风、僵蚕等，发表解肌、祛风解痉；其表寒轻，汗出发热恶风者，则宜用桂枝汤加葛根、天麻、钩藤解肌祛风止痉。

胡老强调治疗急惊风要注意：①不可发散太过，血汗同源，汗多伤津，热势不退，阴血耗伤，血不养筋，反致筋脉拘急；②不可攻下太过，用硝黄等品，旨在通腑泄热，导热下行，不宜久用，中病即止，以免过下伤正；③一般情况下，不用金石脑麝重镇开窍之品，以免耗损正气，开门揖盗，引邪深入；④急惊风患儿兼有痰鸣气促者，应在相应方中加入一两味清化热痰之品，如胆南星、浮海石、川贝母、瓜蒌皮、天竺黄、竹沥等；⑤紫雪丹、至宝丹、安宫牛黄丸、琥珀抱龙丸等中成药，具有清热镇静、息风解痉、开窍安神等作用，疗效可靠，使用方便，应急时可酌情选用。

2. 慢惊风

慢惊风多因胎禀不足，大吐大泻或大病之后，脾土虚衰，土虚木乘甚至脾肾衰败，肝风内动而致。亦有急惊日久不愈，高热伤阴，或因误表，或因妄攻，正气受伤，出现气阴两虚、血不养筋、虚风内动之证。

证候特点：面色苍白，神倦无力，嗜卧露睛或沉睡昏迷，四肢厥冷，常出虚汗，手足瘈疭，抽搐无力，时作时止。因于吐泻不止者，则往往有眼眶、囟门下陷，睡卧露睛，时作惊惕等先兆症状。

治法：温补脾肾，培元固本。

方药：

（1）由于吐泻不止，出现囟门眼眶下陷，睡卧露睛，时作惊惕等慢惊风先兆症状者，用七味白术散（人参、白术、茯苓、葛根、藿香、木香、甘草）。

随证加减：泻甚或渴甚者重用葛根升阳止泻、生津止渴；吐甚者减少葛根用量，加重藿香用量和胃降逆止呕；脾阳虚者加炮姜温中止泻。

（2）慢惊已成，轻证土虚木乘，肝风内动者，用六君子汤（潞党参、白术、茯苓、甘草、陈皮、法半夏）加僵蚕、全蝎、天麻、钩藤等息风止痉。

重证见沉睡昏迷，四肢厥冷，额汗涔涔，大便澄沏清冷者，俗称"慢脾风"，则用桂附理中汤（人参、白术、炮姜、甘草、肉桂、制附片）或逐寒荡惊汤（胡椒、炮姜、肉桂、丁香、灶心土）加龙骨、牡蛎、石菖蒲、炙远志等收敛固涩、开窍醒脑。

（3）热邪久羁，吸烁真阴或因误表，或因妄攻，神倦瘈疭，脉气虚弱，舌绛苔少，时时欲脱者，用大定风珠（生地黄、麦冬、龟甲、鳖甲、牡蛎、阿胶、白芍、火麻仁、五味子、鸡子黄、炙甘草）。

随证加减：喘者，加白晒参补气平喘；自汗甚者，加白晒参、龙骨、浮小麦补气收敛、固涩止汗；悸者，去火麻仁，加白晒参、酸枣仁、茯神、浮小麦补气宁心安神。

（4）抽搐无力，时作时止，虚烦不寐，两颧潮红，发热肢厥，唇舌樱红，无苔无津，气阴两虚者用加味理中地黄汤（人参、熟地黄、当归、白术、炮姜、肉桂、制附片、黄芪、酸枣仁、山茱萸、枸杞、补骨脂、胡桃肉、生姜、大枣、炙甘草、灶心土）。

随证加减：大热不退者，加白芍配炙甘草酸甘化阴、存阴退热；泄泻不止者，加葛根升阳止泻。

3. 后遗症

惊风一证，由于有的患儿长期发热、抽搐、昏迷，津液耗伤，阴血亏损，使筋骨、经脉、神志均受损害，往往惊风过后，留有肢体瘫痪、失语、痴呆等后遗症。只要及时、正确治疗，不少病儿可望得到恢复，如果迁延失治，则可遗患终身。

（1）肢体瘫痪，审其系气虚血瘀，邪滞经脉者。治宜益气活血、化瘀通络。方用补阳还五汤（黄芪、当归、赤芍、地龙、川芎、桃仁、红花）加桑枝、牛膝、粉葛、木瓜、薏苡仁；如系肝肾阴伤，筋脉失养之证，则宜滋养肝肾、舒经活络，以六味地黄丸（熟地黄、山药、山茱萸、茯苓、泽泻、牡丹皮）为基础方加减。

随证加减：手足拘挛，屈伸不利者，酌加桂枝、当归、白芍温通经脉、补血活血；木瓜、伸筋草、薏苡仁舒筋活络、缓和挛急；四肢软弱，举动无力者，酌加炒黄柏、炒知母滋阴清热，加当归补血活血，加怀牛膝、续断、巴戟天、杜仲、虎骨（用豹骨代）等补益肝肾、强筋壮骨。上药可焙干研末，炼蜜为丸，量儿大小与服，淡盐汤送下。

（2）失语流涎，痰浊闭窍者，治以豁痰开窍法，方用南星丸（生南星60g，置米泔水中浸泡1周，3日后换水1次，取出切片，焙干研末，猪胆汁泛丸，每丸重1g，量儿大小，早晚各服1~3丸）或导痰汤（陈皮、法半夏、茯苓、甘草、枳实、胆南星）加石菖蒲、远志、竹沥，服后泻下涎沫黏液为好。此时患儿往往可以发声，然后接服六味地黄丸加石菖蒲、远志、巴戟天、诃子等，滋肾开窍。痰涎未尽者，以上两方交替服用，标本同治。

（3）神识痴呆者，治宜补养心肾、益智开窍。方用六味地黄丸加酸枣仁、远志、石菖蒲、人参，同时兼服归脾丸（人参、黄芪、白术、茯神、酸枣仁、远志、当归、龙眼肉、木香、炙甘草）。

（二十）痫证

痫证是以突然仆倒，昏不知人，口吐涎沫，两目上视，肢体抽搐，片刻即醒，醒后一如常人，时发时止为临床特征的一种发作性神志异常的疾病。因部分患儿发作时口吐涎沫，同时喉中发出类似猪羊叫声，故民间俗称"母猪风""羊儿风"。

胡老认为小儿禀赋不足，神气怯弱与痫证发病有密切关系。无论先天因素、后天因素，无论内因、外因，均可造成脏腑失调，痰浊阻滞，气机逆乱，风阳内动。其中尤以痰邪作祟最为重要，正如《医学纲目·癫痫》所说："癫痫者，痰邪逆上也。"

小儿痫证，病因虽多，但在证候表现上大同小异。由于身体有强弱，发病有久暂，证候有轻重，脏腑有偏盛，所以发作时症状略有差异，但神志不清，突然昏仆，四肢抽搐，痰涎壅盛，少顷即止，一如常人等症基本是相同的。胡老不主张分"六畜痫"或"五脏痫"论治，认为证治太多，反不知其从，不利于临证辨治。

由于痫证时发时止，故治疗痫证宜分发作期与休止期治疗。无论发作期，还是休止期，其病机特点都是正虚邪实，虚实夹杂。一般而言，发作期以邪实为主，治疗重在豁痰顺气、息风开窍以定痫；休止期以正虚为主，治疗重在健脾化痰、补肾柔肝以断痫。

1. 发作期

（1）惊痫

证候特点：多有受惊吓病史，或较强的精神刺激史。发作时惊叫，恐怖惧怕，惊惕不安，神志恍惚，四肢抽搐，舌质淡红，苔白。

治法：镇惊安神，化痰定痫。

方药：镇惊丸加减（朱茯神、酸枣仁、远志、石菖蒲、郁金、龙骨、牡蛎、天麻、钩藤、胆南星）。

随证加减：烦躁易怒者，加黄连清热泻火；抽搐甚者，加全蝎、蜈蚣息风止痉；头晕头痛者，加菊花、石决明疏风清热、平肝潜阳；腹中拘急而痛者，加白芍、甘草缓急止痛。

如年长儿，尤其是性格内向，长期有精神压力而病痫证者，治宜疏肝理脾解郁，息风开窍定痫，可选用逍遥散加减（柴胡、白芍、白术、茯苓、当归、枳实、青皮、郁金、天麻、钩藤、甘草）。

口苦者，加黄芩清热泻火；肝郁化热者，加牡丹皮、栀子凉血清热；睡眠易醒者，加酸枣仁、炙远志养心安神；食欲不佳者，加山楂、神曲消食和胃。

（2）痰痫

证候特点：发作时痰涎壅盛，喉间痰鸣，口角流涎，瞪目直视，手足抽搐，神志恍惚，状若痴呆，如丧神守，严重者可二便失禁，反复发作后，智力逐渐低下，困倦嗜睡，舌苔白腻。

治法：豁痰开窍，醒脑定痫。

方药：导痰汤加减（陈皮、法半夏、茯苓、枳实、胆南星、石菖蒲、炙远志、郁金、天麻、钩藤）。

随证加减：痰浊化热者，加黄连清热燥湿；痰多者，加竹沥涤痰泄热、开窍定惊；呕吐者，加紫苏叶、黄连和胃止呕；正气虚者，加人参扶正祛邪。

胡老指出，如正盛邪实，痰涎壅盛，一般祛痰药难以奏效者，当遵《内经》"其高者，因而越之"之旨，采用涌吐法，用稀涎散等方涌吐痰涎，待吐出顽痰、黏痰之后再用上方。

（3）风痫

证候特点：发作常由外感引起。发作时突然仆倒，神志不清，肢体强直，继而剧烈抽搐，两目上视或斜视，牙关紧闭，口吐白沫，面唇色青，舌苔白。

治法：凉肝息风，化痰定痫。

方药：羚羊钩藤汤加减（羚羊角、钩藤、天麻、生地黄、白芍、甘草、川贝母、胆南星、石菖蒲、炙远志）。

随证加减：心肝热盛，烦躁不安者，加黄连、栀子清热泻火除烦；抽搐甚者，加全蝎、蜈蚣息风止痉；大便秘结者，加大黄、玄明粉泻下通便。

（4）瘀血痫

证候特点：多有产伤或脑外伤病史。发作时头晕眩仆，神识不清，单侧或四肢抽搐，头痛如刺，大便秘结，舌红或有瘀点，舌苔少。

治法：活血化瘀，通窍定痫。

方药：通窍活血汤（麝香_{冲服}、桃仁、红花、赤芍、川芎、大枣、生姜、老葱）。小儿服用可不加酒，水煎即可。

随证加减：抽搐频发不止者，加全蝎、蜈蚣息风止痉；口吐涎沫者，加胆南星、竹沥清热化痰、开窍定惊；头痛剧烈者，加地龙、三七粉（冲服）息风通络、活血定痛。

2. 休止期

（1）脾虚痰盛

证候特点：痫证迁延，反复发作，抽搐不甚，神疲乏力，面色无华，时吐涎沫，时作眩晕，食欲不佳，大便不实，唇舌淡，苔白，脉无力。

治法：健脾益气，化痰断痫。

方药：香砂六君子汤加减（人参_{另包煎}、白术、茯苓、陈皮、法半夏、藿香、砂仁、厚朴、天麻、钩藤）。

随证加减：大便稀溏者，加怀山药、炒扁豆健脾止泻；食欲不佳者，加炒山楂、神曲消食和胃；面白无华者，加黄芪、当归补气生血。

（2）脾肾两虚

证候特点：发病年久，体质虚弱，瘛疭抖动，反应迟钝，神疲乏力，少气懒言，四肢不温，腰膝酸软，唇舌淡，舌苔白，脉沉无力。

治法：补益脾肾，开窍益智。

方药：河车八味丸（紫河车、熟地黄、怀山药、山茱萸、茯苓、牡丹皮、泽泻、肉桂、制附子、鹿茸、五味子、麦冬）。

随证加减：智力发育迟滞者，加石菖蒲、远志化痰开窍，酸枣仁、益智仁养心益智；手足瘛疭，时时蠕动者，加龟甲、鳖甲、生牡蛎育阴潜阳。

胡老指出此方系桂附地黄汤加紫河车、鹿茸等血肉有情之品而成，体现了"形不足者，温之以气；精不足者，补之以味"的治则。以加工成丸剂，淡盐汤化服为宜。这类方药，必须较长时期坚持服用，并注意忌口，避免感冒、劳累等，力求断根。

（二十一）汗证

凡非正常生理现象之出汗，谓之汗证。《医宗金鉴》云："汗为人之津液，存于阳者为津，存于阴者为液，发泄于外者为汗。无故而出者，乃因阴阳偏胜也。"肺主气，外合皮毛；心主血，汗为心液；肾藏精，复主五液，故汗出之证与肺、心、肾三脏之关系尤为密切。

经云："阴在内，阳之守也；阳在外，阴之使也。"阳虚则不能卫固于外，阴液即易外泄；反之，若阳气太盛，内扰于阴，则阴液亦不能自安而外泄。小儿汗证和成人一样，有自汗、盗汗之分。无故汗出，动则益甚者为自汗，自汗多属阳虚，乃卫气不固，表虚津泄；睡中汗出，醒后渐收者为盗汗，盗汗多属阴虚，乃阴虚阳凑，血热液泄。胡老临床观察，自汗不一定是阳虚，盗汗也不一定是阴虚。诚如张景岳所说："自汗亦有阴虚，盗汗亦多阳虚……自汗盗汗亦各有阴阳之证，不得谓自汗必属阳虚，盗汗必属阴虚也。"所以胡老强调临床上既要分自汗与盗汗，但又不能固执自汗为阳虚，盗汗为阴虚，而应结合舌、脉、症、因，辨证施治。胡老一般将小儿汗证分为表虚不固、营卫不和、肺脾气虚、气血两虚、血虚内热、湿热熏蒸等证型论治。

1. 表虚不固

证候特点：常自汗出，恶风多嚏，常易感冒，面白唇淡，脉象虚弱。

治法：益气实卫，固表敛汗。

方药：玉屏风散加味（黄芪、防风、白术、龙骨、牡蛎、浮小麦、麻黄根）。

随证加减：禀赋不足，气短神怯，汗多不止者，加人参补气敛汗；口干喜饮者，再加麦冬、五味子益胃生津止渴；阳虚畏寒者，加制附片扶阳补火。

2. 营卫不和

证候特点：发热汗出，恶风，头痛，舌苔白，脉浮缓。

治法：发汗解肌，调和营卫。

方药：桂枝汤（桂枝、白芍、生姜、大枣、炙甘草）。

随证加减：汗出不止，四肢冷，屈伸不利者，加制附片回阳救逆；兼气虚，少气懒言者，加黄芪、饴糖，即黄芪建中汤，因桂枝汤"外证得之，解肌和营卫；内证得之，化气调阴阳"，故胡老认为黄芪建中汤更具有温中补虚、调和阴阳之作用。

3. 肺脾气虚

证候特点：常自汗出，动则尤甚，少气懒言，面白唇淡，六脉无力。

治法：补中益气，固表止汗。

方药：补中益气汤加味（人参、黄芪、升麻、柴胡、当归、白术、陈皮、甘草、制附片、麻黄根、浮小麦）。

胡老用本方重用人参、黄芪，少用柴胡、升麻。升麻、柴胡俱用蜜水制炒以杀其升发勇悍之性，又欲其引导参芪等药至肌表，故不可缺。

随证加减：舌干无津者，加麦冬、五味子益胃生津。

4. 气血两虚

证候特点：自汗或盗汗，大汗淋漓，或潮热或寒热，面色苍白，爪甲无华，形体消瘦，神疲乏力，唇舌淡白，脉细无力。

治法：补益气血，收敛止汗。

方药：十全大补汤（人参、白术、茯苓、炙甘草、熟地黄、当归、川芎、白芍、肉桂、黄芪）。

随证加减：汗出甚多者，酌加龙骨、牡蛎、浮小麦、麻黄根、五味子等收敛固涩止汗；心血不足、心悸惊惕者，加酸枣仁或柏子仁养心安神。

5. 血虚内热

证候特点：睡中汗出，身热多烦，大便干结，小便黄少，舌红少津，脉沉细数。

治法：养血清热。

方药：当归六黄汤（当归、黄芪、生地黄、熟地黄、黄芩、黄柏、黄连）。

随证加减：肝血虚者，加白芍配当归、熟地黄滋养肝血；大便干结者，加玄参、麦冬配生地黄以增水行舟；心烦易怒者，加牡丹皮、栀子清热凉血、泻火除烦。

6. 湿热熏蒸

证候特点：睡中汗出，醒后汗止，胸痞食少，小便短黄，舌苔白黄腻，脉濡数。

治法：渗湿清热。

方药：三仁汤加味（杏仁、薏苡仁、白蔻仁、法半夏、厚朴、淡竹叶、滑石、通草、黄芩、建曲）。

随证加减：湿热甚者，加茵陈、连翘清热利湿；纳差者，加谷芽、藿香醒脾化湿。

胡老认为：凡治汗证，无论自汗、盗汗或误治，不当汗而妄汗，或当汗而汗之太过，大汗不止，速当补气敛汗，以免亡阳虚脱。此时无论用独参汤、参附汤、生脉散等，必用人参。偏阳虚者用红参，偏阴虚者用白晒参。普通党参、南沙参力量微薄，难以取效。

（二十二）夜啼

小儿白天如常，每到夜间则啼哭不安谓之夜啼。一般为间歇性啼哭，但也有持续不已甚至通宵达旦方止者。本病多见于1岁以内的哺乳期婴儿。形成夜啼的原因，历代医家认为有寒、热、惊、虚四种。据胡老临床观察，以心经积热与脾脏虚寒两种证型较为常见。因心无热不惊，心经积热，心神不宁，故惊惕而啼；脾喜温而恶寒，脾寒气滞则腹中疼痛，故腹痛而啼。

1. 心经积热

证候特点：夜间啼哭，阵阵惊惕或烦躁不安，小便短赤，喜伸舌，舌尖红，苔白，指纹青紫。

治法：清心泻热，安神定惊。

方药：黄连导赤散加味（黄连、生地黄、淡竹叶、川木通，蝉蜕，甘草）。

随证加减：舌红烦躁者，加牡丹皮、栀子清热凉血、泻火除烦；口舌生疮者，加连翘、儿茶清热解毒、生肌敛疮；目赤多眵者，加龙胆草、夏枯草清泄肝火；夹肝经风热，揉眼（发痒）惊跳者，酌加刺蒺藜、菊花、钩藤、僵蚕、白芍等疏风清热、息风止痉；大便秘结者，加酒大黄（另包煎）泻下通便。

2. 脾脏虚寒

证候特点：夜间啼哭，四肢不温，腹痛便青，面色青白，唇淡苔白，指纹青红。

治法：温脾散寒，行气止痛。

方药：加减乌药散（乌药、高良姜、香附、白芍、炙甘草、艾叶、蝉蜕）。

随证加减：腹痛便青多风泡者，加防风以祛风止痛；唇舌淡者，加当归、川芎合白芍滋养肝血；夹惊者，加茯神、钩藤宁心安神，息风止痉。

（二十三）疝气

疝气是指睾丸肿大，牵引少腹作痛或少腹痛引睾丸，时作时止的一种疾病。古人论疝有腹中之疝与睾丸之疝之分，且名称很多。鉴于小儿病因比较单纯，主要是寒凝气滞或湿热郁结，致使肝失条达，经脉不舒，小肠之气阻结而引起，其中以阴囊疝（即狐疝）最为常见。疝气病多在气分，而有虚实之分。虚则气陷，下坠而痛；实则气结，不通而痛，所以张景岳提出"治疝必先治气"。疝气又有寒热之别，但以寒者为多见，因寒凝则气滞，气滞则痛，故治疗当以温经散寒，行气除湿为主。胡老强调疝属足厥阴肝经病变，故虽有寒热之分，但其病位总不离乎肝，故治疗亦不离乎疏肝行气。古人治疝必用辛香流动之品，如小茴、乌药之类，以肝得疏泄，其痛乃缓。此即"痛则不通，通则不痛"之理矣。

1. 寒疝

证候特点：阴囊肿胀疼痛或不痛，偏有大小，时上时下，似有物状，卧则入腹，立则入囊，甚至阴囊肿硬而冷，控睾而痛，啼哭不安，面色青白，唇舌淡白，脉象沉迟或沉紧。

治法：疏肝行气，温经散寒。

方药：天台乌药散加减（乌药、小茴香、青皮、川楝子、高良姜、延胡索、橘核、荔核、柴胡、白芍）。

随证加减：寒甚者，可酌减高良姜，改用吴茱萸、肉桂温经散寒，更甚者可加制附片峻补元阳、益火消阴；肿硬甚者，可加海藻、昆布软坚散结、利水消肿；如患儿身体不好，面白食少，睾丸经久不收，气虚下陷者，改用补中益气汤，重用人参、黄芪、升麻加橘核、小茴香升阳举陷、理气暖肝。

2. 热疝

证候特点：阴囊缓纵红肿或肿如水晶，或痛或痒，或囊湿出水，小便短黄，面赤唇红，舌红苔白腻，脉数。

治法：清热渗湿，疏肝理气。

方药：大分清饮（栀子、猪苓、茯苓、泽泻、川木通、枳壳、车前子）。

随证加减：内热甚者，酌加黄芩、黄柏、龙胆草清热燥湿；胀痛者，加川楝子、延胡索疏肝行气、活血止痛；肿如水晶者，加海藻、昆布利水消肿。

（二十四）遗尿

遗尿是指小便不能控制而自行排出的一种病症。临床上常见有两种情况，一是不分白昼，小便频数或滴沥不断，不能自禁；一种是发生于睡眠中，小便自遗，自不知觉。前者一般称为小便失禁，后者一般称为遗尿或尿床。由于两者除症状略有不同外，其发病原理和治疗原则基本相同，故一般都概为一病论治。

遗尿主要是膀胱不约，津液不藏所致。与肺、脾、肾、三焦、膀胱等脏腑功能失调有关。胡老指出本病或虚或实，或虚实夹杂，常见有肺脾气虚，下元虚寒，肾虚有热和下焦湿热等几种证型，应分别不同情况治疗，不可固执补法或单纯收涩。

1. 肺脾气虚

证候特点：尿意频数，小便清长或滴沥不禁，面色白，神疲乏力，声低息微，舌淡苔白，脉虚无力。

治法：补中益气，佐以收涩。

方药：补中益气汤合缩泉丸加减（人参、黄芪、升麻、柴胡、当归、白术、怀山药、补骨脂、益智仁、桑螵蛸、炙甘草）。

随证加减：兼有下元虚冷者可加肉桂、制附片温补脾肾。

使用本方尚可酌加鹿角片、煅牡蛎等味温肾助阳、收敛固涩。

2. 下元虚寒

证候特点：小便清长，频数或滴沥不断，面色苍白，畏寒肢冷，头晕腰酸，舌质淡，脉沉细迟。

治法：温肾壮阳，佐以固涩。

方药：巩堤丸合缩泉丸加减（熟地黄、菟丝子、补骨脂、制附片、韭子、益智仁、乌药、怀山药、桑螵蛸）。

随证加减：膀胱虚冷甚者，加肉桂补火助阳。

使用本方亦可酌加葫芦巴、覆盆子、龙骨、牡蛎等味温肾阳、暖下元、缩小便。

3. 肾虚有热

证候特点：小便黄，频数不能自忍而遗溺，头晕腰酸，唇舌红，脉细数。

治法：滋肾清热。

方药：知柏地黄丸加减（生地黄、怀山药、山茱萸、牡丹皮、知母、黄柏、麦冬、五味子、枸杞、桑螵蛸）。

随证加减：若日久不愈，兼见气虚者，可加红参（或白晒参）、煅龙骨、煅牡蛎之类益气固涩。

4. 下焦湿热

证候特点：小便黄少或滴沥不断，夜间遗尿，口干苦，或目赤肿痛，舌苔白或黄，脉弦或数。

治法：泻肝清热渗湿。

方药：龙胆泻肝汤加减（龙胆草、柴胡、黄芩、栀子、生地黄、川木通、车前仁、泽泻）。

随证加减：目赤肿痛者，加夏枯草清泄肝火、消肿止痛。

若舌苔厚腻，口淡无味，尿黄少，滴沥遗尿者为脾胃湿热，下注膀胱，治宜清热渗湿，佐以芳香化浊，用三仁汤加味（杏仁、薏苡仁、白蔻仁、法半夏、厚朴、淡竹叶、滑石、通草、石菖蒲、郁金），亦可用黄芩滑石汤（黄芩、滑石、猪苓、茯苓、大腹皮、白豆蔻、通草）加杏仁、石菖蒲、郁金分利湿热、开窍醒神，湿热去，心神明，则遗尿自止。

胡老认为，遗尿与神明窍道蒙蔽有关。临床所见，尿床患儿睡眠深沉，不易唤醒。即使唤醒，仍神志蒙眬，似睡非睡，似醒非醒。治疗这类患儿，应在对证方药中酌加石菖蒲、郁金、远志等醒脑开窍之品，有助于患儿自醒排尿。

（二十五）淋证

淋证是以小便频数，淋漓涩痛为证候特征的一种疾病。古有"五淋""八淋"之说，胡老认为小儿无房室劳倦内伤，故症状较成人单纯，一般只有热淋、血淋、石淋、气淋四种，其中又以热淋最为常见。主要是下焦湿热，郁于膀胱，气化不行，水道不利所致。若热盛伤血，血渗胞中，血尿同出则成血淋；如湿热煎熬尿液，结为砂石，尿中夹有砂石则为石淋；如素体虚弱或苦寒伤正，中气不足，小便淋漓，解而不尽则为气淋；若肝气郁结或温补留邪，气滞不行，脐下闷胀作痛，小便淋漓亦为气淋。唯前者为虚，后者为实，不过二者儿科临床均较少见。

证候特点：小便频数短涩，欲出未尽，滴沥刺痛，小腹拘急，痛引脐中，或发热，或口渴心烦，或大便秘结，唇红舌赤，脉象滑数；或兼血尿，或兼砂石，或兼下坠，淋漓不断，或兼脐下闷胀作痛。

治法：清热利尿通淋。

方药：八正散（萹蓄、瞿麦、栀子、滑石、川木通、车前子、大黄、甘草）。

随证加减：兼发热者，加金银花、连翘清热解毒或青蒿、黄芩清透退热；兼口渴心烦者，加天花粉、黄连生津止渴、清心除烦；大便不秘结者，去大黄；小便常规检查有红细胞或肉眼血尿者，去甘草、木通，酌加白茅根、小蓟炭、生地黄、牡丹皮、蒲黄炭、茜草炭等清热凉血、化瘀止血；如有白细胞、脓细胞者，酌加蒲公英、野菊花、千里光、土茯苓、黄柏等清热解毒；如尿中夹有砂石，刺痛难忍者，加海金沙、金钱草或琥珀利尿通淋；兼气滞不行，脐下胀痛者，加乌药、小茴香、青皮等疏肝理气、散寒止痛；如属中气不足，解而不尽，淋漓不断者，改用补中益气汤加泽泻、车前子补气通淋。

（二十六）水肿

体内水液潴留，泛溢肌肤，引起头面、四肢、胸腹甚至全身浮肿者称为水肿，是临床上常见的一种病症。水肿的范围很广，名称亦多。朱丹溪将水肿分为阳水、阴水两大类，后世多从其说。阳水多属表属实，阴水多属里属虚。胡老认为，就小儿而言，最常见的是西医所称之"急、慢性肾炎"所致之水肿。一般来说，急性肾炎之肿多属阳水，慢性肾炎之肿多属阴水。发生水肿的原因，急性肾炎以外感风热湿毒为主（如乳蛾、疫喉痧和皮肤脓疱、疖肿等常为先导病），慢性肾炎以内伤脾肾阳虚为主。发生水肿的机理是肺脾肾三脏的功能失调，诚如张景岳所说："凡水肿等证，乃脾肺肾三脏相干之病。盖水为至阴，故其本在肾；水化于气，故其标在肺；水唯畏土，故其制在脾。今肺虚则气不化精而化水，脾虚则土不制水而反克，肾虚则水无所主而妄行。"

胡老根据《内经》所说"平治于权衡，去宛陈莝……开鬼门，洁净府"和《金匮要略》中指出的"诸有水者，腰以下肿者，当利小便；腰以上肿，当发汗乃愈"的原则，分别采用发汗、利尿、逐水、健脾、温肾、活血化瘀等法，而这几种治法，根据具体病情，既可独取亦可合用。

1. 风热夹湿

证候特点：发热，流涕，咳嗽，咽喉红肿疼痛，面目浮肿，小便黄少，苔白微黄，脉浮数。

治法：宣肺疏风，清热利湿。

方药：

（1）偏于发热，咽喉红肿疼痛者，用银翘散加减（金银花、连翘、荆芥、薄荷、牛蒡子、桔梗、淡竹叶、芦根）。

随证加减：面目肿甚者，加紫背浮萍宣肺发汗、利水消肿；尿少、血尿者，加车前子、白茅根清热利尿、凉血止血；咽红肿痛者，加黄芩、射干清热解毒、利咽消肿。

（2）偏于浮肿，低热或不发热，咳嗽气微紧者用麻黄连翘赤小豆汤加减（麻黄、连翘、赤小豆、桑白皮、杏仁、生姜皮、射干、车前子）。

随证加减：如发热咳喘口渴者，加生石膏、知母清热泻火、除烦止渴；尿少浮肿甚者，加泽泻、五加皮利尿消肿；小便常规检验有红细胞者，加大蓟炭、小蓟炭、白茅根凉血止血。

2. 湿毒浸淫

证候特点：皮肤患脓疱疮毒或咽喉肿烂，发热或不发热，面目浮肿，精神不振或烦躁，恶心呕吐，尿少色黄，苔黄白而厚，脉滑数。

治法：清热解毒利湿。

方药：黄连解毒汤合五味消毒饮加减（黄连、黄柏、黄芩、焦栀子、金银花、连翘、野菊花、蒲公英、白茅根、车前子）。

随证加减：热毒甚者，尚可酌加苦参、土茯苓、千里光、鱼腥草等清热解毒；小便检验红细胞多者，加牡丹皮、小蓟炭清热凉血止血。

3. 脾为湿困

证候特点：倦怠无力，面目浮肿渐及四肢，甚至腹大，尿短或闭，苔白厚，脉沉。

治法：健脾燥湿，化气行水。

方药：胃苓汤（苍术、陈皮、厚朴、猪苓、茯苓、泽泻、白术、桂枝）。

随证加减：兼表证者，加紫苏叶、防风或麻黄发汗解表；浮肿甚者，加生姜皮、大腹皮和脾行气、利水消肿；有热者，去桂枝加黄芩或栀子、桑白皮清热泻火、利水消肿；小便常规检验有红细胞者，加白茅根、大蓟炭、小蓟炭清热凉血止血；胃纳不佳者，加谷芽、建曲消食健胃。

4. 脾阳不运

证候特点：身肿腰以下为甚，按之凹陷不易恢复，脘闷腹胀，纳减便溏，面色萎黄，小便短少，舌淡苔白，脉沉缓。

治法：温运脾阳，佐以利湿。

方药：实脾饮（茯苓、白术、制附片先煎、干姜、厚朴、草果、槟榔、木香、木瓜、大枣、甘草、生姜）。

随证加减：腹胀甚者，去大枣、甘草，加枳实或青皮宽中下气、破气消胀；尿少者，去木瓜加肉桂、泽泻或车前子化气行水；食少者，加谷芽、建曲消食健胃；恶心呕吐者，去大枣，加藿梗、法半夏化湿和胃、降逆止呕；舌苔厚腻，湿浊不化者，加砂仁或白豆蔻芳香化湿、醒脾行气。

5. 脾肾阳虚

证候特点：全身浮肿，腰以下肿甚，按之如泥，尿量甚少，四肢厥冷，面色晦暗，舌质胖嫩，舌苔白滑，脉沉细迟。

治法：温补脾肾，化气行水。

方药：桂附理中汤加味（肉桂、制附片、人参、白术、炮姜、甘草、茯苓、牛膝、车前子）。

随证加减：浮肿甚者，酌加泽泻、猪苓、椒目或商陆、赤小豆等利水消肿。

6. 肾气不足

证候特点：浮肿反复发作，小便时多时少，小便常规检查蛋白不消，面色苍白，腰膝酸软，头晕耳鸣，或牙龈出血，舌红少苔，脉沉无力。

治法：补肾滋阴，化气行水。

方药：济生肾气丸（熟地黄、山药、山茱萸、茯苓、泽泻、牡丹皮、桂枝、制附片、川牛膝、车前子）。

随证加减：兼有气虚者，加白晒参、黄芪、白术补中益气；小便检验蛋白多者，酌加黄芪、莲须、黄精、鳖甲、龟甲补气固肾、涩精滋阴；腰膝酸软者，酌加杜仲、桑寄生、菟丝子、补骨脂、淡苁蓉补肝肾、强筋骨。

善后治疗：

（1）肾炎后期，浮肿已消，但见"镜面舌"，法当滋阴，方用生脉散合贞元饮（人参、麦冬、五味子、熟地黄、当归、甘草）。

随证加减：津液不足者，加石斛、玉竹养阴生津；腹泻者，上方熟地、当归均用土炒，再加怀山药补脾止泻。

（2）水肿消失后，面色萎黄，精神、食欲均较差，当补气健脾、行气开胃，方用五味异功散加味（白晒参、茯苓、白术、甘草、陈皮、山药、莲米、鸡内金、谷芽）。

随证加减：纳谷不香，时时嗳气者，加砂仁化湿行气、和胃降逆；舌红口干者，加麦冬、石斛或玉竹养阴清热、益胃生津；如尿检尚有少量蛋白者，酌加黄精、黄芪、芡实或熟地、鹿角片、莲须补脾滋肾、益肾固精；尿检尚有少许红白细胞者，加小蓟炭、蒲公英止血化瘀、清热解毒。

治疗水肿病，除服药治疗外，胡老强调须注意休息，避免感冒。浮肿期应忌盐，否则病情反复，长期不愈。对于慢性肾炎水肿，中西医结合治疗效果较好。

（二十七）五迟、五软

正常儿童的生长发育都具有一定的规律，如不随着年龄的增长而生长发育，逐渐完善者，当属病态。如立、行、发、齿、语发育迟缓者，称为五迟，名曰立迟、行迟、发迟、齿迟、语迟；如头项、口、手、足、肌肉痿软无力者，称为五软，名曰头项软、口软、手软、足软、肌肉软。

五迟五软都是小儿生长发育障碍的病症。五迟、五软既可单独出现，也可同时存在。五迟、五软不必悉具，只要具有一两种症状，即可做出相应诊断。

本病以婴幼儿为多见，病因多为先天禀赋不足，后天调护失宜引起。其病机可概括为正虚和邪实两个方面。正虚是五脏不足，气血虚弱，精髓不充；邪实为痰瘀阻滞心经脑络，心脑神明失主。

肝主筋，肾主骨，脾主四肢肌肉，人能站立行走，需要筋骨肌肉协调运动。若肝、肾、脾不足，则筋骨肌肉失养，可现立迟、行迟；头项软而无力，不能抬举；手软无力而下垂，不能握举；足软无力，难于行走。齿为骨之余，若肾精不足，可见牙齿迟出；发为血之余，肾之华，若肾气不充，血虚失养，可见发迟或发稀枯黄。心主血脉，开窍于舌，言为心声，脑为髓海，语言为智慧的一种表现，若心气不足，肾精不充，髓海不足，则语言迟缓，智力不聪。脾开窍于口，又主肌肉，若脾气不足，则可见口软无力，咀嚼困难，肌肉软弱，松弛无力。五迟五软若因产伤、外伤因素，损伤脑髓，瘀阻脑络，或热病后痰热上扰，痰浊内聚，痰浊瘀血阻滞心经脑络，蒙蔽清窍，心脑神明失主，则可见智力低下，肢体活动不灵。

鉴于五迟、五软多属虚证，治疗原则以扶正补虚为主，如因痰瘀阻滞，则宜涤痰化瘀、通络开窍。

1. 五迟

（1）肝肾亏损

证候特点：站立、行走和牙齿萌出明显迟于正常同龄儿，或伴目无神采，反应迟钝，囟门宽大，形体瘦弱，舌质淡红，苔薄白。

治法：补肾填髓，养肝强筋。

方药：补肾地黄丸（熟地黄、怀山药、山茱萸、茯苓、牡丹皮、泽泻、鹿茸、麝香）。

随证加减：立迟、行迟者，酌加枸杞子、菟丝子、巴戟天、淫羊藿、怀牛膝、杜仲、续断等品补肾强筋壮骨；齿迟者，加制何首乌、龙骨、牡蛎固肾益精生齿。

（2）心脾两虚

证候特点：语言发育迟缓，神情呆钝，智力低下，头发生长迟缓，发稀萎黄，面白少华，食欲不振，舌淡苔薄白。

治法：健脾养心，补益气血。

方药：调元散加减（人参、黄芪、白术、茯苓、怀山药、熟地黄、当归、白芍、川芎、石菖蒲）。

随证加减：语迟失聪者，加远志、郁金化痰解郁开窍；发迟，发稀萎黄者，酌加制何首乌、墨旱莲、女贞子、黑芝麻补肝肾、益精血、助生发；食欲不振者，加藿香、砂仁化湿醒脾、和中行气。

2. 五软

（1）肝肾亏损

证候特点：生长发育缓慢，神情呆滞，反应迟钝，天柱骨倒，头软不举，四肢痿软，肌肉松弛，疲乏无力，舌淡苔白。

治法：补益肝肾，填精补髓。

方药：补肾地黄丸（见五迟）。

随证加减：可酌加杜仲、补骨脂、淫羊藿、菟丝子、枸杞、龟甲、紫河车等补肾填精之品；偏于阴虚者，酌加阿胶、黄精、女贞子、墨旱莲、桑椹等滋补肾阴之品；偏于阳虚者，可酌加肉桂、附子等温补肾阳；如兼气血两虚者，可加人参、黄芪、当归补气生血；如神情呆滞，反应迟钝者，可加酸枣仁、石菖蒲、远志、郁金等养心开窍醒神。

（2）脾胃虚弱

证候特点：面色萎黄，精神倦怠，少气懒言，肌肉消瘦，皮肤松弛，四肢痿软，手不能抬举，足不能站立，口唇软薄，咀嚼乏力，口涎不禁，舌常舒出，食欲不振，舌淡脉弱。

治法：健脾益气，气血双补。

方药：

①调元散（见五迟）。

②补中益气汤（人参、黄芪、升麻、柴胡、当归、白术、陈皮、甘草）加桑枝、怀牛膝、杜仲、续断通经络、利关节、补肝肾、强筋骨。

《保婴撮要·五软》指出："夫心主血，肝主筋，脾主肉，肺主气，肾主骨，此五者皆因禀五脏之气虚弱，不能滋养充达，故骨脉不强，肢体痿弱，源其要，总归于胃。盖胃水谷之海，为五脏之本，六腑之大源也。治法必先以脾胃为主，俱用补中益气汤，以滋化源。头项、手、足三软，兼服地黄丸。"胡老认同这一观点。他的经验是对脾虚不运，食少便溏者可先服香砂异功散（人参、白术、茯苓、陈皮、藿香、砂仁、甘草）加怀山药、焦山楂、炒麦芽、车前仁等开胃运脾，待脾胃功能恢复后，接服补中益气汤。如脾肾俱虚者，可与补肾地黄丸交替服用，扶脾补肾，固其本源。

五迟、五软若因产伤、外伤损伤脑髓，热病后痰浊内聚，痰瘀阻滞心经脑络，蒙蔽清窍，心脑神明失主，而致失聪失语，智力低下，反应迟钝，动作不由自主，或口流涎沫，喉间痰鸣，或关节强硬，肌肉松弛，或有痫证发作，苔白腻者，可用通窍活血汤（麝香、桃仁、红花、川芎、赤芍、大枣、生姜、葱白）加陈皮、半夏、茯苓、石菖蒲、远志涤痰开窍，活血通络。

（二十八）小儿皮肤病（湿疹、风疹块）

皮肤病乃发生于肤表之疾患。经云："有诸内者，必形诸外。"病发于表，病源在里，在表属标，在内为本。故其治疗往往非外治能痊愈，每每内治而奏效，或内治为主，兼以外治而效更著，所谓"治病必求其本"是也。

小儿皮肤疾病颇多，无问大小，不论男女，一年四季皆可发生，尤以夏秋两季常发。所以然者，以天暑地热，暑湿合化，湿热蕴蒸，夹风为患故也。皮肤病发无定处，每多红肿瘙痒，或兼疼痛，甚至糜烂。

胡老认为，"诸痛痒疮，皆属于心"。心属火，内主血脉；肺主气，外合皮毛；脾属土，主四肢肌肉。湿热风邪与心火相合，则营卫壅遏不通，郁于肌腠，发于皮毛而为痒疹疮疡，故皮肤病与心、肺、脾三脏关系尤为密切。因邪之中人，各有偏盛，故临床表现亦有侧重。风盛者，每多瘙痒脱屑；热盛者每多红赤灼热；湿盛者，每多滋水淋漓；毒盛者，每多红肿溢脓。故其治疗以祛风清热、除湿解毒为基本大法。血虚者佐以养血，血燥者佐以润燥，血热者佐以凉血，有虫者佐以杀虫。

1. 湿疹

证候特点：头面及全身发出红色丘疹，瘙痒，婴儿面部疹子较多，往往融合成片，擦破后流黄水甚至蔓延及头部；1岁以后的小儿头面部较少，躯干较多，有的小儿起初有小水泡，擦破后逐渐糜烂，流黄水，水干结痂，搔则痂落，又渗出水液。如此反复发作，常在吃鱼虾类腥臭食物后加剧，一般全身症状较轻微。

治法：祛风燥湿，清热解毒。

方药：消风解毒汤（自拟方）加减（金银花、连翘、牛蒡子、土茯苓、蝉蜕、地肤子、白芷、白鲜皮、苍术、黄柏）。

随证加减：风盛者，酌加荆芥、防风、刺蒺藜、紫荆皮、钩藤、僵蚕、地龙以祛风止痒；湿盛者，酌加苦参、萆薢、滑石、车前子以除湿清热；热盛者，酌加黄连、黄芩、栀子清热解毒或生地黄、玄参、牡丹皮、赤芍、紫草以凉血清热；毒盛者，酌加蒲公英、千里光、紫花地丁、野菊花以清热解毒。

服法：以内服为主，每剂熬 2～3 次，分 3～4 次服，余下的药渣加艾叶、茶叶适量煎水外洗患处，内服外洗，收效更快。

2. 风疹块

证候特点：突然发病，全身皮肤瘙痒，出现大小不等、形状不一定的疹块疙瘩，高出皮肤，形状扁平，边缘不规则，色红或淡红，随出随没，此起彼伏，反复发作，瘙痒异常。愈后不留任何痕迹，个别患儿可见颜面部或嘴唇、外生殖器红肿，常伴有腹痛或大便秘结。

治法：祛风解毒，清热凉血。

方药：消风解毒汤（自拟方）加减（金银花、连翘、牛蒡子、土茯苓、蝉蜕、地肤子、荆芥、防风、钩藤、僵蚕）。

随证加减：服后症状未减轻者，去土茯苓、防风加生地黄、赤芍、当归以养血祛风。

如反复发作，身热喜凉，大便秘结，烦躁不安，唇舌红，苔黄者，改用犀角地黄汤合升降散（犀角、生地黄、赤芍、牡丹皮、蝉蜕、僵蚕、姜黄、大黄）。

随证加减：腹痛有虫积者，酌加使君子、槟榔、苦楝根皮驱虫杀虫；大便干结者，加玄明粉润下软坚、泄热通便；口干喜饮者，加玄参、麦冬清热益胃生津。

对于此病，胡老强调应提醒患儿家长，勿喂食辛辣香燥之品和腥臭食物以免复发。

（二十九）麻疹（附：奶麻）

麻疹是小儿最常见的一种出疹性传染病，前人列为儿科四大证之首。其病以发热 3 天左右，遍身出现红色疹点，稍见隆起，扪之碍手，状如麻粒为特征。病因是感受麻毒时邪，流行传染所致。一年四季均可发生，但多流行于冬春二季。本病多见于半岁以上的婴幼儿，半岁以下则少见。根据临床经过，一般可分为初热、见形、收没三期。按温热病施治，分别采用辛凉透表、清热解毒、甘凉养阴等治法，但各期不能截然划分，应当彼此兼顾。本病若疹出顺利，没有变证，则轻而易治，有的还可不治而愈。反之则重而难疗，且每多危殆。

先兆症状：困倦多睡，不思饮食、呵欠、喷嚏、流涕等，如在麻疹流行季节，或曾接触麻疹患儿，则应考虑本病。

1. 顺证

（1）初热期：从发热到麻疹见点约 3 天左右。

证候特点：发热咳嗽、鼻塞流涕，喷嚏，倦怠，小便短黄，苔薄白或微黄，脉浮数，指纹青红等类似感冒风热症状。所不同者，尚可见目赤羞明，多眵，眼泪汪汪，揉眼擦鼻，咳声不扬或兼见腹泻；检查口腔，两颊黏膜出现麻疹黏膜斑。

治法：辛凉宣透为主，佐以清解。

方药：自拟辛凉透表汤（金银花、连翘、荆芥、薄荷、杏仁、前胡、牛蒡子、蝉蜕），若疹出不透加葛根发表散邪透疹。

胡老强调本期忌用寒凉，如黄芩、黄连、石膏之类，以防冰伏其邪；禁用辛热，如桂枝、羌活、细辛之属，以免助热耗阴；不用补涩酸收，如人参、黄芪、乌梅、木瓜等味以防酸涩留邪。若有腹泻亦不宜止泻，以泻乃肺移热于大肠之故，泻为常候，疹没泻自止。

（2）见形期：从麻疹见点到出透约 3 天。

证候特点：壮热烦渴，目赤羞明，溲黄便溏，疹点从耳后、发际、颈部渐至颜面、胸腹、背部、四肢，最后手心、足心，疹色红活，扪之碍手，分布由疏渐密，胸腹颈部甚则融合成片，舌质红，苔黄，脉洪数，指纹青紫。

治法：初见点时，仍以辛凉透表法，用辛凉透表汤（见前）。疹出 2～3 日始用清热解毒之法。

方药：银翘白虎汤加减（金银花、连翘、石膏、知母、黄芩、天花粉、杏仁、桔梗、淡竹叶）。

随证加减：咳甚者，酌加川贝母、枇杷叶、前胡清肺化痰、降气止咳；舌尖红，烦躁甚者，加黄连清心除烦；疹色紫暗，唇舌焦干者，加玄参、生地黄、麦冬凉血清热、养阴生津。

胡老指出本期热毒炽盛，能否及时控制其嚣张之势，对减少和防止"肺炎"有着特别重要的意义。因此及时重用甘寒、苦寒之品，清热解毒，实属必要。若胃热重，烦渴口臭，必重用石膏；肺热重，咳嗽痰稠，气促，大便带黏液，必重用酒黄芩；心热重，舌赤烦躁，小便短黄，必用黄连、焦栀子；便秘躁狂，舌苔黄燥，必用大黄。

（3）收没期：从疹点出透后至疹点收没约3天。

证候特点：在此期间，如无其他并发症，则疹点依次收没，发热渐退，神识清爽，胃纳好转，约4~5天后，皮肤上有糠状脱屑，留下棕色的斑痕，约10天后才完全消失。

治法：以养阴清热为主，肺胃阴伤者，侧重养阴；余热未尽者，侧重清热。

方药：加味增液汤（玄参、生地黄、麦冬、天花粉、连翘、淡竹叶、甘草）。

随证加减：阴伤甚者，尚可加鲜石斛或玉竹养阴清热、益胃生津；热重者，尚可加黄芩清解肺热；咳甚者，可加杏仁、川贝母宣肺降气、化痰止咳；胃纳不佳者，可酌加麦芽、焦山楂、建曲等健胃消食。

胡老强调以上三期的治疗，不是截然分开的。如见形期以清热解毒为主，若疹子未出齐，仍宜宣透；若兼见唇干舌燥，疹子枯干不润，亦可提前使用养阴清热之品，以防耗液变证。

2. 逆证

（1）闭证：疹子仅隐隐现点，欲出不出，过期不透或疹出不畅，不能遍达四肢者称为闭证。其证有五：

①风闭：洒淅恶寒，毛竖肌粟，面色微青，鼻塞气粗，喘闷不宁，眼白足冷，大便清利，疹色淡红而暗，苔白，指纹青红。

治法：解表宣透。

方药：宣毒发表汤加减（荆芥、防风、薄荷、升麻、葛根、前胡、桔梗、杏仁、蝉蜕、葱白）。冬月尚可加麻黄，以加强辛散宣解之力，不应拘于初忌辛热之说。

②热闭：肌肤焦热，舌燥唇裂，大便秘结，甚至气喘狂叫，神昏错乱，扬手掷足，疹色紫黑，面红目赤，苔黄脉洪数，指纹青紫或透关射甲。

治法：清热解毒，佐以宣透。

方药：宣毒发表汤去升麻、防风、葱白之辛温发表，加石膏、知母、黄芩或用黄连、栀子、犀角清热生津、凉血解毒；甚则加大黄通腑泄热，不可固执初起忌用苦寒之戒。

③痰闭：满口痰涎，喉间有声，气急喘憋，咯痰不出，鼻扇唇紫，舌苔厚腻。

治法：泻肺化痰，佐以透疹。

方药：宣毒发表汤去荆芥、薄荷、防风、前胡、牛蒡子加杏仁、桑白皮、胆南星、瓜蒌皮、葶苈子、竹沥。

④食闭：面色微黄，四肢倦怠，嗳腐吞酸，胸腹痞满，甚则肚腹坚实，大便不通，昏睡气急，舌苔黄白而厚。

治法：消食导滞，发表透疹。

方药：宣毒发表汤酌加木香、槟榔、枳壳、厚朴宽中行气；加焦山楂、建曲、麦芽、莱菔子消食除胀；便秘再加大黄泻下通便。

⑤虚闭：表热不扬，疹色不鲜，面色萎黄，神倦肢冷，小便清长，舌质淡红，脉虚无力。

治法：扶正托邪，益气透疹。

方药：补中益气汤加味（潞党参、黄芪、升麻、柴胡、白术、当归、陈皮、甘草、红花、牛蒡子、蝉蜕）。

（2）出而复没：麻疹出透应渐渐收没，若骤然疹回，则属危候，其因有二：

①外感风寒，毛窍闭塞：发热恶寒无汗，烦躁不安，面青气急，唇指发绀。

治法：疏表宣透。

方药：麻黄升麻汤加减（麻黄、升麻、葛根、荆芥、防风、杏仁、前胡、牛蒡子、葱白、紫苏叶），药后有汗则有生机，无汗则多危殆。

②内伤生冷，寒凉冰伏：兼见呕吐腹泻，神倦肢冷，面色青白。

治法：温中和胃。

方药：砂半理中汤加味（潞党参、白术、炮姜、甘草、砂仁、法半夏、粉葛、牛蒡子）。

（3）出而不收

麻疹出透，过期不收，乃热极之象，多见高热烦渴、神昏谵语，甚则狂乱，目不识人，疹色紫黑。

治法：清热凉血解毒。

方药：营血分热盛者，用犀角地黄汤加味（犀角、生地黄、赤芍、牡丹皮、黄连、大青叶、鲜芦根）；

气分热盛者，用白虎解毒汤（石膏、知母、天花粉、黄连、黄芩、栀子、麦冬、生地黄、淡竹叶）。

胡老指出，在疹出过程中，若见疹子干枯不润，则宜养阴生津、清热解毒。选用玄参、生地黄、麦冬、天花粉、连翘、黄芩、黄连、牛蒡子、淡竹叶等；若疹色紫黑，又应急投解毒凉血之剂，如凉血地黄汤（生地黄、当归尾、黄连、栀子、玄参）酌加紫草、枳壳、连翘、牛蒡子、黄芩、牡丹皮。

3. 合并症

肺炎喘嗽为麻疹最常见的合并症，多见于始出或正收之时。高热不退或退而复热，咳嗽，气促，鼻扇，胸高抬肩，甚则神昏谵语，烦躁狂乱，多属痰热壅盛，火毒上攻之候。其治法，胡老认为，疹始出时用宣肺清热、肃降肺气法，以麻杏石甘汤加蝉蜕、牛蒡子、瓜蒌皮、桑白皮、葶苈子；正收之时，治以清热解毒、泻肺化痰，方用清气化毒饮（黄连、黄芩、玄参、桑白皮、瓜蒌仁、杏仁、麦冬、石膏、前胡、桔梗、连翘、甘草、芦根），酌加枳壳、胆南星、大黄，或用羚羊泻白散加瓜蒌仁、石膏等味。

若在各种逆证中出现喘促、鼻扇，亦多从"肺炎"论治，在相应的治疗方剂中加肃降肺气、化痰平喘之品。

附：奶麻

奶麻为发生于周岁左右哺乳婴儿的一种急性发疹性传染病。本病多数起病急骤，发热较高，持续三四天后，即自行退热。热退后全身出现玫瑰色的疹点，以躯干、腰、臀等处为多，面部及肘、膝等处则较少。疹出后一两日即消退，不脱屑也无色素沉着，状类麻疹而实非麻疹，故俗称"假麻"。

证候特点：本病虽有高热表现，但患儿一般情况较好，除多数伴咽红，少数伴咳嗽、流涕等感冒症状，个别患儿在开始高热时有惊厥外，精神状况、食欲改变不大，预后良好。

治法：初起高热时，以辛凉解表为主；热退疹出后以清热解毒为主。

方药：银翘散加减（金银花、连翘、荆芥、薄荷、牛蒡子、淡竹叶、芦根、桔梗、板蓝根、蝉蜕）。

随证加减：兼咳嗽者，加射干、枇杷叶清热利咽，化痰止咳；热退疹出者，去荆芥、薄荷、桔梗、蝉蜕，酌加蒲公英、野菊花、千里光、夏枯草等清热解毒；高热惊厥者，按急惊风治疗。

（三十）风疹

风疹也称风痧，是小儿一种较轻的发疹性传染病。多见于婴幼儿时期，常发于冬春季节。病因为感受风热毒邪与气血相搏，郁于肌腠，发于肤表所致。胡老指出本病初起类似伤风感冒，发热 1~2 天，即在全身出现淡红疹点，并有痒感，约 2~3 天后即隐退。治疗按温病施治，唯因邪毒轻，病位浅，一般只伤及肺卫，故治疗以疏风散邪，清热解毒为主。

证候特点：初起恶风发热，热度一般不高，喷嚏，流涕，咳嗽，目赤，发热 1~2 天，即在全身出现淡红疹点，先发于头面躯干，随即遍及全身，但手足心则无疹。疹色浅红，疹点细小、稀疏，颗粒分明，有轻度瘙痒感，常伴耳后及枕部淋巴结肿大触痛。出疹 1~2 天后，体温渐降，疹子即消。

治法：疏风散邪，清热解毒。

方药：银翘散加减（金银花、连翘、牛蒡子、蝉蜕、地肤子、土茯苓、荆芥、薄荷、甘草）。

随证加减：肺热甚者，加酒黄芩清肺热；耳后及枕部淋巴结肿大触痛者，加玄参、夏枯草、浙贝母清热解毒散结；口干喜饮者，加天花粉清热生津；尿黄者，加芦根或淡竹叶、川木通清热利尿；夹食滞者，加麦芽、建曲消食健胃。

（三十一）水痘

水痘，是一种具有传染性的急性发疹性疾病。症见发热，继出疱疹，形椭圆如豆；浆液澄清，色明亮如水，故名水痘。病因主要由于外感时邪病毒，内因湿热蕴结，留于脾肺两经，发于肌表所致。本病常流行于冬春二季，以 1~4 岁的小儿发病率为高，预后良好，一般发病一次以后，终身不再感染。

本病初起，一般症状与感冒风热相似，发热大多不高，在发热的同时或发热 1~2 日后，即于头面发际出现如米粒大小的红疹，继则躯干，四肢等处亦渐次出现，但以头面及躯干部较多，四肢较少，疹点出现后，疹的中央有一小水泡，迅速扩大略呈椭圆形，顶尖无凹陷，根脚周围有红晕。疹出 3~4 日后，疱疹渐干，中央部分先行凹陷，然后结成痂盖，经数日后，痂盖脱落，一般不留瘢痕。如因瘙痒抓破溃脓后，则可留下白色浅痕。

证候特点：起病三五日内，疹子分批出现，此起彼伏，因此皮肤上的红疹、疱疹和干痂同时并见。此与天花疹子同时发出不同，为二者鉴别要点。

胡老指出，水痘属温热病范畴，水痘病邪多自口鼻感受，口鼻为肺系通道，肺主皮毛，故初起多见肺卫症状。如素有湿热蕴郁，或病邪深入，则见气分诸症。临床观察，邪毒一般只伤及卫分、气分，窜入营血者少，故多系轻症。

治法：疏风清热，解毒利湿。

方药：银翘散加减（金银花、连翘、荆芥、薄荷、牛蒡子、蝉蜕、土茯苓、地肤子、赤芍、黄柏）。

随证加减：咳嗽者，加杏仁宣肺降气或射干、枇杷叶清热利咽，化痰止咳；口渴者，加天花粉或芦根清热生津；咽喉痛者，加板蓝根清热解毒利咽；夹湿苔腻者，加黄芩、滑石清热渗湿。

极少数患儿，热毒炽盛，出现壮热烦渴，唇红舌赤、口舌生疮、痘形过大过密，痘色紫暗，疱浆混浊等症，则宜清热解毒，佐以凉血，可酌加黄连、蒲公英、野菊花、生地黄、牡丹皮等品。

（三十二）痄腮

痄腮是以耳下腮部肿胀疼痛为主要特征的一种急性传染病。本病内因脾胃积热，外因感受时邪病毒，风热内壅，上攻腮颊，以致少阳经脉失和而成。痄腮具有强烈的传染性，常流行于冬春二季，5～9岁的小儿尤其多见，2岁以下的小儿和成年人较少发生。病时身热，两腮肿胀疼痛，罕有化脓者，一般预后良好。

对于本病，胡老认为《疡科心得集》论述较详，书云痄腮"生于耳下，或发于左，或发于右，或左右齐发，初起形如鸡卵，色白濡肿，状若有脓，按不引指，但酸不痛，微寒微热，重者或憎寒壮热，口干舌腻……此症永不成脓，过一候自能消散"。

临床观察腮肿一般先见于一侧，1～3天后方延及他侧，亦有始终只见于一侧者，但他侧往往亦有微肿。肿大之部位在耳下，以耳垂为中心，局部微红疼痛，表面有灼热感，咀嚼时疼痛尤甚。肿胀于2～3日内达到极度，持续4～5日逐渐消退，腮肿之全过程大多为 7 ~ 12 日，临床所见亦极少有化脓者。除局部症状外，尚可兼见发热，头身疼痛，口干，纳差，小便黄，苔薄白或薄黄，脉浮数或弦数等症。个别患儿可因邪毒内陷厥阴出现抽搐和疝气。

治疗上根据病程，胡老按初、中、末三期论治。

1. 初期

证候特点：耳下微肿，疼痛不甚。

（1）兼见恶寒发热，鼻塞流涕，头身疼痛等症。

治法：偏于风寒者，治宜疏风散寒、败毒散结。用荆防败毒散加减（荆芥、防风、羌活、独活、柴胡、前胡、枳壳、桔梗、连翘、夏枯草、黄芩）。

（2）兼见发热、喉痛、口渴、尿黄等症。

治法：偏于风热者，疏风清热，解毒消肿。

方药：银翘散加减（金银花、连翘、荆芥、薄荷、桔梗、黄芩、板蓝根、僵蚕、夏枯草）。

随证加减：腮部皮肤泛红，有灼热感者，加牡丹皮、栀子清热凉血、泻火解毒；口渴甚者，加天花粉清热生津；咽红或喉痛甚者，加牛蒡子或玄参疏风清热、利咽消肿；发热甚者，加青蒿配黄芩清透退热。

2. 中期

证候特点：腮部肿硬疼痛，发热不退。

治法：清热解毒，佐以疏风消肿。

方药：加减普济消毒饮（金银花、连翘、薄荷、桔梗、牛蒡子、僵蚕、马勃、玄参、板蓝根、甘草）。

随证加减：热毒甚者，加黄芩、黄连或龙胆草、蒲公英清热解毒；肿硬甚者，去桔梗、甘草，加浙贝母、夏枯草、牡蛎清热消肿、软坚散结。

3. 末期

证候特点：全身症状缓解，唯腮部硬结不散。

治法：疏肝理气、软坚散结。

方药：加味消瘰丸（柴胡、赤芍、青皮、玄参、浙贝母、牡蛎、夏枯草、昆布）。

随证加减：硬结不散者，加海藻、僵蚕软坚散结；纳差者，加焦山楂、神曲或谷芽、麦芽等健胃消食。

兼见抽搐和疝气者，参照急惊风、疝气辨证论治。

另有两种病变，一种包块长在颐颔之间，名为发颐，西医称为"化脓性腮腺炎"；一种包块长在颈部颔下，名为颈痈，西医称为"急性颈淋巴结炎"，均与痄腮类似，应予鉴别。发颐、颈痈是长在体表的肿疡，要化脓，均按外科消、托、补法治疗，痄腮非肿疡，不化脓，按初、中、末期治疗，三者治法方药有所不同。

（三十三）烂喉丹痧

烂喉丹痧，现代医学称为"猩红热"，是一种突然起病，壮热、咽喉肿痛腐烂和外发痧疹，色若涂丹为主要证候特征的急性发疹性传染病。正因为有传染性，所以中医学亦称本病为"疫喉痧"。本病多发于冬春两季，多见于 2 ~ 10 岁小儿。

本病主要病因为感受时行疫疠之邪，从口鼻而入，蕴于肺胃，疫毒内郁，上蒸咽喉而成。病变主要在肺胃，属温病范围，临床按卫气营血辨证施治。个别病儿后期并发聤耳、水肿和关节疼痛者，又当辨证施治，分别处理。

本病的主要临床表现是高热，咽喉红肿疼痛或溃烂，全身发红，遍布痧疹，疹子在发病 1 天之内，由颈项面部开始渐及躯干、四肢，色如涂朱之状。但口周不发疹，呈苍白色，疹子细小密集融合成片，疹子之间无正常皮色，不隆起，用指甲划一划痕，白色经久不消，按压之褪色。疹子在两天内达到高峰，然后以出疹先后顺序消退，2 ~ 3 天内完全消失，1 周后开始脱皮，多呈片状，常需数周始能脱尽，但无棕色斑痕。初起舌红有苔，后期舌质红绛，无苔（杨梅舌）。

1. 邪在肺卫

证候特点：高热，自汗，清涕，喷嚏，咽喉红肿疼痛等风热表证（尚未出疹）。

治法：疏风清热，解毒利咽。

方药：银翘马勃散加味（金银花、连翘、马勃、牛蒡子、射干、薄荷、桔梗、黄芩、山豆根）。

随证加减：口渴者，加天花粉、芦根清热生津；唇红舌赤者，加牡丹皮或赤芍清热凉血；咽喉痛甚者，加玄参清热凉血、解毒利咽；大便秘结者，加生大黄（另包煎）以通腑泻热。

2. 邪在气营

证候特点：身发痧疹，壮热烦渴，咽喉肿痛加剧，甚则腐烂，舌质红绛，舌苔黄燥。

治法：清热解毒，透营转气。

方药：清营汤加减（犀角、生地黄、玄参、麦冬、牡丹皮、黄连、金银花、连翘、天花粉）。

随证加减：烦渴，舌苔黄燥，气分热甚者，加石膏、知母清热泻火、除烦止渴；疹子稠密，热毒炽盛者，加紫草、大青叶清热解毒、凉血消斑。

3. 善后治疗

主要病机为久热灼阴，血分余热未尽。

证候特点：低热，口干，食欲欠佳，大便干结，舌红少苔，脉细数。

治法：养阴清热。

方药：三物汤加味（生地黄、当归、赤芍、玄参、麦冬、黄芩、石斛、连翘、焦山楂、建曲）。

随证加减：鼻衄者，加白茅根、焦栀子清热凉血止血；低热，纳差，小便黄少，舌苔厚腻者，按脾胃湿热论治，用三仁汤加黄芩、连翘、藿香、建曲。

4. 并发证治疗

（1）水肿

证候特点：喉痧起病后3周左右，开始可见微热头痛或呕吐、眼胞浮肿，随即颜面四肢浮肿，小便短少或混浊，甚至无尿或见血尿，舌质微红苔白，脉象浮数。

治法：宣肺利湿，清热解毒。

方药：麻黄连翘赤小豆汤加减（麻黄、连翘、赤小豆、杏仁、桑白皮、生姜皮、泽泻、车前子）。

随证加减：有血尿者，加白茅根、小蓟炭清热凉血、止血化瘀；兼咳嗽者，加射干、枇杷叶清热利咽、化痰止咳。

（2）聤耳

证候特点：耳心疼痛，并有腥臭之脓液流出，口苦咽干，小便黄少，唇红舌赤，舌苔薄黄，脉弦数。

治法：清热泻肝，解毒利湿。

方药：龙胆泻肝汤去当归、甘草加连翘、夏枯草或金银花、蒲公英。

此外，如有关节疼痛或红肿，胡老经验是按"湿热痹"论治，方用四妙丸加姜黄、海桐皮、汉防己、秦艽清热除湿、消肿止痛。

（三十四）白喉

白喉是一种急性传染病，多发于秋末冬初时节。内因素体阴虚或肺胃积热，外感时疫疠气而发。成人小孩均可感染，但以小儿发病率为高，尤多见于1~4岁小儿。其病以咽喉疼痛，喉间白腐，蔓延加厚，逐渐形成灰白色假膜，不易剥离，若强行剥离，则易出血为其临床特点。一般常兼见咳嗽声嘶，状如犬吠，吞咽不利，吮乳饮水作呛，甚至痰鸣鼻扇，面青唇紫等症。胡老根据其临床证候表现，按阴虚与风热两种证型论治。

1. 阴虚白喉

证候特点：白喉症具，外无表证，但见颧红面赤，唇干，或兼潮热盗汗，舌红少津。

治法：养阴清肺解毒。

方药：养阴清肺汤加减（生地黄、玄参、麦冬、牡丹皮、白芍、川贝母、黄芩、薄荷、甘草）。

随证加减：咳嗽声嘶者，去白芍加杏仁、瓜蒌皮、前胡、枇杷叶宣肺降气、化痰止咳；咽干口燥者，重用玄参、麦冬，亦可酌加天冬、天花粉养阴清热、益胃生津；咽喉肿痛甚者，以浙贝母易川贝母苦泄清热、消肿散结，酌加射干、牛蒡子、山豆根清热解毒、利咽消肿；大便燥结，腑气不通者，加酒大黄通腑泄热。此即耐修子所谓"抽柴薪开通其下道以漏炸炭"之见。

胡老强调临床应注意本证要与一般外感喉痛作鉴别，不兼表证者忌用表药，尤不可误用辛温发表，否则阴液耗竭，病多危殆。

2. 风热白喉

证候特点：白喉症具，外有表证，轻者热不甚，微恶寒，头痛，鼻塞，涕黄，舌红苔白或薄黄，脉浮数；重者壮热烦渴，口臭舌焦，面赤唇裂，脉象洪数。

治法：疏风清热解毒。

方药：轻者用除瘟化毒散加减（葛根、僵蚕、桑叶、黄芩、栀子、玄参、土牛膝、牛蒡子、土茯苓）。

随证加减：头痛甚者，加蔓荆子、菊花疏风清热止痛；口干者，加天花粉、麦冬清热益胃生津；咳嗽者，加杏仁、川贝母、枇杷叶宣降肺气、化痰止咳；有痰者，加瓜蒌皮、前胡清热化痰。

重者用神仙活命汤加减（龙胆草、金银花、连翘、黄芩、生地黄、土茯苓、石膏、知母、玄参、天花粉、青果）。

胡老指出，治疗风热白喉，《白喉时疫捷要》所说："初起用粉葛、僵蚕、蝉蜕，以散风热；以牛蒡子、连翘、金银花、土茯苓以消肿败毒；玄参、生地黄、天门冬、麦门冬清金生水；黄芩、黄连、生栀仁、山豆根、生石膏泻火救水；木通、泽泻、车前子引热下行。重者再加马勃、龙胆草，外用生土牛膝兜，或于未服药之先，或既服药之后，煎水间服，再以万年青捣汁或服或噙，轻者以除瘟化毒散……重者以神仙活命汤主之。"实乃经验之谈，足资参考。

关于白喉有谓"死症"者，其实曰生与死，亦只从脉象断定。胡老认为白喉并非死症，关键在于早期确诊，早期治疗，若辨证有误，用药不当，如热证投以热药，寒证投以凉药，或表证过于攻下，或虚证过于表散，如人之无辜受戮，虽欲不死，焉得而不死？临床应慎之又慎。

（三十五）顿咳

顿咳是小儿感受时邪疫疠后发生的一种肺系传染病。其病以阵发性、痉挛性咳嗽、伴有吼声回音为其证候特征。因其具有传染性而异于一般咳嗽，故名"疫咳""天哮咳"。又因其病程较长，缠绵难愈，故又名"百日咳"。本病常发于冬末春初，多见于 1～5 岁的小儿，10 岁以上的小儿则较少发病，一般患过本病以后极少再发。

根据本病的临床经过，一般分初、中、末三期论治。

1. 初期

大约 1 ~ 2 周，从有症状开始到出现典型的痉挛性咳嗽止。

证候特点：此期症状与一般伤风感冒类似，先见咳嗽，喷嚏，流涕，间有微热，咳嗽入夜为剧。偏于风热者，面赤唇红，咳嗽痰稠，口干喉痛，舌红苔黄，脉浮数，指纹浮紫；偏于风寒者，面白唇淡，咳嗽痰稀，口和不渴，苔白，指纹青红。胡老强调风寒风热，主要以口干与否，尿黄与否及苔黄、苔白鉴别。

治法：偏于风热者，以疏风清热、肃肺化痰为主；偏于风寒者，以祛风散寒、降气止咳为主。

方药：

（1）偏于风热者，轻症用桑菊饮加减（桑叶、菊花、薄荷、连翘、杏仁、桔梗、黄芩、瓜蒌皮、信前胡、射干、枇杷叶）；重症用麻杏石甘汤加减（麻黄、杏仁、石膏、黄芩、瓜蒌皮、信前胡、射干、枇杷叶、胆南星、葶苈子、地龙、蝉蜕）。

（2）偏于风寒者，用止嗽散加减（荆芥、桔梗、紫菀、百部、白前、陈皮、法半夏、茯苓、麻黄、杏仁），重用百部。

2. 中期

一般约经 3 ~ 6 周，本期从开始出现典型的痉挛性咳嗽起，到此症状逐渐消失止。病程长短视病情轻重而异。

证候特点：咳嗽逐渐加剧，并出现较特殊的咳嗽症状。咳嗽连声，弯腰曲背，面红耳赤，涕泪交流，最后以一深吸气而止。当其吸气时，喉中发出吼声，宛如鸟鸣，这样反复痉咳多次，待咳出黏痰或呕出乳食始得缓解。剧烈咳嗽时，每见眼胞浮肿，并常见鼻衄、目珠郁血或痰中带血，严重者面色发青、手足抽搐等。如此咳嗽，轻者每日发作数次，重者可达数十次，尤以夜间为甚。

治法：清金化痰，润肺止咳。

方药：润肺饮（自拟方）加减（天冬、麦冬、紫菀、百部、杏仁、黄芩、射干、枇杷叶、知母、川贝母、肺经草），重用百部、肺经草，酌加兔耳风、青蛙草、六月寒或瓜蒌皮、款冬花。

随证加减：鼻衄者，加焦栀子、白茅根、侧柏炭清热凉血止血；目珠郁血者，加牡丹皮、焦栀子、蒲黄炭清热凉血、化瘀止血；痰中带血者，加白茅根、仙鹤草、藕节炭清热凉血、收敛止血。

3. 末期

从痉挛性咳嗽减轻到完全不咳为止，约经 2 ~ 3 周。

证候特点：咳嗽次数减少，持续时间缩短，但仍具中期咳嗽的特点，阵阵咳嗽，连声不已，咳而无力，痰稀而少，气短声怯，唇色淡白，舌淡无苔，指纹淡青。

治法：养阴润燥，培土生金。

方药：

（1）咳嗽痰少，夜间为甚，唇舌干燥，偏于肺阴虚者，用加味百部膏（百部、川贝母、知母、肺经草、枇杷叶、麦冬、天花粉、蜂蜜）。

（2）气短声怯，唇色淡白，舌淡苔白者，用加味调元生脉散加减（白晒参、麦冬、五味子、黄芪、百合、百部、紫菀、款冬花、枇杷叶）。

（三十六）黄疸

黄疸以目黄、身黄、小便黄为主症。中医学在《内经》中早有记载，《金匮要略》曾有专篇论述。历代儿科著作中也都载有本病。鉴于小儿的生理、病理特点和成人不同，且无劳倦内伤，亦不嗜酒，所以引起黄疸的原因不外湿由外浸和湿从内生两途。前者由于坐卧湿地或外感失治，湿气从外而入，久而郁滞化热；后者多系饮食不节，损伤脾胃，脾胃运化功能失常，湿浊内生，湿气久留，郁而化热，湿热之邪蕴结于脾胃，既不能通过小便而下泄，又不能通过汗液而解散，于是湿得热而益深，热因湿而愈甚，由脾胃而熏蒸于肝胆，致胆液外泄，侵入肌肤，发为黄疸。

在临床上，一般是根据黄疸的性质，区分阳黄和阴黄两类。阳黄多因湿热蕴蒸，熏染肌肤而发黄，黄色鲜明；阴黄多因寒湿阻遏，脾阳不振所致，黄色多晦暗。治疗上阳黄以清热利湿为主；阴黄以健脾温化为主。

此外，胡老指出尚有脾土虚弱，土色外现之发黄，称为脾虚黄，不能认为湿热而行分利，治当补脾为要。

1. 阳黄

证候特点：身目黄色鲜明如橘色，发热口渴，小便短少，色黄赤，大便干燥或秘结，尿道灼热或腹部胀满，恶心呕吐，苔黄腻或白黄干，脉弦数有力。

治法：清热利湿，佐以泻下。

初期： 应辨湿热偏盛。

（1）热胜于湿——清热利湿。

面目身黄鲜明，口干渴，苔黄，脉弦数有力，用栀子柏皮汤（黄柏、栀子、甘草）加茵陈或龙胆草。

纳食差，胸腹胀满，大便干结者，用茵陈蒿汤（茵陈、栀子、大黄）酌加枳壳、厚朴、茯苓、泽泻、川木通、车前子。

（2）湿胜于热——利湿化浊，佐以清热。

身目黄不如热盛之鲜明，胸脘痞闷，食欲不振，腹胀或大便溏，舌苔白黄厚腻，脉沉缓。用茵陈四苓散加味（茵陈、茯苓、泽泻、猪苓、苍术、川木通、车前子、花斑竹、满天星）。

随证加减：服后黄疸不减者，再加龙胆草、栀子、苦参清利肝胆湿热以退黄；纳差者，加建曲、谷芽或麦芽消食和胃；腹胀甚者，加枳壳、厚朴、大腹皮宽中行气除胀；舌苔厚腻者，酌加藿梗、佩兰、白蔻仁、豆卷、薏苡仁等芳香化浊、淡渗利湿；呕吐者，酌加法半夏、陈皮、黄连、竹茹、紫苏叶燥湿清热、降逆止呕。

（3）湿热并重——清热利湿，佐以化浊。

面目身黄，黄色鲜明，胸膈胀满，口不渴，小便黄少，大便稀，苔黄厚腻，脉沉滑有力。用黄芩滑石汤（黄芩、滑石、大腹皮、茯苓、猪苓、白蔻仁、通草）加茵陈、栀子、郁金。

随证加减：腹胀者，加枳壳、厚朴行气宽中除胀；食差者，加谷芽、建曲消食和胃；呕吐者，加竹茹或藿梗降逆止呕；腹痛者，加广木香行气止痛；湿浊甚者，加佩兰、豆卷、薏苡仁芳香化浊、淡渗利湿。

（4）兼有表证，发热头痛者——解表利湿退黄。

方药：麻黄连翘赤小豆汤加减（麻黄、连翘、赤小豆、桑白皮、杏仁、茵陈、黄芩、滑石）。

中期： 前症黄疸消失，小便清长，肝脾肿大或肝区疼痛。

治法：疏肝行气，佐以活血。

方药：

（1）柴胡疏肝散加减（银柴胡、赤芍、枳壳、青皮、丹参、郁金、当归、鸡内金、金钱草）。

随证加减：纳差者，加谷芽、建曲消食和胃；肝区痛者，加延胡索或制香附、炒川楝子活血行气止痛；肝脾大者，加三棱、莪术、生牡蛎、醋鳖甲破血消癥、软坚散结；转氨酶高者，加板蓝根、五味子清热解毒、利胆降酶。

（2）逍遥散（柴胡、白芍、白术、茯苓、当归、薄荷、炙甘草）。

加减同上方。

末期： 肝脾肿大基本消失，肝区痛减，精神食欲较差。

治法：扶脾健胃，佐以疏肝。

方药：加味柴芍四君子汤（潞党参、白术、茯苓、炙甘草、柴胡、白芍、谷芽、鸡内金）。

随证加减：大便溏泻者，加怀山药、扁豆健脾止泻；纳差者，加藿梗、砂仁、焦山楂、建曲化湿醒脾、消食健胃。

2. 阴黄

证候特点：黄色晦暗如烟熏色，畏寒不发热，纳少脘闷或见腹胀，四肢无力，神疲倦怠，大便不实，舌质淡，苔白腻或白黄腻，脉沉迟无力。

治法：温运脾阳，佐以利湿。

（1）黄色晦暗，神疲倦怠，纳差便溏，四肢欠温，治以温脾退黄，用理中汤加茵陈（潞党参、白术、干姜、炙甘草、茵陈）。

（2）黄色晦暗，神萎畏寒，肢冷如冰，脉沉无力，治以温肾退黄，用四逆汤加茵陈（制附片、干姜、炙甘草、茵陈），常加用炒白术、茯苓、泽泻等健脾利湿之品。

3. 脾虚黄

证候特点：肌肤淡黄而带虚浮之象，双目不黄，倦怠乏力，唇舌色淡，口不渴，身不热，小便通畅色不黄，大便稀溏，舌苔薄白。

治法：补脾为主，佐以淡渗。

方药：参苓白术散（潞党参、白术、茯苓、怀山药、扁豆、莲子、陈皮、砂仁、薏苡仁、桔梗、大枣、炙甘草）。

随证加减：食欲不佳者，加鸡内金或焦山楂、建曲消食和胃；脘腹胀者，去大枣、甘草，加厚朴、大腹皮行气宽中除胀；若脾土虚弱，气血不足，萎黄不泽者，亦可选用黄芪建中汤或八珍汤之类酌情加减治之。

总之，胡老认为黄疸的治疗原则以清热利湿、温运脾阳两法为主。兼有胃肠症状者，佐以调理脾胃；兼有肝脾肿大者，佐以活血、化瘀、软坚；偏于湿热者，清热利湿；偏于寒湿者，则以温运脾阳为主，佐以利湿；脾虚则以补脾为主，兼以淡渗利湿。

胡老强调黄疸的发生和消失，与小便通利与否有密切关系。因为小便不利，则湿热无从分消，故蒸郁发黄；小便得利，则湿热得以下泄而黄自退。所以治疗上通利小便是很重要的一环。

此外小儿尚有胎黄一病（即新生儿黄疸），其症亦有面目皮肤发黄、小便短涩、色如橘汁之表现。由于受病是在胞胎，故名胎黄。因全身出现黄疸，故又称胎疸。发病的原因主要是孕母素蕴湿热之毒，遗于胎儿或孕母体弱多病，胎禀不足，脾虚湿郁而成。前者湿热偏盛，黄色鲜明，属于阳黄；后者脾虚湿郁，黄色晦暗，属于阴黄。治疗参照上述阳黄、阴黄治法。如阳黄用茵陈四苓散、茵陈蒿汤；阴黄用茵陈理中汤等，唯剂量需酌情减少。如因先天发育不良、生理缺陷所致之黄疸（如先天性胆道闭锁），中药治疗无效，采用西医手术治疗，或可挽救。

（三十七）痢疾

痢疾是夏秋季节常见的以腹痛、里急后重、痢下赤白脓血为特征的一种传染病。本病多因外受湿热疫毒之气，内伤饮食生冷、不洁之物，损伤脾胃与肠而成。前人论述本病种类较多，儿科临床常见湿热痢、疫毒痢和虚寒痢三种。其中尤以疫毒痢最严重，发病突然，高热、昏迷、抽风为本病的特点，变化迅速，可急剧的出现"内闭外脱"而迅速死亡。湿热痢最常见，鲁伯嗣引汤氏云："小儿痢疾，皆因饮食无节，或餐果食肉，不知餍足，乃脾胃尚弱，不能克化，停积于脏，故成痢也。"杨士瀛亦云："痢出于积滞，积，物积也，滞，气滞也。物积欲出，气滞而不与之出，故下坠里急，乍起乍出，日夜凡百余度。"可见痢疾与饮食不当关系甚为密切，同时也说明慎饮食，防止病从口入之重要性。

1. 湿热痢

证候特点：腹痛，里急后重，下痢赤白相杂，肛门灼热，小便短黄，口渴饮冷，苔黄或腻，脉滑数。

治法：清热除湿，调气行血。

方药：芍药汤加减（白芍、黄芩、黄连、木香、槟榔、甘草、地榆）。

随证加减：使用本方尚可酌加白头翁、秦皮、黄柏、马齿苋清热解毒，凉血止痢；滞下不爽者，加酒大黄通腑以清利湿热，通因通用，痢无止法，切忌收涩之品；口渴者，加乌梅、天花粉清热生津止渴；胃纳不佳者，加焦山楂、建曲消食健胃。

2. 疫毒痢

本病多见于 2～4 岁小儿，学龄儿童亦常见。由于小儿体质因素以及病情轻重的不同，所以临床上可出现热和实的闭证，也可以同时伴见虚脱证候。如正盛邪盛，即化热化火，内窜营分，进迫厥阴、少阴，则见实证"闭"证；若正虚邪盛，正不胜邪，则既可出现邪毒旺盛的"闭"证，同时又可伴见正气不支的"脱"证。

（1）实热内闭：本证多发生于体质较好的小儿。

证候特点：全身壮热，烦躁谵妄，面红目赤，频繁抽风，痢下脓血色紫，小便黄赤，或皮肤出现红色疹点及呕吐咖啡样的血液，舌质红绛生刺，舌苔黄厚或焦干，脉弦滑数疾。

治法：清肠解毒，泄热开闭。

方药：黄连解毒汤加味（黄连、黄芩、黄柏、栀子、金银花、连翘、芦根、天花粉、白茅根、滑石）。

随证加减：高热抽风者，加服紫雪丹清热开窍，息风止痉；呕吐者，加竹茹清胃止呕；腹痛者，加广木香行气止痛。

烦躁、谵妄、出血者，用犀角地黄汤加味（犀角、生地黄、赤芍、牡丹皮、白茅根、芦根、焦栀子、黄连）。

大便下血者，用白头翁汤（白头翁、黄连、黄柏、秦皮）。

随证加减：积重者，加炒枳实、酒大黄泻下攻积；血痢明显者，加地榆炭、槐花炭凉血止血；腹痛者，加广木香行气止痛；呕吐者，加竹茹清胃止呕。

夹有暑邪表证者，用新加香薷饮加味（香薷、厚朴、连翘、扁豆、金银花、黄连、滑石）。

（2）内闭外脱：本证多发于体质较弱或重症病儿。

证候特点：在实热内闭的同时，突然出现面色苍白或青灰，脉象细弱，舌淡苔腻，壮热抽搐，深度昏迷，四肢厥冷，呼吸浅短不匀。

治法：扶正固脱，平肝镇痉。

方药：先以参附汤（人参、制附片）调服安宫牛黄丸以固脱镇痉；继用四逆汤（制附片、干姜、甘草）加羚羊角（磨汁冲服）、黄连、龙骨、牡蛎以平肝潜阳。这种患儿必须中西医结合抢救，单独中药治疗难以奏效。

3. 虚寒痢

证候特点：下痢稀薄，脓血色淡，腹痛不甚，里急后重亦微，食少神疲，四肢不温，口渴饮热，舌苔白润，脉沉迟。

治法：温中散寒，佐以收涩。

方药：理中汤合桃花汤（红参、炒白术、炮姜、炙甘草、赤石脂、粳米）。

随证加减：气滞腹胀者，可加木香、当归或肉桂调气行血；如系湿热痢迁延不愈，呕恶食少者，加黄芩、黄连、法半夏寒温并用，辛开苦降。

（三十八）小儿麻痹

小儿麻痹又称脊髓灰质炎，是小儿时期特别是 1～5 岁时常见的一种急性传染病。其病以反复发热两次，继则出现肢体疼痛、痿软，后遗肢体瘫痪为主要证候特征。本病多发于夏秋季节，病因为外感暑湿疫疠之邪，滞留气分，内因湿热郁蒸，阴血受灼而成。按其临床表现，胡老将其分为初、中、末三期论治，病程越短，恢复越快。病程迁延，则恢复较难。

证候特点：本病初起突发高热、头痛、烦躁不安、口渴喜饮或咽干吐泻等症，经 2～3 日后，身热渐退，症状全消，再 3～4 日后又发高热，面赤唇红，头痛咽痛，烦躁自汗，呕吐，肢体疼痛，倦怠无力，一侧下肢感觉无力，不能伸直及站立行动。亦有显现于上肢的，甚则颈背强直，俯仰困难。有单侧的，也有两侧并见的，但以下肢一侧或左或右为常见。患肢痿弱无力，不能伸屈自如，发热虽退，遗留瘫痪症状。

以上诸症为邪热伤阴，血脉筋髓空虚，血不满经，髓不满骨，致有气血归并之变。

治法：

初期：清热利湿为主。

（1）发热，烦躁，口渴，自汗，肢体倦怠，唇红，苔白腻或黄腻者，白虎加苍术汤加减（石膏、知母、苍术、黄芩、金银花、连翘、滑石、藿香、川木通），可酌加淡竹叶、通草清热除烦、通利小便。

（2）发热兼见食欲不振，呕吐腹泻者，葛根芩连汤加味（粉葛根、黄芩、黄连、紫苏叶、藿香、建曲、滑石、车前子）。

中期：清热燥湿为主。

肢体疼痛不能伸直及站立行动或跛行，舌苔白或薄黄者，四妙丸加味（苍术、黄柏、川牛膝、木瓜、薏苡仁、防己、萆薢、五加皮、威灵仙、地龙），酌情加桑枝、续断、桑寄生、独活、松节、千年健祛风除湿、舒经活络、强筋壮骨；痛甚加姜黄、海桐皮通络止痛；胃纳不佳加焦山楂、建曲消食健胃。

末期：滋补肝肾、强筋壮骨为主。

肢体瘫痪，不能站立行走者，六味地黄丸合虎潜丸加减（熟地黄、怀山药、山茱萸、茯苓、泽泻、牡丹皮、枸杞、菟丝子、虎骨（豹骨代）、龟甲、川牛膝、肉苁蓉、杜仲、续断、巴戟天、补骨脂、黄芪、当归），焙干研细末，炼蜜为丸，每丸重 6g，日服 2 次，每次 1 丸，早晚淡盐汤送服。

若胃虚食少，气血津液不足，则先补养脾胃，胡老喜用香砂异功散加味（潞党参、白术、茯苓、陈皮、藿梗、砂仁、天花粉、石斛、焦山楂、建曲）。待脾健胃和，纳运正常后再服丸药。

二、医案拾萃

1. 儿科医案

（1）风热感冒

案 1　吴某，女，6 岁，1964 年 11 月 23 日初诊。

刻诊体温 37.5℃，患儿自述前晚发高热（体温 40℃），无汗，轻咳，头昏，鼻干，服西药退热药后，昨晨热退，仍未出汗。昨下午流鼻血少许，昨夜微汗出，今晨热略减退，仍感头昏，轻咳。近日时有腹痛，大便稀，每日 2 次，食减，口干饮不多，小便微黄，唇舌红，苔薄白，脉浮数。

诊断：感冒。

辨证：风热犯肺。

治法：辛凉解表。

方剂：桑菊饮加减。

药物：桑叶 10g   菊花 10g   连翘 12g   桔梗 6g

　　　杏仁 6g   天花粉 10g   芦根 10g   黄芩 10g

　　　薄荷 5g   甘草 3g

11 月 24 日复诊：体温 37℃热已退，唯头尚昏，轻咳，胃纳欠佳，腹已不痛，口渴喜饮，大便稀，每日 1 次，小便微黄，舌微红，苔薄黄，脉浮数。遂守方加减：

玄参 10g   桑叶 10g   菊花 10g   杏仁 6g

桔梗 6g   黄芩 10g   天花粉 10g   麦芽 12g

建曲 12g   甘草 3g

继服上方 2 剂后头不昏，不咳，不渴，胃纳好转，二便正常。

案 2　童某，女，2 岁，1964 年 11 月 23 日初诊。

刻诊体温 38.8℃。其母代诉：患儿发热 2 天，加重 1 天，无汗，鼻塞，流涕，轻咳，食少，口干喜饮，大便正常，小便少，色淡黄，唇干鼻燥，舌微红，苔薄白，指纹青红。

诊断：感冒。

辨证：风热犯肺。

治法：辛凉解表。

方剂：银翘散加减。

药物：金银花 10g   连翘 10g   荆芥 6g   薄荷 3g

　　　牛蒡子 6g   桔梗 6g   杏仁 6g   天花粉 6g

　　　芦根 6g   生甘草 3g

11月25日复诊：上方仅服 1 剂，即汗出热退，但入夜烦躁，余症同前，守方加减。

上方去荆芥、桔梗、芦根，加黄芩 5g，淡竹叶 6g，蝉蜕 5g。继服 2 剂后其病痊愈。

案 3 陈某，女，4 岁，1964 年 10 月 6 日初诊。

刻诊体温 37.8℃，其母代诉：患儿 1 周前开始发热，曾经西医治疗未愈。现仍发热，午后为著。双目红赤疼痛，尤以左眼为甚。时有腹痛，纳差，渴不多饮，大便干，小便微黄，舌苔薄黄，脉微数。

诊断：感冒。

辨证：上焦风热。

治法：祛风清热。

方剂：银翘散合桑菊饮加减。

药物：金银花 10g　　连翘 12g　　桑叶 10g　　菊花 10g

　　　薄荷 5g　　　桔梗 6g　　　天花粉 10g　青蒿 10g

　　　知母 6g　　　麦芽 12g

服上方 1 剂后汗出热退，双目红痛减轻，现又轻咳，痰不多，故予上方去青蒿、知母、天花粉，加杏仁 6g，川贝母粉（冲服）3g，白前根 10g，继服 2 剂后，病即痊愈。

案 4 彭某，男，半岁，1964 年 10 月 20 日初诊。

刻诊体温 36.8℃。其母代诉：患儿受凉，流清涕，咳嗽，入夜低热（体温37.5℃），汗出，食欲尚可，大便稀溏，带少许黏液，每日 2～3 次，小便量可，唇红，舌苔薄白，指纹青红。

诊断：感冒。

辨证：外感夹食。

治法：疏解和中。

方剂：自拟疏风利肺汤加减。

药物：荆芥 5g　　　薄荷 3g　　　连翘 5g　　　黄芩 5g

　　　杏仁 3g　　　瓜蒌皮 3g　　信前胡 5g　　麦芽 6g

　　　建曲 5g

服上方 1 剂，热退咳减，但大便稀，日泻 4～5 次，遂又改用小和中饮加减 2 剂后痊愈。

案 5　王某，男，10 个月。1964 年 10 月 10 日初诊。

刻诊体温 36.9℃。患儿昨日受凉后，入夜低热，流黏涕，咳嗽有痰，食欲二便正常，苔白黄薄，指纹青红。

诊断：感冒。

辨证：外感风热。

治法：疏解利肺。

方剂：自拟疏风利肺汤加减。

药物：荆芥 5g　　　薄荷 5g　　　连翘 6g　　　黄芩 5g

　　　杏仁 5g　　　瓜蒌皮 5g　　信前胡 5g　　桔梗 5g

　　　川贝母 3g（冲服）

10 月 13 日复诊：服上方 1 剂，低热即退，亦不咳嗽。

按语： 胡老治疗小儿外感发热多按温病论治。温病由口鼻而入，自上而下，鼻通于肺，始于太阴，故多肺卫表证，其治疗首用辛凉。胡老常据病情之轻重选用《温病条辨》桑菊饮或银翘散随证加减。如案 1 宗《温病条辨》："太阴风温，但咳，身不甚热，口微渴者，辛凉轻剂桑菊饮主之。"案 2 则宗《温病条辨》："太阴风温、温热、温疫、冬温初起……但恶热，不恶寒而渴者，辛凉平剂银翘散主之。"若外感咳嗽兼而有之，非桑菊饮、银翘散证，则师其意自拟疏风利肺汤（荆芥、薄荷、连翘、黄芩、杏仁、瓜蒌皮、信前胡、甘草）以治疗。无论桑菊饮、银翘散还是疏风利肺汤，均宗"治上焦如羽，非轻不举"和"肺药取轻清"之旨，药味不多，轻清发散，剂量不重，煎煮时间不长，具有量少轻灵、力专效宏的特点。

（2）暑邪感冒

案 1　彭某，女，7 个月，1964 年 8 月 12 日初诊。

刻诊体温 38.1℃。患儿夜卧受凉，发热无汗 2 天，不咳嗽，胃纳一般，每日稀大便 2～3 次，夹不消化食物及黏液泡沫，小便黄，舌苔白厚，指纹青红。

诊断：感冒。

辨证：暑令感寒夹湿。

治法：祛暑解表，化湿和中。

方剂：三物香薷散加味。

药物：香薷 5g　　　厚朴 5g　　　生扁豆 6g　　　茯苓 6g

　　　黄芩 5g　　　防风 5g　　　炒麦芽 6g　　　甘草 3g

　　　水煎服，1 剂。

8 月 14 日二诊：服上方后汗出热退，鉴于患儿平时食欲不佳，消化不良，遂处方五味异功散调理善后：

南沙参 6g　　　炒白术 6g　　　茯苓 6g　　　陈皮 5g

炒麦芽 6g　　　焦山楂 5g　　　甘草 3g

水煎服，2~4 剂。

案 2　陈某，男，10 岁，1964 年 8 月 1 日初诊。

刻诊体温 39.2℃。患儿家居农村，暑假期间，喜钓鱼捉蟹，昨日下河游泳，今日凌晨突然恶寒，身热无汗，头昏咽痛，心烦口渴，恶心欲吐，大便稀，小便黄，舌苔白黄，脉浮数有力。

诊断：感冒。

辨证：暑温兼寒。

治法：祛暑解表，清热化湿。

方剂：新加香薷饮加减。

药物：香薷（另包）10g　　厚朴 12g　　金银花 10g　　连翘 10g

　　　黄连 6g　　　藿香 10g　　黄芩 10g　　滑石 10g

　　　水煎服，2 剂。

2 日后其父来门诊报告，患儿服上方 1 剂后发热即退，诸症悉减。服完第 2 剂（减去香薷）后，诸症悉除。

按语：以上两病案，发病时间均在阳历 8 月上旬，其时暑热当令，天暑下逼，地湿上蒸，湿气与热邪相合，故暑湿每多兼感。案 1 患儿年仅 7 个月，其母护理失慎，致成暑令感寒夹湿之证，此乃静而得之，当属阴暑；案 2 患儿年已 10 岁，成天玩耍于烈日之下，加之游泳受凉，致成暑温兼寒之证，因系动而得之，应属阳暑。其治疗，案 1 选用三物香薷散，诚如《成方便读》所说："此因伤暑而兼感外寒之证也。夫暑必夹湿，而湿必归土，乘胃则呕，乘脾则泻。是以夏月因暑感寒，多呕、泻之证，以湿盛于内，脾胃皆困也。此方香薷之辛温香散，能入脾肺气分，发越阳气，以解外感之邪；厚朴苦温，宽中散满，以祛脾胃之湿；扁豆和脾利水，寓匡正御邪之意耳。"

案 2 用新加香薷饮本于《温病条辨》上焦篇 24 条："手太阴暑温，如上条证，但汗不出者，新加香薷饮主之。"吴鞠通注云："证如上条，指形似伤寒，右脉洪大，左手反小，面赤口渴而言，但以汗不能自出，表实为异，故用香薷饮发暑邪之表也。……连翘、银花取其辛凉达肺经之表，纯从外走，不必走中也。"更加黄连清心泻火，祛暑除烦，配紫苏叶又可和胃降逆止呕。第 2 剂去香薷，意在避免过汗伤正。诚如《温病条辨》所说："手太阴暑温服香薷饮，微得汗，不可再服香薷饮重伤其表。"

综上所述，三物香薷散与新加香薷饮同为祛暑解表之方，所异者，三物香薷散药性偏温，主治暑令感寒夹湿之证；新加香薷饮因加了金银花、连翘，药性偏凉，主治暑温兼寒之证。虽亦有恶寒无汗，但有口渴、面赤、脉洪大以区别于香薷散。简言之，阴暑当用三物香薷散，阳暑则用新加香薷饮。

（3）乳蛾

案 1 何某，男，12 岁，1964 年 9 月 21 日初诊。

刻诊体温 36.5℃。自述"喉咙干痛 3 天"，咽口水及进食均有痛感，时觉气紧，轻咳，痰少，咯之难出，口干喜饮，饮食二便基本正常，咽红，喉核红肿，未见化脓，舌苔黄乏津，脉浮数。

诊断：乳蛾（轻证）。

辨证：风热犯肺。

治法：清热生津，祛风利肺。

方剂：加味玄麦甘桔汤。

药物：玄参 15g　　　麦冬 10g　　　桔梗 10g　　　黄芩 10g

　　　牛蒡子 10g　　山豆根 10g　　鲜石斛 12g　　杏仁 6g

　　　川贝母 5g　　　生甘草 3g

9 月 24 日复诊：服上方 1 剂后，咽喉即不疼痛，服完 2 剂后咳嗽亦愈。

案 2 杨某，女，13 岁，1964 年 10 月 21 日初诊。

刻诊体温 37.6℃。自述流清涕，发热 2 天，曾服西药退热剂，汗出热退，继而复热，昨晚体温高达 39.6℃，不恶寒，微汗出，喉痛，吞咽不利，口干喜饮，时感目痛流泪，不思食，大便干燥，小便黄，量中等，咽红，喉核红肿，化脓溃烂，唇红干，苔薄黄，脉滑数。

诊断：乳蛾（重症）。

辨证：风热犯肺。

治法：疏风清热，解毒利咽。

方剂：银翘马勃散加减。

药物：金银花 12g　　连翘 12g　　马勃 6g　　荆芥 10g

　　　薄荷 5g　　　牛蒡子 12g　　桔梗 10g　　黄芩 10g

　　　天花粉 15g　　山豆根 10g　　射干 10g　　生甘草 5g

　　　水煎服 1 剂。另用锡类散吹喉。

10 月 22 日复诊：服药后汗出热降，昨晚最高 38℃，已不流涕，仍感喉痛，余症同前，守方加减：上方去荆芥、桔梗，加黄连 6g，蔓荆子 10g。

10 月 24 日三诊：继服上方 2 剂后诸症悉除，唯咽喉微红，吞咽稍感不适，遂处玄麦甘汤加减善后。

按语：喉核一侧或双侧红肿疼痛，甚或化脓，谓之乳蛾。临证虽有风热、阴虚之分，但以风热居多，风热之中又有轻重之分。但肿痛不化脓者为轻，肿痛且化脓者为重。轻证胡老常用加味玄麦甘桔汤，重症常用银翘马勃散加减。治疗重点在疏风清热、解毒利咽。如能对症使用冰硼散、锡类散、六神丸疗效更佳。

（4）阴虚发热

案 1　陈某，男，2 岁半，住院号：58030。因不规则发热 53 天伴皮疹 40 多天，于 1964 年 1 月 27 日入院。

入院前 60 余天，患儿以午后发热伴咳嗽、流涕 4 天，经某院诊为"支气管炎"，服西药治愈。入院前 53 天，无明显诱因又出现高热，寒战，微咳，发热时气促鼻扇，但不发绀，汗出则热退。经某医院诊为"上感"，用链霉素、土霉素治疗 2 日未愈，乃于第 3 日转至某医院就诊，以"发热待诊""急性扁桃腺炎"收入住院治疗。入院后曾拟诊为"败血症""粟粒性肺结核""金黄色葡萄球菌肺炎""传染性单核细胞增多症""伤寒"等病。给予四环素、合霉素、氯霉素、金霉素、红霉素、链霉素、卡那霉素、对氨基水杨酸钠、激素、中药以及输血支持等多种疗法。除用激素时体温一度正常 4 天外，高热始终不退，身体迅速衰弱消瘦。最后骨髓穿刺，经某医学院报告骨髓象结果（片号 556），骨髓细胞增生明显减低，粒系统及红系统幼稚阶段减少，核右移，异常网状细胞占 27.4%，其形态大小染色极不规则，全片见巨核细胞 2 个，血小板显著减少，结合临床，诊为"网状内皮细胞增生症"。住院 48 天，于 1964 年 1 月 27 日由某医院转我院住院治疗。

入院时症状：午后发热，半夜后大汗出而热退，发热前无恶寒、寒战，发热时头身皮肤出现红色疹子，气促鼻扇，口渴喜饮，烦躁不安，四肢不温，发热至 40℃ 以上，肢端转暖，两颧发红，指纹紫。热退后神倦纳差，面色苍白，微浮肿，双颊微泛红晕，唇干，齿微黑，齿龈尤甚（曾服大量铁剂），大便间日一次，干溏互见，量少色黑黄，小便短赤，舌质红，薄布小红点，苔少乏津，指纹沉滞不显。检查：体温 36.5℃，脉搏 120 次 / 分钟，卧床不起，慢性衰竭重病容，极度消瘦，面部微肿，面色苍白，皮肤无皮疹及出血点，右耳后及右侧腹股沟浅淋巴结，有如黄豆大至胡豆大者数个，质硬，活动，无压痛，巩膜无黄染，耳无流脓，口角糜烂，心尖区可闻及 1～2 级收缩期杂音，两肺呼吸音清，肝在剑突下 2 厘米，质软，压痛不明显，脾仅能触及。化验检查血常规：红细胞 2.41×10^9/L，血红蛋白 35%，白细胞 15.5×10^9/L，中性粒细胞 57%，淋巴细胞 35%，单核细胞 2%，嗜酸性粒细胞 1%，带状核细胞 2%，晚幼粒细胞 2%，嗜碱性粒细胞 1%。尿常规：蛋白（＋），颗粒管型少，脓细胞少。

患儿反复高热 50 余日，暮热早凉，热随汗解，发热时出现红疹。热退后神衰气弱，形体羸瘦，毛发枯槁，皮肤干皱。证属邪热久羁，肝肾亏损，气液两伤，阴虚内热。治当滋养肝肾，培先天之根以退虚热；补益脾胃，固后天之本以滋化源。入院后 1 个月，先后服"加味青蒿鳖甲汤"（青蒿、鳖甲、知母、天花粉、生地、地骨皮、银柴胡、牡丹皮、麦冬、谷芽）、"加味归芍地黄汤"（当归、生地、白芍、山茱萸、怀山药、茯苓、泽泻、牡丹皮、麦冬、知母、龟甲）、"加味六神汤"（南沙参、茯苓、炒白术、怀山药、扁豆、麦冬、五味子、钗石斛、炙甘草）、"八珍汤"加减（去川芎加炙黄芪、炙龟甲、地骨皮）、"圣愈汤"加味（熟地、白芍、当归、川芎、南沙参、黄芪、炮姜）。如出现咳嗽、咯痰不爽等金燥[1]症，则给予"润肺饮"（天冬、麦冬、紫菀、百部、天花粉、知母、川贝母、杏仁、蜂蜜），上述方药随证加减。精神已有好转，胃纳亦见增加，平静时已能起坐，发热仍未减退，高热时仍达40℃，仍为暮热早凉，热时指纹紫，至命关，不发热则沉滞不显。此期之发热前出现畏寒，此乃正虚邪少之证。故入院后第2月之治疗着重扶正，兼清虚热，以"加味归芍地黄汤"滋肾柔肝为主，兼服"润肺饮"加减，养阴润肺。如是1个月，患儿精神更加好转，已能站立，胃纳增加，舌质淡红，红粒已退，苔薄有津，唯壮热时作，但热时疹点已稀，指纹在热退后已不沉滞模糊，此为正气来复之象。

由于正胜邪退，所以入院后3~4月期间，患儿病情稳步好转。因在这以前汗多伤阴，故本期前一阶段着重滋阴敛汗，益气养血，用"生脉散合四君子汤加味"（南沙参、五味子、麦冬、白术、茯苓、怀山药、钗石斛、扁豆、炙甘草）、"拯阴理劳汤"（南沙参、麦冬、五味子、龟甲、熟地、阿胶、当归、钗石斛、白芍）及"圣愈汤"加炮姜。服药后精神食欲好，发热前已无畏寒肢冷，热时体温最高在39~39.8℃，两颧微红或不红，肌肤微热或不热，气促鼻扇轻微，汗出亦微，全身情况明显好转。入院后3月，患儿左腮及颈部之淋巴结肿大，颈部活动欠灵活，颌下、腋下、腹股沟淋巴结皆肿大，按压疼痛，此乃久热灼阴，炼液为痰，气滞而痰热结聚，证属痰热瘰疬。故在养阴清热前提下，佐以疏肝行气，软坚散结法，以"加味消瘰丸"（玄参、浙贝母、牡蛎、夏枯草、海藻、昆布、瓜蒌子、青皮、白芍）及"养血软坚方"（生地黄、白芍、川芎、当归、麦冬、天花粉、知母、牡丹皮、牡蛎、昆布、浙贝母、夏枯草）加减化裁，并随症加入消导和中之"楂曲平胃散"等。至入院第6月末，瘰疬稍见缩小，颈部仍欠灵活，抑或右侧转动受限制，精神继续好转，已能下床活动，肌肉已见丰满，皮肤已见润泽，胃纳基本恢复正常。发热之间歇期延长，有时达7天不发热。此期发热仅偶见疹点，发热时患儿能照常活动及进餐，其他如颧红、口渴、烦躁等症均明显减轻，舌质淡红，舌苔薄白，指纹正常。

入院7个月后，精神更佳，活泼嬉戏如常，面色红润，胃纳正常，二便自调，除颈部瘰疬未全消外，颌下、腋下、腹股沟淋巴结已明显缩小，间歇之不规则发热尚存，但以低热为主。此期治疗仍本滋阴养血，通络散结法，加入阿胶、红花、桃仁等品。出院前10天以"加减八珍汤"（方见前）调治。

因患儿病情稳定，眠食均佳，低热虽未除，但体温波动范围已明显减小，程度减轻，应家属要求，于9月20日出院（共住院218天），嘱继续门诊治疗。

出院后第1月，除因感冒给予辛凉疏解之"桑菊饮"加减外，仍服滋阴养血、软坚散结方。旬日后改用"扶脾益胃法"（南沙参、炙黄芪、白术、茯苓、怀山药、炒扁豆、炒谷芽、建曲、麦冬、炙甘草）。此期约每周发热1次，持续1天即退，体温高时仍达40℃，守方再服。1月后仅低热1次，此后一直未再发热，精神食欲如常，肌肉充实，皮肤润泽，面色红润，目有光彩。至此共治疗278天。

1965年3月18日随访：其母代诉患儿已4个多月未发热，胃纳甚佳，二便自调，体重增加，神态活泼，玩耍嬉戏一如常儿。复查血象、骨髓象均正常。

按语： 热有虚实真假之殊，在气在血之异，在脏在腑之分，久暂微盛之辨，临床不可不细察。

心主火，内主血脉；肺主气，外合皮毛；肾藏精，复主五液。本案患儿高热50余天，壮热汗出，耗气伤阴，气阴两伤，虚热内生，属阴虚内热之证。若论治法，实热宜清，虚热宜补。张景岳云："阴虚生（内）热者，此水不足以济火也；治当补阴，其火乃息……此所谓壮水之主也。"壮水之法，只宜甘凉，不宜苦寒，然甘凉之力缓，非多服不能见效。但"清凉之药终不宜多，多则必损脾胃，如不得已则易以甘平"。本案自始至终，体现上述原则。从"阴虚"着眼，"补"字入手，以"归芍地黄汤"为主滋养肝肾之阴，以清虚热，此即"酸甘化阴，存阴退热"之义。阴虚难填，欲速则不达，故应守法守方。患儿住院7个多月，治法虽多，但滋阴清热大法不变。由阴虚而产生之一些兼症，亦在大法之中佐以相应治法治之。如患儿兼见金燥咳逆之症，则改服润肺饮，养阴润肺，清肃太阴；兼见痰热瘰疬之症，则改服加味消瘰丸，导滞通络，软坚散结。又鉴于阴精之滋生，需赖水谷之济养，另一方面清凉药久服有损脾胃，故自始至终以甘平之六神汤加味扶脾益胃，顾护中土。如此调治，虽服清凉，无损脾胃，脾健胃和，化源充足，气血旺盛，则易康复。

案2 罗某，女，2岁零10月，1964年12月21日初诊。

其母代诉：发热5天，曾经中西医治疗无效，现症午后身热，入夜尤甚，每晚8时许开始加重，全身热，手足冷，至午夜即高热（体温39～40℃），直至天明渐退，始终无汗，不咳嗽，不思食，不喜饮，大便稍干，小便黄少，唇红，咽红，扁桃体Ⅰ度肿大，舌尖边红，苔薄黄，指纹青红半沉。

诊断：发热。

辨证：阴虚发热。

治法：滋阴清热。

方剂：青蒿鳖甲汤加味。

药物：青蒿 10g　　　鳖甲 10g　　　生地黄 10g　　　知母 6g

　　　牡丹皮 6g　　　黄芩 6g　　　连翘 10g　　　淡竹叶 6g

　　　建曲 6g

次日复诊，其母代诉昨日服药后患儿头身微有汗出，昨晚 8 时最高体温为 37.6℃，午夜即下降至正常，今日未再发热。现唯食欲不佳，时有肠鸣，昨日解 4 次黑黄色稀便，排便不畅，似有热胀感，小便仍少，舌纹同前。据此改用小和中饮消食健胃，和中止泻：

陈皮 6g　　　厚朴 6g　　　茯苓 10g　　　炒麦芽 10g

建曲 10g　　　泽泻 10g　　　车前仁 6g　　　黄芩 10g

炒白芍 10g　　　炒黄连 3g

2 日后三诊：其母代诉患儿服上方 2 剂，大便已转正常，食欲渐佳，遂处香砂异功 2 剂调理善后。

按语：《温病条辨》有两条青蒿鳖甲汤条文，即中焦篇 83 条（前案）和下焦篇 12 条（本案）。两方同样主治"暮热早凉"，方名同而药不尽同，道理何在？吴鞠通前条注云："少阳切近三阴，立法以一面领邪外出，一面防邪内入为要领……青蒿鳖甲汤，用小柴胡法而小变之，却不用小柴胡之药者，小柴胡原为伤寒立方，疟缘于暑湿，其受邪之源，本自不同，故必变通其药味。以同在少阳一经，故不能离其法。青蒿鳖甲汤以青蒿领邪，青蒿较柴胡力软，且芳香逐秽开络之功则较柴胡有独胜。寒邪伤阳，柴胡汤中之人参、甘草、生姜，皆护阳者也。暑热伤阴，故改用鳖甲护阴。鳖甲乃蠕动之物，且能入阴络搜邪。柴胡汤以胁痛、干呕为饮邪所致，故以姜、半通阳降阴而清饮邪；青蒿鳖甲汤以邪热伤阴，则用知母、花粉以清热邪而止渴。丹皮清少阳血分，桑叶清少阳络中气分，宗古法而变古方者，以邪之偏寒偏热不同也。"

后条注云："夜行阴分而热，日行阳分而凉，邪气深伏阴分可知，热退无汗，邪不出表，而仍归阴分，更可知矣，故曰热自阴分而来，非上、中焦之阳热也。邪气深伏阴分，混处气血之中，不能纯用养阴，又非壮火，更不得任用苦燥。故以鳖甲蠕动之物，入肝经至阴之分，既能养阴，又能入络搜邪；以青蒿芳香透络，从少阳领邪外出；细生地清阴络之热；丹皮泻血中之伏火；知母者，知病之母也，佐鳖甲、青蒿而成搜剔之功焉。再此方有先入后出之妙，青蒿不能直入阴分，有鳖甲领之入也，鳖甲不能独出阳分，有青蒿领之出也。"

　　综上所述，暮热朝凉，汗解渴饮，少阳疟偏于热重者，当师"小柴胡法"和解少阳，用中焦篇青蒿鳖甲汤；夜热早凉，热退无汗，热自阴来者，当养阴透热，用下焦篇青蒿鳖甲汤。临床当辨证求因，审因论治，庶不致误。

（5）少阳疟

　　谢某，男，8 岁，门诊号：10628。1964 年 9 月 24 日初诊。

　　其母代诉：患儿发热 3 日，身热夜甚，热时身倦，肢冷汗出，汗出热退，口渴喜饮，口苦，不思食，食入则呕，大便 2 日未解，小便少，有热烫感，轻咳痰少，唇红，舌尖红，苔黄，脉弦数。

　　诊断：少阳疟。

　　辨证：少阳不利。

　　治法：和解少阳。

　　方剂：青蒿鳖甲汤合小柴胡汤加减。

　　药物：青蒿 10g　　鳖甲 15g　　知母 10g　　天花粉 10g

　　　　　牡丹皮 10g　　柴胡 10g　　黄芩 10g　　黄连 6g

　　　　　紫苏叶 6g　　厚朴 10g　　川木通 10g　　甘草 3g

　　9 月 28 日复诊：其母代诉患儿服上方 2 剂后即不发热，已进稀粥，不呕，大便已解，小便不烫，仍有轻微咳嗽，咯痰不利，遂书止嗽散加减，仅服 2 剂，咳嗽即愈。

　　按语：《温病条辨》中焦篇 83 条云："脉左弦，暮热早凉，汗解渴饮，少阳疟偏于热重者，青蒿鳖甲汤主之。"本条脉症与之颇相吻合，所异者，患儿尚有口苦、不思食、食入则呕等少阳病表现，当用柴胡汤和解，故治宜合方化裁。但因患儿脾胃热重，故小柴胡汤仅用柴胡、黄芩。另法王孟英加紫苏叶、黄连和胃降逆止呕；厚朴下气宽中、消积导滞；木通配黄连引热下行。诸药配伍，共奏和解清热、宽胃和中之功。

（6）少阳病兼结胸证

黄某，男，12岁。家住农村，三年自然灾害期间，家中经济困难，无钱治病。病发热1年余，疑为结核，在当地经中西药治疗均无效，遂置不问。后因外感，病势加重，乃筹款来我院医治。当时症状每日午后开始微恶寒，继则全身发热，入夜尤甚，微自汗出，口渴思热饮，饮亦不多，口苦，头昏，面部及四肢浮肿，肌肤萎黄不泽，胸膈胀满疼痛，拒按，饮食不下，食入即吐，大便稀呈黑黄色，小便黄，舌尖红，苔白黄，脉象两关滑数有力。

诊断：少阳病合结胸病。

辨证：少阳不利，痰热互结。

治法：和解少阳，清热化痰。

方剂：柴陷汤加减。

药物：柴胡10g　　黄芩10g　　法半夏10g　　黄连3g

　　　瓜蒌12g　　枳实10g　　厚朴10g　　薤白5g

此方连服2剂后，寒热往来、胸膈胀满疼痛消失，进食不吐，唯精神萎靡，面黄不泽，下肢浮肿，消化不良，大便稀溏，此乃脾虚使然。遂改用健脾渗湿法，方用参苓白术散加减：

潞党参15g　　炒白术10g　　茯苓12g　　怀山药12g

砂仁5g　　　薏苡仁15g　　炒扁豆12g　　炒山楂10g

车前子6g

服上方4剂后精神食欲转好，午后两足微肿，大便成形，唯时感头晕，呼吸时左胁微痛，舌苔白润，脉象沉弱，守上方加减。上方去薏苡仁、扁豆、炒山楂、车前子，加天麻12g，白芍12g，当归10g，木香10g。

继服上方4剂后足肿头晕消失，唯左胁呼吸时疼痛。昨日午后发热，面红如妆，经西医检查诊断为"1.胸膜炎；2.肺结核？"中医按肝气不舒论治，改用疏肝行气止痛法，方用柴胡疏肝散加减：

银柴胡10g　　白芍12g　　枳壳10g　　青皮10g

川芎6g　　　炙香附10g　　郁金10g　　鳖甲10g

当归10g　　　炒栀子6g　　炙甘草3g

服上方 4 剂后左胁疼痛明显好转，现唯身体虚弱，午后两足微肿，遂改用益气健脾、疏肝和脾两法并进，香砂六君、柴芍六君合方治之：

潞党参 15g	炒白术 10g	茯苓 12g	陈皮 6g
法半夏 10g	广木香 6g	砂仁 5g	柴胡 10g
白芍 12g	当归 10g	炙甘草 3g	

服上方 4 剂，精神、面色、食欲显著好转，左胁不痛，两足不肿，继服归脾丸调理善后，身体逐步恢复健康。

按语：少阳居于半表半里，外邻太阳，内近阳明，病邪每多传变，故病证常有兼夹，本案即属少阳病兼结胸证。盖"少阳之为病，口苦，咽干，目眩也"，小柴胡汤证的主证是往来寒热、胸胁苦满、嘿嘿不欲饮食，与心烦喜呕。该患儿症见往来寒热、口苦、口渴（咽干）、头昏（目眩）、喜呕（食入即吐），显系少阳病。唯"胸膈胀满疼痛，拒按，饮食不下，食入即吐"与"胸胁苦满，嘿嘿不欲饮食，心烦喜呕"不同，当属小结胸证。故其治疗用和解少阳之小柴胡汤合清热化痰散结之小陷胸汤加减，仅服 2 剂，往来寒热，胸膈胀满疼痛即消失，进食不吐。其后针对患儿神萎面黄，浮肿便溏用参苓白术散加减，健脾渗湿；针对左胁疼痛，用柴胡疏肝散加减，疏肝行气止痛；左胁疼痛好转后，针对身体虚弱，午后两足微肿，改用香砂六君与柴芍六君合方化裁，益气健脾，疏肝和脾，继用归脾丸调理善后。足见胡老诊治疾病思路清晰，辨证论治，不拘经方时方，重在方证效应，随证加减，理法方药，环环紧扣，故疗效显著，值得吾辈师法。

（7）麻后潮热

詹某，男，2 岁 10 个月，1964 年 12 月 7 日初诊。

刻诊体温 37.8℃。患儿上月中旬患麻疹，高热 1 周，10 天始靥，但靥后每天入夜发热（体温 39 ~ 39.5℃）黎明始退，热退无汗，肌肤灼热，尤以腹部为甚，曾经服用西药治疗无效。饮食、精神、睡眠尚可，轻咳有痰，口干喜饮，大便干燥，小便黄量多，唇红干，舌红苔薄黄，指纹紫，近气关。

诊断：麻后潮热。

辨证：热毒伤阴，余邪未尽。

治法：养阴透热，清解余邪。

方剂：养阴清肺汤加减。

药物：生地黄 10g　　麦冬 10g　　　玄参 10g　　　牡丹皮 6g

　　　川贝母 3g　　　知母 6g　　　　天花粉 10g　　杏仁 5g

　　　黄芩 6g　　　　青蒿 6g

12 月 9 日复诊：体温 37.2℃。其母代诉患儿服上方 1 剂后，当晚体温即有所下降，体温 37.9℃（服药前每晚体温在 39.5℃左右）。第二剂服完后已不发热，但口仍干、喜饮水、轻咳，二便正常，唇舌指纹同前，守方加减。

上方去青蒿、黄芩，加鲜石斛 10g，枇杷叶 10g。继服 2 剂后痊愈。

按语：传统麻疹分初热、见形、收没三期，分别采用辛凉透疹、清热解毒、甘寒养阴等治法。临床上三期治疗不可截然分开，初末期治疗兼顾中期，中期治疗要首尾相顾。总的原则是"首贵透彻、终贵存阴"。本案患儿麻疹收没之后每晚发热、潮热不退、肌肤灼热、咳嗽、口干喜饮、唇舌红均显示肺胃阴伤，余邪未尽，故治以养阴透热以清解余邪，选用养阴清肺汤加减。是方以生地黄、麦冬、玄参、天花粉、知母养阴清热；牡丹皮凉血清热；青蒿配黄芩清透退热；杏仁配知母降气润肺化痰，诸药配伍，阴复热去，余邪尽解，故潮热自退。

（8）风寒咳嗽

案 1　陈某，男，1 岁，1964 年 11 月 25 日初诊。

患儿受凉咳嗽 2 天，现症鼻塞，喷嚏，流清涕，咳嗽，可闻痰声，食量减少，夜寐不安，时时哭啼，大便偏干，解便时挣，小便正常，苔薄白，指纹浮青红。

诊断：咳嗽。

辨证：风寒袭肺。

治法：疏风利肺。

方剂：自拟荆防止咳汤加减。

药物：荆芥 5g　　　防风 5g　　　薄荷 3g　　　杏仁 5g

　　　瓜蒌皮 5g　　信前胡 5g　　枇杷叶 6g　　枳壳 5g

　　　麦芽 10g

11 月 27 日复诊：服上方 2 剂后鼻塞已通，不打喷嚏，清涕减少，咳嗽好转，大便时已不挣，口微渴，舌苔、指纹同前，守方加减。

上方去防风、枳壳，加天花粉 6g，继服 2 剂后痊愈。

案 2　刘某，男，1 岁 3 个月，1964 年 11 月 5 日初诊。

患儿咳嗽痰鸣 3 天，鼻塞，时喷嚏，流清涕，饮食减少，肠鸣腹胀，大便每天 3～4 次，时干时稀，有不消化物，小便黄少，苔薄白，指纹青红。

诊断：咳嗽。

辨证：风寒袭肺，食滞中焦。

治法：疏风利肺，佐以消导和中。

方剂：自拟荆防止咳汤加减。

药物：荆芥 5g　　　防风 5g　　　薄荷 3g　　　杏仁 5g

　　　瓜蒌皮 5g　　信前胡 5g　　法夏曲 5g　　麦芽 10g

　　　建曲 6g　　　车前子 5g

11 月 7 日复诊：服上方 2 剂后，鼻塞、喷嚏、流涕皆无，咳嗽明显减轻，唯大便稀溏，夹不消化食物和风泡，据此改用小和中饮加减，2 剂即愈。

按语： 鉴于幼儿风寒咳嗽相对较少，风寒表证相对较轻，胡老治疗以咳嗽为主症之风寒咳嗽，自拟了荆防止咳汤（荆芥、防风、薄荷、杏仁、瓜蒌皮、信前胡、紫苏叶、枇杷叶）随证加减，效果满意。通常痰多，喉间痰鸣者加法夏曲、茯苓；纳差，消化不良者加麦芽、建曲；大便不畅者加枳壳或莱菔子；夹泻者加泽泻、车前子。

（9）风热咳嗽

案 1　毛某，男 1 岁，1964 年 11 月 23 日初诊（体温 37.2℃）。

患儿咳嗽 2 天，时喷嚏，流黏涕，双目生眵，食量减少，口渴饮水，大便正常，小便微黄，量可，唇舌略红，苔薄白黄，指纹青红浮露。

诊断：咳嗽。

辨证：风热犯肺。

治法：辛凉疏风，清热利肺。

方剂：桑菊饮加减。

药物：桑叶 6g　　　菊花 6g　　　连翘 6g　　　薄荷 3g

　　　杏仁 5g　　　桔梗 5g　　　芦根 6g　　　黄芩 5g

　　　天花粉 5g　　麦芽 6g　　　甘草 3g

11 月 25 日复诊：服上方 2 剂，体温正常，咳嗽好转，不喜饮水，尚有目眵，胃纳不佳，大便稀，每日 2 次，小便少，色微黄，舌苔薄黄，指纹青红。

守方加减：上方去连翘、芦根、天花粉加瓜蒌皮 5g，信前胡 5g，建曲 6g。

11 月 27 日三诊，继服上方 2 剂，已不咳嗽，胃纳略增，遂处方异功散调理善后。

案 2 张某，男，3 岁，1964 年 9 月 9 日初诊。

患儿 1 个月来咳嗽不已，曾注射青、链霉素 20 余针未愈。3 天前高热持续，咳更加重。现症阵发性咳嗽，咳则连声，痰鸣气紧，汗出较多，口渴喜饮，食少纳差，小便微黄，大便干，每日 1 次，唇红而干，舌红，苔薄黄，脉浮数。

诊断：咳嗽。

辨证：肺失宣肃，痰热壅肺。

治法：宣肺清热，化痰止咳。

方剂：麻杏石甘汤加减。

药物：炙麻绒 6g　　杏仁 10g　　　石膏 15g　　　黄芩 10g

　　　瓜蒌皮 10g　　信前胡 10g　　知母 10g　　　射干 6g

　　　紫菀 10g　　　枇杷叶 10g　　川贝母（冲服）3g

9 月 12 日复诊：服上方 2 剂后咳嗽气紧明显好转，咯痰不爽，入夜较重，汗多而冷，余同前，遂改用养阴清热，化痰利肺法，方用润肺饮加减：

天冬 10g　　　麦冬 10g　　　紫菀 10g　　　百部 10g

白前 6g　　　杏仁 6g　　　黄芩 6g　　　天花粉 10g

知母 6g　　　枇杷叶 10g　　川贝母（冲服）3g

9 月 14 日复诊：咳嗽气紧消失，唯睡后冷汗甚多，衣被枕巾均浸湿，口干喜饮，唇舌红，脉虚数。据此改用益气养阴敛汗法，方用加味生脉散调理善后：

南沙参 15g　　麦冬 10g　　　五味子 6g　　　龙骨 10g

牡蛎 10g　　　浮小麦 10g　　知母 6g　　　天花粉 10g

生地黄 10g　　牡丹皮 6g

水煎服，4 剂。

按语：风热咳嗽是儿科临床上最常见的咳嗽，但有轻重之分。一般而言，病程不长，咳不剧烈，热度不高者为轻证，胡老常据《温病条辨》："太阴风温，但咳，身不甚热，微渴者，辛凉轻剂桑菊饮主之"用桑菊饮加减。相对而言，病程较长，咳嗽剧烈，热度较者高为重证，胡老常用麻杏石甘汤加减。"盖肺中之邪，非麻黄、杏仁不能发，而寒郁之热，非石膏不能除，甘草不特救肺气之困，抑以缓石膏之悍也。"

口干喜饮者常加天花粉清热生津；咳痰不利者，常加知母、川贝母清热化痰。

（10）肺热咳嗽

案1 许某，女，10个月，1964年11月4日初诊。

患儿咳嗽2天，现症咳嗽连声，喉间痰鸣，入夜为甚，剧则吐奶，鼻塞流涕，睡眠不宁，饮水不多，饮食二便正常，苔薄黄白，指纹青红。

诊断：咳嗽。

辨证：风热犯肺。

治法：宣肺清热，化痰止咳。

方剂：麻杏石甘汤加减。

药物：麻黄 3g   杏仁 5g   石膏 5g   黄芩 5g

瓜蒌皮 5g   前胡 6g   桑白皮 5g   川贝母 3g

枇杷叶 6g   生甘草 3g

11月7日复诊：服上方2剂后咳嗽大减，已不吐奶，睡眠好转，余同前，遂改用止嗽散加减：

荆芥 3g   桔梗 5g   紫菀 6g   百部 6g

白前 5g   杏仁 5g   川贝母 3g   黄芩 5g

枇杷叶 6g   甘草 3g

2天后患儿母亲来院告知，其女儿服上方2剂后已不咳嗽，精神饮食均佳。

案2 张某，男，1岁7个月，1964年9月23日初诊。

患儿10天前患麻疹，3天前收靥后一直咳嗽，入夜为甚，痰滞不爽，手心发热，食少纳呆，大便干结，小便微黄，唇舌红，苔薄黄，指纹青红。

诊断：咳嗽。

辨证：肺热阴伤。

治法：清热养阴，化痰利肺。

方剂：玄麦甘桔汤加减。

药物：玄参 10g   麦冬 10g   桔梗 6g   黄芩 6g

桑白皮 6g   天花粉 6g   杏仁 5g   川贝母 5g

枇杷叶 6g   生甘草 3g

9 月 25 日复诊：服上方 2 剂后咳嗽明显缓解，手心不热，大便正常，余同前，守方加减：上方去桑白皮、天花粉加知母 6g，建曲 6g。

9 月 28 日三诊：继服上方 2 剂后已不咳嗽，胃纳增加。

（11）肺燥咳嗽

陈某，男，5 岁半，1964 年 11 月 5 日初诊。

患儿反复咳嗽 20 余天，曾服中西药未能奏效。现症咽喉干痒、干咳无痰，早晚为著，口干喜饮，饮水后咳嗽可暂时缓解，饮食减少，大便干结，两天一次，小便正常，舌尖红、苔薄白乏津，脉微数。

诊断：咳嗽。

辨证：燥热伤肺。

治法：润肺清热，化痰止咳。

方剂：自拟润肺饮加减。

药物：天冬 12g   麦冬 10g   紫菀 12g   百部 12g

白前根 10g   杏仁 6g   瓜蒌子 12g   枇杷叶 12g

川贝母 5g   知母 10g   黄芩 10g   蜂蜜（冲服）30g

11 月 8 日复诊：服上方 2 剂后咳嗽好转，余证悉减，守方继服 2 剂后痊愈。

按语：肺体属金，喜润恶燥，燥热咳嗽者，以咽干喉痒，干咳无痰或痰少而黏，咳之难出，甚则痰中带血，口干喜饮，饮后咳减复如故，苔薄白或薄黄而干为辨证着眼点。治法宜润肺清热、化痰止咳。为此胡老在止嗽散基础上减去荆芥、桔梗、陈皮、甘草，加天冬、麦冬、蜂蜜、知母、川贝母养阴润燥、清热化痰，名之曰"润肺饮"，临床治疗燥热咳嗽或肺热阴伤咳嗽效果均佳。

（12）痰热咳嗽

陆某，女，1 岁 8 个月，1964 年 11 月 26 日初诊。

患儿咳嗽 3 天，加重 1 天，咳则连声，喉间痰鸣，咳吐黏稠涎沫，流清涕，胃纳差，大小便正常，舌苔白黄，指纹青红。

诊断：咳嗽。

辨证：痰热壅肺。

治法：祛痰清热，利肺止咳。

方剂：自拟新制六安煎加减。

药物：化橘红 5g　法夏曲 5g　茯苓 6g　杏仁 5g
　　　炙苏子 5g　黄芩 5g　瓜蒌皮 6g　信前胡 6g
　　　射干 5g　紫菀 6g　麻黄 3g

11 月 28 日复诊：服上方 2 剂后咳嗽明显缓解，时闻痰鸣，时流清涕，胃纳尚差，苔纹同前，遂改用止嗽散加减：

荆芥 5g　桔梗 5g　紫菀 6g　百部 6g
白前 5g　杏仁 5g　黄芩 5g　瓜蒌皮 6g
枇杷叶 6g　炒山楂 6g　建曲 6g

12 月 1 日三诊：继服上方 2 剂后已不咳嗽，胃纳略增，余无不适，改用香砂异功散调理善后。

按语： "脾为生痰之源，肺为贮痰之器"，咳嗽多因痰作祟，唯有痰多痰少，痰清痰稠，易吐难吐，会吐不会吐之分。因咳而动痰者，咳为重，主治在肺；因痰而嗽者，痰为重，主治在脾；咳痰并重则肺脾同治。本案患儿咳则连声，喉间痰鸣，咳吐黏稠涎沫，属痰热咳嗽，痰热并重之证，治当祛痰清热，利肺止咳。胡老将张景岳六安煎中陈皮易为化橘红，法半夏易为法夏曲或京半夏，白芥子易为炙苏子，减其温燥之性，更名为新制六安煎，临床治疗痰热咳嗽，痰热并重或痰重于热者，疗效甚佳。

（13）哮喘

刘某，男，14 岁，1964 年 11 月 2 日初诊。

患儿病哮喘 10 余年，经常复发，遇寒尤甚。近来每晚午夜时分均要发作，咳嗽痰鸣，气喘息促，甚则张口抬肩，胸部胀满，头昏痛，每晚均须服氨茶碱方能入睡。鼻塞、喷嚏、清涕，口不干渴，食可，舌微红，苔薄白，脉滑。

诊断：哮喘（发作期）。

辨证：痰湿阻肺。

治法：化痰利肺，降逆平喘。

方剂：自拟新制六安煎加减。

药物：化橘红 10g　法夏曲 10g　茯苓 12g　杏仁 10g

炙苏子 15g　　　炙复花 12g　　　葶苈子 10g　　　瓜蒌仁 12g

信前胡 15g　　　甘草 3g

11 月 7 日复诊：服上方 4 剂后病大减，哮喘停发，唯鼻塞、流涕，轻咳有痰，舌苔薄白，脉平。遂改用荆防止咳汤加减，药用荆芥、防风、薄荷、杏仁、瓜蒌皮、信前胡、茯苓、桔梗、甘草等煎服 2 剂，诸症悉除。

11 月 28 日再诊：近日受凉感冒，哮喘又发，咳嗽，痰鸣，气紧，入夜加剧，夜不能寐，食可，二便正常，唇舌红，苔薄黄，脉浮数，湿痰有化热之象，故改用化痰清热，利肺平喘法，守 11 月 2 日方加减：

化橘红 10g　　　法夏曲 10g　　　茯苓 12g　　　杏仁 10g

炙苏子 15g　　　黄芩 10g　　　瓜蒌皮 15g　　　前胡 15g

射干 10g　　　紫菀 15g　　　麻黄 5g

12 月 4 日四诊：服上方 2 剂后，咳嗽、痰鸣、气紧明显缓解，夜能入睡，效不更方，继服 2 剂。

12 月 7 日五诊：病续减，饮食、睡眠、二便正常。唯渴喜热饮，舌尖红，苔薄黄，脉平，遂守方加减：

上方去苏子、麻黄，加天花粉 15g，川贝母（冲服）5g，继服 2 剂，诸症悉除。

此后改用益肺健脾补肾法，用玉屏风散、六君子汤合方加补骨脂、淫羊藿、菟丝子等品扶正，调治 2 月而愈。

按语： 小儿哮喘，病有宿根。临床所见多为本虚标实之证。正气虚弱为哮喘之本，宿痰内伏为哮喘之根，非时之感为诱发之因，痰鸣气急为本病之标。治疗哮喘发作期以标实为主，当攻邪以治其标；缓解期以本虚为主，当扶正以治其本；若虚中有实，虚实夹杂者，则当扶正祛邪，标本兼顾。

"脾为生痰之源，肺为贮痰之器"，小儿或因脾常不足，或因饮食不节，以致水湿不化，聚而成痰，伏留于肺，遇外邪诱发，则痰壅气逆，肺失宣降而发哮喘。胡老治疗小儿哮喘紧紧抓着痰与虚辨证论治。本案患儿哮喘复发，痰鸣喘促，标症为急，故先后两次以新制六安煎加减，祛痰利肺，降逆平喘，治其标。哮喘缓解后改用益肺健脾补肾法扶正补虚而愈。

用药方面：凡哮喘病人，痰不清稀，胡老用六安煎常以化橘红易陈皮，法夏曲易法半夏，苏子易白芥子，以减轻原方温燥之性。咳喘痰鸣者加射干、紫菀、麻黄；痰饮内伏者则加炮姜、细辛、五味子，此皆师法张仲景射干麻黄汤与小青龙汤。

（14）脾胃虚弱

程某，女，13岁，1964年7月27日初诊。

患儿长期胃纳不佳，消化不好，大便溏带不消化食物，口干喜热饮，尿微黄，量多，苔白微黄，脉沉弱。

诊断：厌食。

辨证：脾胃虚弱。

治法：开胃健脾，行气助运。

方剂：五味异功散加味。

药物：潞党参24g　　　炒白术15g　　　茯苓12g　　　陈皮6g

　　　砂仁6g　　　　山药15g　　　　炒谷芽15g　　　炙甘草5g

8月1日二诊：纳食有所增加，精神较好，唯出汗多，余症同前，守上方加龙骨20g，牡蛎20g。

8月8日三诊：服上方4剂后食量更增，精神面色更有好转，仍出汗多，余症均正常，守上方加浮小麦30g，再服4剂。

8月12日四诊：病情较前更趋好转，出汗减少，苔薄白，脉平。再守方合玉屏风散加减调理善后：

　　　潞党参24g　　　炒白术12g　　　茯苓12g　　　陈皮6g

　　　炙黄芪24g　　　防风5g　　　　炒白芍12g　　　麦冬10g

　　　炒谷芽15g　　　炙甘草5g

按语：胃主受纳，脾主运化。脾健胃和，纳运正常。《明医指掌》云："脾不和则食不化，胃不和则不思食，脾胃不和则不思食而且不化。"《图书编·脾脏说》又云："脾之于胃，如转磨也。化其生而为熟也。食不消，脾不转也。"对于脾胃不和，食少纳差，消化不良患儿，胡老喜用钱氏异功散以开胃健脾，原因在于本方无呆补之弊。诚如张山雷评说："此补脾而能流动不滞，陈皮一味果有异功，以视《局方》四君子，未免呆笨不灵者，洵是放一异彩。"所以胡老赞异功散是开胃运脾第一方。

临床上胡老使用本方常在辨证基础上，酌情佐以砂仁、藿香、枳壳、厚朴等理气宽中；焦山楂、谷麦芽、鸡内金等消食助运；脾虚便溏者常加怀山药补脾；口干喜饮者，加麦冬、石斛、天花粉生津；汗多者加龙骨、牡蛎、浮小麦敛汗；合并肺气虚者，则合玉屏风散固表，可收肺脾同治之效。

（15）食积化热

案1 黄某，女，1岁9个月，1964年10月6日初诊。

半月前因食鸡肉及月饼过多，致食量减少，发热10余日，曾服西药治疗未效。现仍发热（体温37.8℃），入夜为甚，出冷汗，口干喜饮，大便稀溏，色黄量少，有热胀感，小便淡黄量可，舌苔黄乏津，指纹沉滞。

诊断：发热。

辨证：食积化热。

治法：消食宽胃清热。

方剂：楂曲平胃散加减。

药物：焦山楂 10g   建曲 6g   苍术 5g   陈皮 5g

   厚朴 6g   连翘 6g   云木香 6g   黄连 3g

   黄芩 6g   天花粉 6g

10月8日复诊：体温37.2℃，服上方1剂后发热、口干渴均减轻，食略增，大便昨日至今未解，轻咳痰不利，余同前。效不更方，守方加减：上方去建曲，加杏仁 6g，川贝母 5g。

10月10日三诊：体温36.7℃，继服上方1剂后发热退，食量增，流涕咳痰不利，大便干，昨未解，小便淡黄量少，舌苔白黄薄，指纹青红，遂改用宣肺疏风、化痰止咳法，方用止嗽散加减：

荆芥 5g   桔梗 5g   紫菀 10g   百部 10g

白前 6g   杏仁 5g   川贝母 5g   瓜蒌仁 6g

黄芩 6g

煎服2剂后，流涕、咳嗽即愈。

案2 冯某，女，2岁，1964年11月10日初诊。

患儿1个多月以来，每于晚间入睡前后觉口唇干燥，渴而引饮，睡眠欠佳，易惊醒，手足心热，食少，稍多食则呃逆，大便干燥，尿频而量少，色黄有热烫感，唇红略干，舌尖红，苔薄白，指纹沉滞不显。

诊断：积滞。

辨证：食积化热伤阴。

治法：清心导赤，消积养阴。

方剂：黄连导赤散合增液汤加减。

药物：生地黄 10g   淡竹叶 6g   木通 5g   黄连 3g

         玄参 10g   麦冬 6g   天花粉 10g   焦山楂 6g

         鸡内金 6g   栀子 5g   知母 6g

11 月 12 日复诊：服上方 2 剂后大便不燥，排便通畅，小便已无热烫感，饮食增加，食后不呃，仍喜饮水，夜卧尚惊，余同前。守方加减：上方去栀子加蝉蜕 5g，继服 2 剂。

11 月 16 日三诊：饮水减少，夜卧不惊，二便正常，舌苔、指纹同前。鉴于胃阴不足，故予加味益胃汤善后。

北沙参 10g   生地黄 10g   玉竹 10g   麦冬 6g

生山楂 6g   生谷芽 10g   乌梅 3g   冰糖 3g

按语："饮食自倍，肠胃乃伤"。上述两案均系喂养不当，饮食不节，导致食积，积久化热之证。案 1 病程较短，仅化热而已，案 2 病程较长，已有化热伤阴之象。故其治疗，案 1 仅用楂曲平胃散加清热之品，热即退；案 2 因热与伤阴并重为主，食积为次，故首诊以黄连导赤散合增液汤清热养阴，加焦山楂、鸡内金消食助运，三诊予加味益胃汤养阴益胃，俾郁热清，阴液复，食自增。

（16）呕吐

案 1 余某，女，1 岁 4 个月，1964 年 10 月 26 日初诊。

患儿昨日下午因喂养不当，过食油腻生冷之物，当即呕吐，共吐 5 次，吐出所食之物。今晨又吐 6 次，吐出乳食与涎沫，烦躁，少眠，大便干，小便黄少，苔薄黄，指纹青红。

诊断：呕吐。

辨证：乳食积滞。

治法：消导和中，降逆止呕。

方剂：楂曲平胃散加减。

药物：焦山楂 6g　　　炒麦芽 10g　　　苍术 5g　　　陈皮 5g

厚朴 5g　　　炒黄连 1.5g　　　竹茹 6g　　　藿香 5g

10 月 27 日复诊：患儿服上方 1 剂后呕吐即止，现唯食欲未复，大便稀溏，夹有不消化物，遂改用扶脾益胃法，方用异功散加减以善后：

南沙参 10g　　　炒白术 5g　　　茯苓 5g　　　陈皮 5g

怀山药 6g　　　焦山楂 6g　　　炒麦芽 10g　　　炙甘草 3g

案 2　杨某，女，4 岁，1964 年 8 月 1 日初诊。

患儿前天吃生冷食物后即现腹痛，呕吐所食之物，口干喜热饮，不思食，大便干，小便正常，舌苔薄白，脉沉缓。

诊断：腹痛，呕吐。

辨证：胃寒兼伤食。

治法：温中消导，降逆止呕。

方剂：香砂平胃散加减。

药物：云木香 10g　　　砂仁 5g　　　苍术 6g　　　陈皮 5g

厚朴 10g　　　炮姜 3g　　　藿香 6g　　　建曲 10g

麦芽 10g

8 月 3 日复诊：腹痛呕吐缓解，现食少，微咳，余症同前。守方加减：上方去砂仁、云木香、炮姜、藿香，加炒谷芽 12g，杏仁 6g，紫苏叶 5g，1 剂。

8 月 5 日三诊：现不咳嗽，唯食少纳差，喜饮水，余无异状，改用扶脾益胃法，方用五味异功散加减：

南沙参 15g　　　白术 10g　　　茯苓 10g　　　陈皮 5g

麦冬 10g　　　石斛 10g　　　炒谷芽 15g　　　炙甘草 3g

建曲 10g

此方继服 4 剂后，纳食增加，饮水减少，精神亦转佳。

案 3　刘某，女，3 岁，1964 年 10 月 26 日初诊。

患儿 7 天前发热，头痛，咳嗽，呕吐（3～4 次/日），吐出风泡痰液，当日曾服中药 1 剂无效，后又转服西药，服后热退，但仍头痛，呕吐，轻咳，纳差，口不渴，大便稀溏，小便正常，舌苔薄白，脉浮。

诊断：头痛，呕吐。

辨证：外寒内湿。

治法：解表化湿，升清降浊。

方剂：藿香正气散加减。

药物：藿香 6g　　　紫苏叶 6g　　　白芷 5g　　　陈皮 6g

　　　法半夏 6g　　　茯苓 10g　　　苍术 6g　　　厚朴 6g

　　　杏仁 5g　　　生姜 2 片（自加）

　　　水煎服，1 剂。

10 与 27 日复诊：头已不痛，亦不呕吐，纳食转佳，仅有轻咳未愈，遂改用疏风利肺法，方用止嗽散加减：

荆芥 3g　　　　　桔梗 5g　　　　　紫菀 6g　　　　　百部 6g

白前 6g　　　　　陈皮 6g　　　　　法半夏 6g　　　　杏仁 5g

枇杷叶 10g　　　建曲 6g

此方服 1 剂后咳嗽痊愈。

按语：脾主升清，胃主降浊，脾宜升则健，胃宜降则和。以上 3 案皆为升降失调，胃气上逆之呕吐，治当升清降浊、和胃止呕。由于病因有所不同，故方药亦有所不同。案 1 为喂养不当，伤食所致，但因夹热，呕吐兼烦躁少眠，故方用楂曲平胃散消食导滞，加黄连、竹茹以清热止呕；案 2 为饮食不节，生冷伤胃所致腹痛呕吐，口干喜热饮，故用香砂平胃散行气止痛，加炮姜、藿香以温胃止呕；案 3 为外感风寒，内伤湿滞所致头痛呕吐，故用藿香正气散加减解表化湿，加生姜、紫苏叶、白芷解表止痛，以苍术易白术助陈皮、法半夏、藿香、厚朴燥脾祛湿，和胃止呕，以收表里同治，痛止呕止之功效。

（17）泄泻

案 1　赖某，男，5 个月，1957 年 11 月 12 日初诊。

患儿腹泻 7 天，前 3 天每日大便 3～4 次，色黄稀糊状，夹有奶瓣，近日每天腹泻 5～6 次，稀水样带风泡，食少、时吐乳。昨起流清涕，微咳嗽，小便短少，舌苔薄白，指纹青红。

诊断：泄泻。

辨证：内伤食滞，外感风寒。

治法：消食导滞，和中分利，佐以解表。

方剂：小和中饮加减。

药物：山楂炭 5g   陈皮 5g   厚朴 5g   茯苓 5g

       炒扁豆 5g   泽泻 5g   车前子 3g   紫苏叶 5g

       防风 3g

服上方 2 剂后，小便增加，腹泻好转。大便糊状，每日 2 次，已不吐奶，流涕少，有目眵，微咳嗽，有痰声，舌苔、指纹同前。据此改用疏风清热法，桑菊饮加减：

桑叶 5g   菊花 5g   薄荷 3g   连翘 5g

杏仁 3g   桔梗 3g   黄芩 3g   瓜蒌皮 5g

车前子 3g

此方连服 2 剂后即不流涕，亦无目眵，不咳嗽。

案 2　邹某，男，58 天，1957 年 11 月 24 日初诊。

患儿腹胀半月，腹泻 6 天，每天 10 余次，大便稀糊状或稀水样，色黄绿夹有奶瓣与黏液，吃奶后易呃逆，夜卧不安，小便短少，舌苔薄白，指纹沉滞。

诊断：泄泻。

辨证：伤食夹热。

治法：消食导滞，和中分利，佐以清热。

方剂：小和中饮加减。

药物：山楂炭 3g   炒麦芽 5g   陈皮 3g   厚朴 3g

       茯苓 5g   泽泻 3g   广木香 3g   砂仁壳 3g

       黄连 1.5g

服上方 2 剂后，小便增多，大便次数减少，每日 3 ~ 4 次，外观中药色，奶瓣黏液少，夜卧安静。现唯腹胀时呃逆，舌苔、指纹同前。此乃脾胃不和，升降失调，遂改为宽中行气，和胃降逆法，方用香砂平胃散加减：

广木香 3g   砂仁壳 3g   苍术 3g   陈皮 3g

厚朴 5g   山楂炭 3g   炒麦芽 5g   茯苓 5g

京半夏 3g

继服上方 2 剂，大便正常，腹胀明显缓解，亦不呃逆，唯食欲不佳，遂用香砂异功散健脾益气，调理善后：

潞党参 6g	炒白术 3g	茯苓 5g	陈皮 3g
藿香 3g	砂仁壳 3g	厚朴 3g	山楂炭 3g
炒麦芽 5g			

案 3 王某，男，10 月，1964 年 10 月 6 日初诊。

患儿前天吃鸡汤后腹泻稀便，每天 4～5 次，有时为黄水样带黏液及泡沫，睡时出汗，舌苔薄白根厚，指纹沉滞。

诊断：泄泻。

辨证：伤食夹热。

治法：宽胃和中清热。

方剂：楂曲平胃散加减。

| 药物：山楂炭 5g | 炒麦芽 10g | 苍术 5g | 陈皮 3g |
| 厚朴 5g | 黄芩 5g | 白芍 6g | 生甘草 1.5g |

10 月 8 日二诊：服上方 2 剂后，大便次数减少，仍带风泡，余同前。守上方加防风 3g。

10 月 10 日三诊：继服上方 2 剂后其病痊愈。

案 4 唐某，男，7 月，1964 年 8 月 29 日初诊。

患儿出生后经常腹泻，迭经治疗，仍未痊愈，严重时每日泻黄绿色稀大便 9～10 次，5 天前曾到我院就诊，某医生诊断为"脾虚久泻"，以扶脾健胃法治之，予橘半六君方加炙黄芪、炙粟壳、草豆蔻、木香、建曲等，先后 4 剂，仍未获效，遂转请胡老诊治。当时症状仍日泻 7～8 次，便色青黄，带有不消化食物，食少，头汗多，小便正常，舌苔白黄厚腻，指纹青红。

诊断：泄泻。

辨证：脾虚夹食。

治法：健脾和中，宽胃消食。

方剂：小和中饮加减。

药物：陈皮 3g	茯苓 6g	厚朴 3g	炒扁豆 5g
山药 6g	藿梗 3g	砂仁壳 3g	建曲 5g
炒麦芽 9g	炙甘草 1.5g		

9 月 9 日二诊：服上方 3 剂后，病情显著好转，现每日只泻 1～2 次，仍带有不消化之物，头汗较前减少。食欲转佳，小便正常。舌苔指纹皆正常。守方加

减：上方去藿梗加炒白术 6g。

9月 12 日三诊：病情继续好转，继服上方 2 剂后痊愈。

案 5　陈某，男，1 岁 1 个月，1964 年 9 月 26 日初诊。

因喂养不当，患儿昨日起腹泻，昼夜 12 次，泻下白色或青色蛋花样稀便，喷射而出，常有黏液，腹胀，时有肠鸣，烦躁，睡卧不安，时出冷汗，纳差，尿少微黄，舌红苔黄，指纹沉滞。

诊断：泄泻。

辨证：内伤食滞。

治法：消导和中分利。

方剂：胃苓汤加减。

药物：炒麦芽 10g　　建曲 6g　　　苍术 5g　　　陈皮 3g

　　　厚朴 5g　　　　茯苓 10g　　　猪苓 5g　　　泽泻 5g

　　　藿梗 5g　　　　黄连 1.5g

9月 28 日二诊：服上方 2 剂后，小便增多，每日腹泻次数减为 3～4 次，糊状，烦躁减轻，夜卧安稳，余同前，守方加减：上方去藿梗、黄连，加大腹皮 6g。

9月 30 日三诊：继服上方 2 剂后，腹泻痊愈，处六神汤 2 剂调理善后。

案 6　曾某，女，3 岁，1964 年 10 月 10 日初诊。

患儿平时饮食不洁，腹泻 10 余日，初带白色黏液，后转为红色，每日 10 余次，曾服"红白痢证丸"未效，现大便每日仍 10 余次，量少有黏液，腹痛里急，腹胀，肠鸣，纳差，鼻唇干燥，入夜烦躁不安，口干喜饮，小便黄少，舌苔微黄厚，脉滑数。

诊断：泄泻。

辨证：湿热泻。

治法：燥湿清热，行气止痛。

方剂：楂曲平胃散合芩芍香连丸加减。

药物：焦山楂 6g　　建曲 6g　　　苍术 5g　　　陈皮 3g

　　　厚朴 6g　　　　云木香 6g　　黄连 3g　　　黄芩 6g

　　　炒白芍 10g

10月12日二诊：服上方2剂后，腹泻次数明显减少，大便量少成条，尚有少许红色黏液，腹不痛，不胀，无肠鸣，苔微黄，脉微数。效不更方，加地榆炭6g。

10月14日三诊：大便正常，已无黏液，夜卧安稳，现唯纳差喜饮，舌脉同前，遂改用益胃生津、健脾助运法，处益胃汤加减：

北沙参10g	麦冬6g	石斛6g	生地黄6g
天花粉10g	山药10g	生山楂6g	生谷芽10g

案7　蒋某，男，2岁。住院日期：1962年6月30日~7月5日。

患儿入院前2日突发高热，呕吐酸臭乳食，大便稀薄，喷射而出，色黄带黏液和不消化食物，每日5~6次，烦渴喜冷，腹胀肠鸣，小便短赤，苔白黄而腻，指纹沉滞色紫。检查：体温39.3℃，急性热病容，神倦嗜睡，眼眶轻度凹陷，皮肤弹力下降，大便脓球少许。

诊断：泄泻（西医诊断：急性胃肠炎）。

辨证：暑热夹食泻。

治法：清热解暑，消食和中。

方剂：加味黄连香薷饮。

药物：香薷5g	厚朴6g	炒扁豆10g	荷叶10g
黄连3g	连翘10g	滑石10g	通草5g
谷芽10g	竹茹10g		

二诊：服上方2剂后汗出热解，呕吐止，大便每日3次，色黄质稀，精神食欲好转，玩耍嬉戏如常。暑湿已除，改用宽胃导滞法，方用楂曲平胃散：

焦山楂6g	建曲6g	苍术5g	厚朴6g
陈皮6g	木通6g	焦栀子5g	甘草1.5g

三诊：服上方1剂后，诸症悉平，大便正常，唯烦躁转增，轻微咳嗽，苔白黄微腻，此乃积滞之热未尽，改用消导清热法，方用保和丸加减：

焦山楂6g	建曲6g	茯苓6g	法半夏6g
厚朴6g	莱菔子6g	连翘10g	杏仁6g
滑石10g			

四诊：服上方2剂后不烦躁，亦不咳嗽，舌苔、指纹正常，化验检查无异常，痊愈出院。

案8 赵某，女，6个月，1960年11月2日初诊。

患儿腹泻1月余，每日5～6次，大便如蛋花样，量多色白，小便短少，形体消瘦，神倦纳差，腹部虚胀，面白唇淡，舌淡苔白，指纹淡红。

诊断：泄泻。

辨证：脾虚寒泻。

治法：健脾益气，温中止泻。

方剂：香砂异功散合六神汤、理中汤加减。

药物：南沙参6g　　炒白术6g　　茯苓6g　　陈皮5g

　　　藿香1.5g　　砂仁1.5g　　怀山药6g　　炒扁豆6g

　　　炮姜1.5g　　车前子3g

11月6日二诊：服上方4剂后，小便增多，大便每日2次，糊状，带少许不消化物，精神食欲转好，腹胀减轻，守方加减：

上方去炒扁豆、车前子加焦山楂5g，炒麦芽6g。

11月11日三诊：继服上方4剂，大便正常，精神食欲好，腹不胀。守方加减，调理善后。

南沙参6g　　　炒白术6g　　　茯苓6g　　　陈皮5g

怀山药6g　　　炒扁豆6g　　　砂仁1.5g　　焦山楂5g

炒麦芽6g

此方连服6剂，精神食欲正常，唇舌转红，其病告愈。

案9 舒某，男1岁1个月，1964年11月4日初诊。

患儿半年多来，纳呆食少形瘦，稍多食即不消化而腹泻，每日1～3或7～8次，且经常发热。现症面黄肌瘦，神差，腹胀，舌质偏淡，舌苔薄白花剥，指纹青沉滞。

诊断：泄泻。

辨证：脾虚泻。

治法：补气健脾助运。

方剂：六神汤加减。

药物：南沙参12g　　炒白术10g　　茯苓10g　　山药10g

　　　炒扁豆10g　　炙甘草3g　　炒谷芽12g　　砂仁3g

11 月 9 日二诊：服上方 4 剂后，泻止，精神好转。

守方加减：上方去炒扁豆加陈皮 5g，继服 4 剂调理善后。

案 10 李某，男，1 岁 3 个月。住院日期：1963 年 11 月 12 日~17 日。

患儿 2 周前因喂养不当，多食致泻，失于治疗。10 天前病情加重，腹泻水样便，每日 10 余次，量多色黄夹不消化食物及少许黏液，不食，食入即吐，伴身热、烦渴、小便短黄等症。经某医院治疗 2 日效果不显，遂到我院就诊。现诸症同前，苔白乏津，指纹不显。体温 38.2℃，急性脱水病容，面色苍白，神倦嗜卧，语音低微，发育营养欠佳，皮下脂肪少，皮肤干燥，弹力下降，眼眶凹陷，肺（−），心律齐，心尖区有Ⅲ级收缩期粗糙杂音，大便培养疑似致病性大肠杆菌生长。

诊断：泄泻、呕吐（西医诊断：中毒性消化不良）。

辨证：脾虚亡津，阴液不足。

治法：健脾益气，益胃生津。

方剂：钱氏七味白术散加减。

药物：南沙参 15g　　炒白术 10g　　茯苓 10g　　粉葛 12g
　　　藿香 6g　　　云木香 5g　　乌梅 6g　　黄连 3g
　　　炙甘草 3g

服上方 1 剂后身热退，烦渴、呕吐减轻，苔少乏津，上方去黄连，粉葛加至 15g，2 剂后口渴、呕吐均止，诸症减轻，大便每日 9 次，苔白津回，腹泻尚重，遂改用健脾止泻法，六神汤加味：

南沙参 15g　　炒白术 10g　　茯苓 10g　　炒扁豆 10g
怀山药 10g　　炒麦芽 10g　　炙甘草 3g

服 1 剂后诸症更减轻，唯大便次数仍多，似有滑脱之象。上方加罂粟壳 1.5g，乌梅 6g，再服 2 剂后大便正常，已能玩耍，苔白津回。原方去罂粟壳、乌梅，再进 2 剂后查体及化验检查均正常，痊愈出院。

案 11 杜某，男，13 岁，1964 年 11 月 17 日初诊。

患儿反复腹泻 3 月余，缘于暑假某日食肉后即下河游泳而患腹泻，至今未愈。现日泻 2~3 次或 5~6 次不等，大便呈水样或稀糊状，色黄白带有不消化之物，无脓血黏液，腹不痛不胀，食少厌油，食之即泻，口渴喜饮，小便清长，面黄唇淡而干，舌苔薄白，脉沉缓。

诊断：泄泻。

辨证：脾虚。

治法：补气健脾，温肾暖脾。

方剂：七味白术散加减。

药物：潞党参 18g　　炒白术 12g　　茯苓 10g　　葛根 15g

　　　藿香 10g　　　炮姜 5g　　　山药 15g　　补骨脂 12g

　　　山楂 10g　　　炙甘草 5g

11月19日二诊：服上方2剂后，口不甚渴，大便每天2次，较前干稠，但仍夹有不消化食物，苔薄白略干，脉沉缓。效不更方，上方加肉豆蔻 10g。

11月23日三诊：继服上方2剂，大便正常，再进2剂，诸症悉除。

按语： 小儿泄泻，伤食居多。案1至案5虽同属伤食泻，但兼证各不相同，有兼表者，有夹热者，有兼脾虚者，有成水泻者，故治疗亦同中有异。伤食泻治当消食导滞，和中分利，胡老喜用张景岳之小和中饮（山楂、陈皮、厚朴、茯苓、扁豆、甘草）加减。案1伤食泻兼表，原方去甘草加泽泻、车前仁分利，紫苏叶、防风解表；案2、案3为伤食夹热泻，则用小和中饮加黄连或黄芩清热；案4兼脾虚，则加山药、炒白术补脾；案5因伤食泻水样便，湿偏甚，故改用胃苓汤加减，在消导和中基础上利小便以实大便，此即张景岳"泄泻之病，多见小水不利，水谷分则泻自止，故曰：治泻不利小水，非其治也"之意。因其湿甚，除了利湿、燥湿，更加藿香芳香化湿，水湿祛、脾气升，泻乃愈。

案6系湿热泻，大便次多量少带黏液，腹痛里急，故在楂曲平胃散基础上合香连丸、黄芩汤燥湿清热、行气止痛。案7系暑热夹食泻，高热烦渴，大便稀薄，喷射而出，色黄带黏液，故在王孟英黄连香薷饮基础上加连翘、荷叶、谷芽、竹茹以清热解暑、消食和中。

案8为脾虚寒泻，便如蛋花，量多色白，伴面白唇淡，舌淡苔白，指纹淡红，故以香砂异功、六神汤、理中汤合方化裁，以健运脾气、温中止泻。案9脾虚久泻兼腹胀纳差，故与六神汤补气健脾加砂仁、谷芽行气健胃。

案10为水泻兼吐，身热烦渴，脾虚亡津，故以钱氏七味白术散加乌梅、黄连健脾益气、益胃生津。在热退、烦渴、呕吐减轻之后，改用六神汤加罂粟壳、乌梅健运脾土、收敛止泻。仅服 2 剂，大便即转正常。

案 11 脾胃虚弱，久泻口渴，故用钱氏七味白术散健运脾土，止泻生津，更加二神丸（补骨脂、肉豆蔻）温肾暖脾，仅服 6 剂，久泻口渴即愈。

张景岳云："脾弱者，因虚所以易泻，因泻所以愈虚。"有鉴于此，胡老在患儿泻止之后，尤其是久泻之后，都要调理脾胃善后。偏于脾胃气虚者，用异功散如案 8、案 9 或者香砂异功散如案 2；偏于脾胃阴虚者，用益胃汤加减如案 6。

（18）腹痛

案 1　田某，女，2 岁 10 个月，1964 年 9 月 2 日初诊。

患儿 1 周来腹痛，便稀，便后则痛减，食少，食后易呃逆，腹胀，矢气少，面色青黄，小便微黄，舌质偏淡，苔薄白，指纹青红。

诊断：腹痛。

辨证：食积。

治法：消食宽胃，行气止痛。

方剂：楂曲平胃散加减。

药物：焦山楂 6g　　　炒麦芽 10g　　　苍术 6g　　　陈皮 5g

　　　厚朴 6g　　　　云木香 6g　　　　砂仁 3g　　　大腹皮 6g

9 月 23 日复诊：月初服上方 2 剂后腹痛即止，余症悉减。因故未再治疗。现腹胀，胃纳不佳，食后呃逆，大便带有不消化食物，小便正常，舌苔薄白，指纹青红。证属脾胃不和，治当宽胃运脾、行气消胀，仍用楂曲平胃散加减：

焦山楂 6g　　　炒谷芽 15g　　　苍术 6g　　　青皮 5g

厚朴 6g　　　　枳壳 5g　　　　藿梗 6g　　　法半夏 6g

9 月 26 日三诊：服上方 2 剂后频转矢气，腹胀减轻，食后呃逆减少，再服 2 剂后痊愈。继与五味异功散调理善后。

案 2　郑某，女，8 岁，1964 年 10 月 14 日初诊。

患儿脐周疼痛 4 天，阵阵发作，痛时欲呕，痛喜揉按，精神、胃纳欠佳，口不渴，大便正常，小便不黄，舌质正红，苔薄白，脉沉滑。

诊断：腹痛。

辨证：虫积。

治法：温中安蛔。

方剂：椒梅理中汤加减。

药物：党参 20g　　炒白术 12g　　干姜 6g　　　金铃炭 10g

　　　乌梅 15g　　　黄连 5g　　　　川椒（去目）30 粒

10 月 17 日复诊：服上方 2 剂后腹痛减，不呕，精神、食欲仍差，余同前。遂改用扶脾益胃驱虫法，用香砂异功散加减：

党参 20g　　　　炒白术 12g　　　茯苓 10g　　　陈皮 10g

云木香 10g　　　砂仁 6g　　　　金铃炭 10g　　干姜 6g

黄连 5g　　　　　槟榔 12g　　　　使君肉 12g

10 月 20 日三诊：继服上方 2 剂，便蛔 1 条，腹痛已止，精神食欲好转，余无不适，守方加减。上方去金铃炭、槟榔、使君肉加焦山楂 10g，建曲 10g 调理善后。

案 3　李某，女，7 岁，1964 年 11 月 5 日初诊。

近 1 月来患儿阵发性绕脐腹痛，每晚睡后龂齿流涎，时说梦话，食少形瘦，口干喜饮，口臭，口角糜烂，大便干，小便黄，舌尖红，苔薄黄，脉滑微数。

诊断：腹痛。

辨证：虫积脾热。

法治：清热泻脾，安蛔驱虫。

方剂：泻黄散加减。

药物：石膏 15g　　栀子 6g　　　防风 5g　　　藿香 10g

　　　知母 10g　　黄连 5g　　　乌梅 10g　　　川椒（去目）30 粒

　　　槟榔 12g　　使君肉 12g

11 月 7 日复诊：服上方 2 剂后，先后便下蛔虫 2 条，腹痛消失，亦无龂齿流涎，口微臭，口角糜烂未愈。虫积去，热未净，上方合导赤散加减：

石膏 15g　　　栀子 6g　　　　防风 5g　　　藿香 10g

知母 10g　　　黄连 5g　　　　生地黄 12g　　淡竹叶 10g

川木通 6g　　　生甘草 3g

11 月 9 日三诊：继服上方 2 剂，口不臭，口角糜烂愈，睡眠安稳，二便正常。现唯知饥纳差，喜有味食物，故与五味异功散加焦山楂、建曲、胡黄连调理而愈。

按语："痛则不通"，腹痛是外感或内伤引起气机阻塞不通，气血运行不畅所致。根据"六腑以通为用"和"通则不痛"理论，治疗腹痛，关键在一个"通"字，或消导以通，或温运以通，或安蛔以通，或泄热以通，或化瘀以通，或疏肝以通，各有不同。案1患儿系食积腹痛，方用楂曲平胃散加减，体现消导以通；案2案3均系虫积腹痛，只是案3同时有脾胃积热而已。分别以椒梅理中汤和泻黄散加减治之，体现安蛔以通，泄热以通。

由于蛔虫动扰，每因体内寒温失调，故用药每多寒温并用；又因前人有"蛔虫得苦则下，得辛则伏，得酸则静"之说，故往往是苦、辛、酸同用。黄连、川椒、乌梅是代表药物，川椒要麻，量要足，乌梅也应适当重用，否则达不到预期效果。

（19）鼓胀

孙某，男，5岁，门诊号：6914。

患儿2个月前患"急性黄疸型肝炎"，在当地住院治疗，好转出院。因腹胀食少前来就诊。症见腹大如鼓，腹皮绷急，按之不痛，叩之空响，食欲不佳，白睛微黄，大便干，每日或间日一行，小便黄，舌苔白黄，脉象沉数。

诊断：鼓胀。

辨证：脾失健运，气滞血瘀。

治法：运脾行气，利湿清热。

方剂：平胃散合茵陈蒿汤加减。

药物：苍术 10g　　陈皮 10g　　厚朴 10g　　枳壳 10g
　　　　木香 10g　　槟榔 10g　　青皮 6g　　　泽泻 10g
　　　　茵陈 10g　　栀子 6g

服上方3剂后大便正常，腹胀略减，叩之仍空响，目黄减轻，食欲仍差，舌脉同前。守方加减：

苍术 10g　　　青皮 6g　　　厚朴 10g　　枳壳 10g
大腹皮 10g　　茯苓 10g　　　泽泻 10g　　茵陈 10g
栀子 6g　　　郁金 10g

继服上方3剂，腹胀续减，腹皮绷急缓解，食欲好转，目已不黄，二便正常。昨晚心烦，睡不安稳。思《伤寒论》79条："伤寒下后，心烦腹满，卧起不安者，栀子厚朴汤主之。"遂调整方药，增活血化瘀之品，标本兼治：

栀子 6g	厚朴 10g	枳实 6g	大腹皮 10g
砂仁 5g	青皮 6g	当归 10g	丹参 10g
郁金 10g	黄连 5g		

此方连服 6 剂，腹胀减轻十之八九，腹皮松弛软和，叩无空响之声，已不心烦，睡眠好转。本《内经》"大积大聚，其可犯也，衰其大半而止"原则，守上方加减：

栀子 6g	厚朴花 10g	枳壳 6g	大腹皮 10g
砂仁壳 5g	青皮 6g	当归 10g	丹参 10g
郁金 10g	谷芽 10g		

此方再服 6 剂，腹胀全消，胃纳如常。

按语：张景岳云："单腹胀者，名为鼓胀，以外虽坚满，而中空无物，其象如鼓，故名鼓胀。"经云："诸湿肿满，皆属于脾"。患儿病黄疸后出现单腹胀，显系湿热中阻，损伤肝脾，升降失调，气滞血瘀所致。"中满者，泻之于内"。故初期治标为主，用运脾行气，利湿清热法治之，待目黄退，食纳增后，前法佐以活血化瘀之品，标本同治，腹胀衰其大半之后，改原方砂仁为砂仁壳，厚朴为厚朴花者，寓有泻不伤正之意。

（20）黄疸

向某，男，9 岁，门诊号 6065。

患儿饮食不节，兼感风寒，发热 3 天（体温 38～39℃）。伴精神不振，不思饮食，经西医治疗汗出热退。此后发现患儿白睛黄，面色黄，大便溏，灰白色，小便黄，身软无力，怠惰嗜卧，脘痞腹胀，恶心厌油，口和不渴，舌苔白腻，脉象沉滑。

诊断：黄疸。

辨证：阳黄（湿热发黄，湿胜于热）。

治法：运脾利湿，清热退黄。

方剂：茵陈胃苓汤加减。

药物：茵陈 15g	苍术 10g	猪苓 10g	泽泻 10g
茯苓 12g	厚朴 12g	陈皮 10g	栀子 10g
车前草 10g			

二诊：上方连服 3 剂，症减大半，效不更方，守方加减：上方去猪苓、陈皮，加藿香 10g，郁金 12g，芳化湿浊。

再诊继服上方 6 剂后目黄、面黄、小便黄诸症悉除。精神渐佳，食欲渐复，尚感腹微胀，口淡乏味。遂处香砂异功散调理善后。

按语：《伤寒论》259 条云："伤寒发汗已，身目为黄，所以然者，以寒湿在里不解故也。以为不可下也，于寒湿中求之。"本病起于饮食所伤，脾阳不运，寒湿阻于中焦，湿郁化热，湿热蕴蒸，胆热液泄。故治当运脾燥湿，清热退黄。张仲景又云："黄家所得，从湿得之……诸病黄家，但利其小便。"利小便是治疗黄疸重要一环。因此上述治法尚需加入利湿之品，使利湿、燥湿、化湿熔于一炉，配伍茵陈、栀子清热退黄，共奏其效。

（21）痿躄（小儿麻痹）

康某，女，2 岁，1964 年 5 月 13 日初诊。

其母代述，患儿 5 天前突然发热，经注射青链霉素后热退。昨日发现患儿左足不能站立，知觉不灵，口干喜饮，身微热，尿黄，纳差，苔白黄，指纹青紫略滞。

诊断：痿躄。

辨证：湿热阻络。

治法：清热祛湿，舒筋壮骨。

方剂：四妙丸加味。

药物：苍术 6g　　　炒黄柏 4.5g　　　石膏 10g　　　知母 6g

　　　薏苡仁 18g　　川牛膝 6g　　　木瓜 6g　　　连翘 10g

　　　天花粉 6g

5 月 16 日二诊：服上方 2 剂后，身热退，左足站立略见好转，饮食尚差，余症同前。守方加减：

苍术 6g　　　　黄柏 6g　　　　石膏 6g　　　　知母 4.5g

薏苡仁 18g　　川牛膝 6g　　　木瓜 6g　　　续断 10g

桑寄生 12g　　生麦芽 10g

5 月 20 日三诊：继服上方 3 剂，左足已能站立，饮食增加，上方去石膏、麦芽，加千年健 4.5g。

5月26日四诊：患儿连服上方4剂，左足活动好转，已能动步，治当兼顾肝肾，仍以原方加减：

苍术 6g　　　　黄柏 6g　　　　薏苡仁 18g　　　牛膝 6g

木瓜 6g　　　　独活 6g　　　　杜仲 12g　　　　续断 10g

桑寄生 12g　　　菟丝子 12g

经随访得知患儿服上方3剂后即未再服药，此后左足活动完全正常。

按语： 小儿痿证是指肢体筋脉弛缓，表现为抬举、握持、起坐、行走、蹲站等软弱无力，不能运动，日久肢体瘫痪废用，甚至肌肉萎缩的一类病证。临床上以下肢痿软多见，故称"痿躄"。"痿"是指肢体弱而无力，筋脉弛纵不收；"躄"是指下肢足弱无力，不能任地步履之意。痿证多起于湿热病之后，诚如《内经·痿论》所说"湿热不攘，大筋软短，小筋弛长，软短为拘，弛长为痿"。治疗原则是痿证初起，重在祛邪，后期重在扶正。

本案患儿左足不能站立，病属痿躄，缘于发热之后，结合身微热、小便黄、苔白黄分析，证属湿热郁蒸，浸淫筋脉，气血阻滞所致，治当清热利湿，舒筋壮骨。故基础方选用四妙丸。四妙丸是在三妙丸基础上加薏苡仁而成，其组方意义诚如《成方便读》所说："《内经》有云，治痿独取阳明，阳明者主润宗筋，宗筋主束骨而利机关也。苡仁独入阳明，祛湿热而利筋络，故四味合而用之，为治痿之妙药也。"胡老在四妙丸基础上加木瓜以增强舒筋活络作用，并针对身热喜饮合白虎汤；食少纳差加生麦芽；补肝肾强筋骨，则先后加续断、桑寄生、千年健、杜仲、菟丝子等品，守法守方，随证加减，仅服12剂，其病即愈。此乃痿躄（小儿麻痹）初期治法，若迁延日久，则当侧重滋补肝肾，温经通络，强筋壮骨等法治之。

（22）盗汗

案1 曾某，女，6岁，1964年9月10日初诊。

患儿夜卧汗出2月余。汗量多，食量少，日渐消瘦，口干喜饮，面色少华，舌质红，苔薄白，脉虚数。曾经服中药治疗，前医先后按"脾虚卫气不固""阴虚"和"气阴两虚"论治，均未获效，遂转请胡老诊治。患儿当时主诉同前，大便干结，小便黄少，舌红，苔白黄而薄，脉沉细数。

诊断：盗汗。

辨证：阴虚内热。

治法：养阴清热，固表止汗。

方剂：当归六黄汤。

| 当归 12g | 炙黄芪 30g | 生地黄 10g | 熟地黄 12g |
| 黄芩 5g | 黄连 3g | 炒黄柏 6g | |

水煎服 2 剂。

9 月 14 日二诊：服上方后盗汗大减，现仅微汗，口微渴，大便正常，小便淡黄，余同前。守方加减：上方去黄芩，黄连改为 1.5g，另加浮小麦 30g，2 剂。

9 月 17 日三诊：盗汗基本消失，仅于覆被过厚时有微汗，余同前。再守方加减：

当归 12g	炙黄芪 30g	生地黄 10g	熟地黄 12g
南沙参 20g	白术 10g	茯苓 10g	煅牡蛎 15g
浮小麦 30g	炙甘草 3g		

水煎服 4 剂。

9 月 21 日四诊：食量增加，每餐可食米饭二两，口已不渴，时出微汗。据此，改用肺脾同治法，方用玉屏风散合异功散调理善后：

黄芪 30g	防风 3g	炒白术 12g	南沙参 20g
茯苓 12g	陈皮 6g	生谷芽 15g	鸡内金 10g
炙甘草 3g			

案 2 徐某，男，2 岁 1 个月，1964 年 11 月 17 日初诊。

患儿近 4 个月来每晚睡后遍身出冷汗，醒后则无，面稍黄，形较瘦，精神佳，胃纳可，二便正常，微咳半日，流少许清涕，苔薄白微黄，指纹青红。

诊断：盗汗。

辨证：脾虚。

治法：扶脾养血，佐以敛汗。

方剂：归芍四君子汤加味。

药物：党参 12g	白术 10g	茯苓 10g	当归 6g
炒白芍 10g	炙黄芪 10g	煅牡蛎 12g	浮小麦 15g
炙甘草 3g			

11 月 21 日二诊：服药期间又因感受风邪，咳嗽加重，故前方仅服 1 剂，汗稍减。今日咳嗽好转，喉间尚有痰鸣，余同前症，守方加减：上方去炙黄芪，加法夏曲 5g，杏仁 6g。

11 月 25 日三诊：汗出显著减少，现夜卧仅有微汗，食少，偶咳无痰，余无异状，舌苔薄黄，指纹青红。仍本上法，守方加减：

党参 12g	白术 10g	茯苓 10g	陈皮 6g
当归 6g	炒白芍 10g	焦山楂 6g	煅牡蛎 10g
浮小麦 15g	炙甘草 3g		

12 月 9 日患儿母亲带长女来院看病，言患儿服上药后盗汗已愈，食增体胖，体重增加，一般情况甚好云云。

案 3 李某，男，7 岁，1964 年 11 月 4 日初诊。

患儿近半年来食少纳呆，逐渐消瘦，神疲乏力，常出盗汗，时感头昏，食后每有脘腹饱胀之感，大便稀溏，小便清长，唇舌淡，苔薄白，脉沉无力。

诊断：盗汗。

辨证：脾胃虚弱。

治法：扶脾健胃，佐以敛汗。

方剂：香砂异功散加味。

药物：潞党参 20g	白术 12g	茯苓 10g	陈皮 10g
广藿香 10g	砂仁 6g	炙黄芪 15g	煅牡蛎 15g
浮小麦 30g	炙甘草 3g		

11 月 9 日二诊：服上方 3 剂，盗汗即止，头已不昏，纳增神旺，食后不再作胀，舌脉同前。守方加减：上方去牡蛎、浮小麦，加山药 15g。

11 月 13 日三诊：服上方 4 剂后，精神食欲转佳，未出盗汗，大便正常。

按语： 经云："阳加于阴，谓之汗。"无故汗出者，无论自汗、盗汗，总因脏腑气血阴阳失调，营卫不和，腠理开阖失职所致。治疗汗证总的原则是针对病因，调和脏腑气血阴阳。

综观上述 3 案，胡老无论是用当归六黄汤治阴虚血热盗汗，还是用归芍四君加味治脾虚盗汗或香砂异功加味治脾胃虚弱盗汗，无一不是针对病因或养阴清热，或扶脾敛阴或开胃运脾调理脏腑气血阴阳，在此基础上酌加黄芪、龙骨、牡蛎、浮小麦等固表敛汗之品，标本同治。由于气血津液均赖脾胃化生的水谷精微不断补充，故汗止之后，胡老多用异功散调理脾胃善后。

上述 3 案均系盗汗，但并非都是阴虚。张景岳云："自汗亦有阴虚，盗汗亦多阳虚也……自汗盗汗亦各有阴阳之证，不得谓自汗必属阳虚，盗汗必属阴虚。"的确是经验之谈。

（23）疝气

一男孩，5 岁，住成都市奎星楼街。某年春末，其龟头上长一硬块，约豌豆大，皮色不变，质地较硬，偶感隐痛，因影响排尿而来就诊。除此之外，别无他苦，舌苔脉象亦无异常。思足厥阴肝经，循少腹，绕阴器，其病多系肝气不疏，气滞血瘀所致。虽非疝气，亦类疝气，总归肝经之病。

诊断：疝气。

辨证：肝气不疏，气滞血瘀。

治法：疏肝行气，活血化瘀，软坚散结。

方剂：柴胡疏肝散加减。

药物：柴胡 6g　　　　白芍 10g　　　　青皮 6g　　　　延胡索 10g

　　　　川楝子 6g　　　当归 10g　　　海藻 15g　　　牡蛎 15g

　　　　夏枯草 10g　　　金钱草 10g

嘱先煎服 2 剂，如无不适，即可多服几剂。

两月后患儿因咳嗽前来就诊，始知服上方无任何不适，连服 4 剂后龟头上包块逐渐变软，6 剂后包块竟自破，挤出一白色颗粒状物，其病即愈。

按语："疝者，痛也。"古人论疝，有广义狭义之分。广义疝气，泛指腹部一切痛症和阴囊睾丸肿痛诸证；狭义疝气，则局限于外生殖器的病变，如阴囊肿大或睾丸肿痛等证。

因足厥阴肝经循少腹，绕阴器，故"诸疝皆归肝经"。张景岳云："治疝必先治气"，故前人治疝必用辛香流动之品，如小茴香、乌药之类，以肝得疏泄，其病乃缓。此即"痛则不通，通则不痛"之理。

5 岁男孩，龟头上长一硬块，偶感隐痛，影响排尿，似疝非疝，总归肝经之病，故与柴胡、白芍、青皮、川楝子疏肝行气；当归、延胡索活血化瘀；海藻、牡蛎、夏枯草、金钱草软坚散结，服药 6 剂，竟见奇效。

（24）口糜

程某，女，1 岁 9 个月，1964 年 10 月 4 日初诊。

患儿 7 天前发热，舌尖长疮，服西药后热退，但舌疮未愈，发展蔓延，遍及口舌，又服中药治疗无效。现舌尖边红肿糜烂，颊黏膜及上颚也有疮面，齿龈赤肿，口干，涎液腥臭起丝，鼻孔干燥，人中穴处红烂起痂，烦躁不安，饮食减少，大便干结，数日一次，小便黄少，唇红，舌赤，苔黄厚，指纹紫滞。

诊断：口糜。

辨证：心胃积热。

治法：清心导赤，通便泻热。

方剂：黄连导赤散合清胃饮加减。

药物：生地黄 10g　　淡竹叶 5g　　川木通 6g　　黄连 3g

　　　牡丹皮 5g　　焦栀子 6g　　升麻 3g　　玄参 10g

　　　蝉蜕 5g　　生甘草 3g　　酒大黄（后下）6g

10 月 7 日复诊：服上方 2 剂，大便已通，诸症悉减，又添咳嗽，守方加减：上方去升麻、酒大黄，加川贝母 3g，枇杷叶 6g，另用冰硼散吹口舌疮面，每日 2 次。

10 月 12 日三诊：继服上方 2 剂，已不咳嗽，诸症续减，遂以初诊方去酒大黄，再进 2 剂后痊愈。

按语：口糜是指口舌糜烂，色红疼痛，乃口疮之重症。鉴于心开窍于舌，心脉通于舌；脾开窍于口，脾络通于口；胃之经脉循颊络齿龈，故口舌齿龈病变多与心脾胃有关，且以实证居多。本案患儿初患口疮，经治未愈，发展蔓延，遍及口舌齿龈，以致口舌红肿疼痛，齿龈赤肿，涎液腥臭，唇色红赤，苔黄纹紫，一派热象，乃心脾胃积热所致。故其治疗方用黄连导赤散合清胃散加减，以清心导赤，清胃泻脾，同时配合冰硼散外用而治愈。因患儿大便干结，数日一行，故加大黄以通便泄热，此亦寓"上病下取"之意。

（25）滞颐

王某，男，3 岁半，1964 年 8 月 10 日初诊。

患儿常流口水，涎液腥臭，口角微烂，时烦躁，不喜饮，大便干，小便黄，舌尖红，苔白黄中厚，脉沉微数。

诊断：滞颐。

辨证：心脾积热。

治法：清心泻脾。

方剂：黄连导赤散合泻黄散加减。

药物：生地黄 10g　　淡竹叶 6g　　川木通 6g　　黄连 3g

　　　石膏 12g　　　焦栀 6g　　　防风 3g　　　藿香 6g

　　　牡丹皮 6g　　　蝉蜕 6g

8 月 15 日复诊：服上方 2 剂，诸症悉减，喜饮水，舌脉同前，守方加减：上方去牡丹皮、蝉蜕，加知母 10g，石斛 10g。

8 月 21 日三诊：继服上方 3 剂，流涎显著好转，已不烦躁，胃纳佳，二便正常，舌尖微红，苔薄黄，脉平。守方加减：

生地黄 10g　　　淡竹叶 6g　　　川木通 6g　　　石膏 12g

知母 10g　　　　石斛 15g　　　　生甘草 3g

继服 2 剂后痊愈。

按语：滞颐俗称"流口水"，是指小儿涎液过多，常从口角流出，滞于颐间的一种口腔疾患。因脾之液为涎，故滞颐属脾之病变。临床上有虚实之分，但以实证为多。本案患儿涎液腥臭，口角微烂，烦躁尿黄，显系心脾积热使然，故以清心导赤之黄连导赤散与清热泻脾之泻黄散合方化裁。二诊时针对患儿胃热津伤，口干喜饮，更加知母配石膏清泻胃热，加石斛配生地黄养阴清热，益胃生津，热清津生，滞颐口干遂愈。

（26）齿衄

朱某，男，5 岁，1964 年 11 月 16 日初诊。

患儿牙龈经常出血已年余，西医检查排除血液病。平时喜吃香辣燥热食物。症见齿龈出血，血色鲜红，口干喜饮，口臭，烦躁，入睡后汗多，胃纳尚可，大便干，小便黄，唇红，舌苔薄黄，脉滑数。

诊断：齿衄。

辨证：胃火炽盛，灼伤血络。

治法：清胃泻火，凉血止血。

方剂：清胃散合白虎汤加减。

药物：生地黄 12g   牡丹皮 6g   黄连 5g   石膏 12g

        知母 10g   玄参 10g   焦栀子 6g   白茅根 15g

        荆芥炭 5g

11 月 21 日复诊：服上方 2 剂后诸症悉减，仍有口臭，二便正常，舌脉同前。守方加地骨皮 12g，藿香叶 5g，继服 2 剂而愈。

按语：齿龈出血称为齿衄。因阳明经脉入于齿龈，齿为骨之余，故齿衄主要与胃肠及肾的病变有关。内科范围常见胃火炽盛与阴虚火旺两证。就儿科而言，实多虚少，以前者为多。本案患儿因平素喜吃辛辣燥热食物，致胃中积热，积久化火，火热上炎，络损血溢，口臭烦躁，唇红苔黄等，故以清胃散合白虎汤加减，清胃泻火、凉血止血而取效。此后针对口臭较重，再加藿香叶，则又合泻黄散，寓"火郁发之"之意。

（27）鼻渊

王某，男，6 岁半，1964 年 11 月 12 日初诊。

患儿 5 年前即常流浊涕，鼻塞不通，鼻孔赤烂，前额昏痛，经当地中医治疗后初有减轻，继而无效，后经西医治疗，鼻孔赤烂痊愈，但余症仍在。现鼻常阻塞不通，浊涕似脓，量较多，前额痛，食量减少，人渐消瘦，便溏夹不消化物，小便正常，舌苔白黄，脉象滑数。

诊断：鼻渊。

辨证：肝胆风热，移热于脑。

治法：清热泻胆，祛风通窍。

方剂：柴芩苍耳散加减。

药物：柴胡 6g   黄芩 10g   栀子 6g   苍耳子 10g

        辛夷 10g   薄荷 5g   白芷 10g   葛根 12g

        玄参 12g   连翘 12g   桔梗 10g

11 月 17 日复诊：服上方 4 剂后鼻腔通畅，浊涕减少，前额已不痛，余症同前，守方加减：上方去玄参、栀子加炒谷芽 15g，建曲 10g。

11 月 21 日三诊：继服上方 4 剂后已不流浊涕，食欲转佳，二便正常，其病告愈。

（28）鼻衄

案1 范某，女，12岁，1964年11月18日初诊。

自述流鼻血10余日，每日2~3次，每次量不多，色鲜红，不易止住，入夜较重，阵阵烦躁，鼻塞干痛，口干欲饮，饮食正常，大便干，小便黄，量尚多，唇红、鼻尖及口角长疮，苔薄黄，脉沉数。

诊断：鼻衄。

辨证：阴虚血热。

治法：养阴清热，凉血止血。

方剂：玉女煎加减。

药物：生地黄15g　　玄参12g　　麦冬12g　　石膏20g

　　　　知母10g　　　牡丹皮10g　　焦栀子10g　　白茅根20g

11月21日复诊：服上方2剂，鼻血止，鼻不塞亦不干痛，二便正常，唯鼻尖及口角疖疮未愈，余症同前，守方加减：上方去白茅根加黄柏10g，连翘12g，继服2剂后，疖疮亦愈。

案2 罗某，男，4岁，1964年11月7日初诊。

刻诊体温38.7℃。患儿发热3天，午后较甚，入夜加重，不恶寒，但伴汗出，咳嗽频繁，痰少不利，昨日流鼻血1次，量甚多，食少，口不甚渴，大便2日未解，腹不胀满，小便黄，量尚可，鼻干、唇红干，舌红，苔薄黄，脉浮数。

诊断：咳嗽、鼻衄。

辨证：肺热。

治法：清热肃肺，化痰止咳，佐以凉血止血。

方剂：凉膈散加减。

药物：连翘12g　　薄荷5g　　　焦栀子6g　　黄芩10g

　　　　淡竹叶6g　　酒大黄6g　　杏仁6g　　　川贝母5g

　　　　金银花10g　　白茅根12g　　青蒿10g

11月9日复诊：服上方2剂后发热退，患儿已能下地玩耍，昨下午又流鼻血1次，血色鲜红，量仍多，咳嗽痰少，口渴，纳差，大便已解1次，便稀量少，小便深黄量亦少，鼻孔红，唇红干，舌苔白中根黄厚，脉滑数。据此改用清肺化痰止血法，方用清金化痰汤加减：

黄芩 10g	桑白皮 10g	焦栀子 10g	知母 10g
川贝母 5g	瓜蒌皮 10g	麦冬 10g	杏仁 10g
枇杷叶 12g	白茅根 12g	侧柏炭 12g	

半月后患儿感冒前来就诊，询问日前服药后情况，其母云：上方共服 4 剂，服后即不咳嗽，亦未流鼻血，故未再次复诊。

按语： 肺开窍于鼻，故鼻渊、鼻衄等病均与肺有关。经云："胆移热于脑，则辛頞鼻渊。鼻渊者，浊涕不止也。"王姓患儿病鼻渊 5 年，鼻塞不通，浊涕如脓，前额疼痛，舌苔白黄，证属肝胆风热，移热于脑，肺热郁结，浊涕阻窍，故治宜清热泻胆、祛风通窍，方用柴芩苍耳散，胆肺同治取效。

经云："阳络伤则血外溢。"鼻衄多系肺胃郁热，热伤阳络所致。治当清热凉血止血。案 1 患儿兼有阴虚之象，故用玉女煎加减养阴清热、凉血止血。案 2 患儿兼有发热咳嗽，治宜清肺化痰、凉血止血，故先后用凉膈散与清金化痰汤加减治愈。肺与大肠相表里，案 2 患儿肺热甚而大便 2 日未解，加酒大黄意在"釜底抽薪"，通腑泄热。

（29）水痘

案 1 杨某，女，4 岁，1964 年 7 月 8 日初诊。

患儿发热 2 天，昨夜面部及胸腹部皮肤陆续发出红疹，今上午多数红疹已成椭圆形疱疹，有痒感，不时喷嚏，流泪，食稍减，大便正常，小便微黄，苔薄黄，脉浮数。

诊断：水痘。

辨证：风热湿毒，郁于肺脾，发于肌肤。

治法：疏风清热，利湿解毒。

方剂：银翘散加减。

药物：金银花 10g	连翘 10g	荆芥 6g	薄荷 6g
牛蒡子 10g	蝉蜕 5g	地肤子 10g	土茯苓 12g
赤芍 6g	黄柏 10g		

水煎服 2 剂。

7 月 11 日复诊：不发热，无喷嚏，不流泪，部分疱疹渐干结痂，尚有少许新的红疹出现，余同前，守方加减：上方去荆芥、薄荷，加牡丹皮 6g，水煎服 2 剂。

7月13日三诊：未见新出红疹，水痘渐收没，余无异常。继服上方2剂，其病即愈。

案2　段某，男，4岁，1964年10月12日初诊。

患儿低热3天，2天前全身皮肤出现红疹、疱疹，尤以头面部为多，头皮、口腔均有散在疱疹，皮肤瘙痒，食少，口干不欲饮，大便正常，小便黄少，唇舌红，苔白黄而腻，脉滑数。

诊断：水痘。

辨证：湿热内蕴，外感风邪。

治法：清热利湿，祛风解毒。

方剂：三仁汤加减。

药物：杏仁10g　　　　薏苡仁12g　　　白豆蔻5g　　　　厚朴10g
　　　　淡竹叶10g　　　滑石10g　　　　牡丹皮10g　　　赤芍6g
　　　　蝉蜕5g　　　　黄柏10g　　　　土茯苓12g　　　地肤子10g

水煎服2剂。

10月15日复诊：疱疹减少，部分结痂，瘙痒减轻，余同前，效不更方，上方继服2剂。

10月19日三诊：疱疹全部结痂，多数痂盖已脱落，皮肤不痒，二便正常，唇舌微红，苔薄黄，脉微数。据此改服消风解毒汤清解余邪：

金银花10g　　　连翘10g　　　　牛蒡子10g　　　蝉蜕5g
土茯苓10g　　　黄柏10g　　　　赤芍10g　　　　地肤子10g

水煎服2剂。

按语：水痘乃时邪病毒与内蕴湿热相搏，发于肌肤而成。治法虽以疏风清热、利湿解毒为主，但因时令、体质、症状等不尽相同，故风、热、湿、毒亦各有偏重，不可一概而论。如案1临床见症兼见发热、喷嚏、流泪，以外感风热为主，故治法侧重疏风清热，佐以利湿解毒，方用银翘散加减。案2临床见症兼见低热，小便黄少，舌苔白黄而腻，以湿热内蕴为主，故治法侧重清热利湿，佐以祛风解毒，方用三仁汤加减，临证之际，务必辨证论治，切勿胶柱鼓瑟。

（30）痄腮（流行性腮腺炎）

案1　袁某，女，3岁，1964年11月13日初诊。

刻诊体温38.1℃。患儿发热，咳嗽7天，口服"小儿安"后有减轻。昨日下午发现左腮肿痛不红，恶寒发热无汗，鼻塞不通，时流清涕，不思食，不喜饮，大便结燥，小便黄少，脉浮微数，舌苔薄白。

诊断：痄腮。

辨证：表重热轻。

治法：疏风解表，消肿散结。

方剂：荆防败毒散加减。

药物：荆芥 6g　　　　防风 6g　　　　柴胡 6g　　　　前胡 6g

　　　枳壳 6g　　　　桔梗 6g　　　　羌活 5g　　　　独活 5g

　　　连翘 10g　　　黄芩 6g　　　　夏枯草 10g

11 月 14 日二诊：服上方 1 剂热退，鼻不塞，亦不流涕，已思食，唯腮部仍肿痛，余症同前，前方加减：上方去羌活、独活，加浙贝母 10g，僵蚕 6g。

11 月 17 日三诊，继服上方 2 剂，肿痛减轻，精神好转，大便正常，小便不黄，舌苔白黄薄，脉平。据此改用软坚消肿散结法善后，方用消瘰丸加减：

玄参 6g　　　　　浙贝母 10g　　　牡蛎 10g　　　　夏枯草 10g

柴胡 5g　　　　　连翘 6g　　　　　瓜蒌仁 6g　　　昆布（另包水洗）10g

案 2　张某，男，7 岁，1964 年 9 月 30 日初诊。

刻诊体温 38.2℃。患儿发热伴右腮部肿痛 2 天，曾服中西药治疗，现仍发热，右耳下腮部肿胀疼痛，局部皮肤微红，有灼热感，咀嚼困难，食少，大便调，小便黄，舌尖边红，苔黄乏津，脉沉微数。

诊断：痄腮。

辨证：外感风热时邪。

治法：辛凉解表，清热消肿。

方剂：银翘散加减。

药物：金银花 12g　　连翘 12g　　　荆芥 6g　　　　薄荷 6g

　　　生地黄 12g　　牡丹皮 10g　　　栀子 10g　　　天花粉 15g

　　　僵蚕 10g　　　黄芩 10g　　　　青蒿 10g

10 月 4 日二诊：服上方 1 剂后已得微汗，右腮已不肿，皮肤不红不热，唯感压痛，尚有低热，时头昏，余症同前，前方加减：

金银花 12g　　　　连翘 12g　　　　桑叶 12g　　　　菊花 12g

| 淡竹叶 6g | 玄参 12g | 僵蚕 10g | 蝉蜕 6g |
| 知母 10g | 青蒿 6g | | |

10月7日三诊：继服上方2剂后，低热退，头不昏，右腮部已无压痛感，唯食欲欠佳，苔薄黄，脉微数，遂处玄麦甘桔汤加生谷芽、建曲调理善后。

案3 张某，男，3岁，1964年10月12日初诊。

刻诊体温37.3℃。患儿2天前发热，热退后左耳下腮部肿硬压痛，流清涕，微汗出，大便正常，小便黄量多，舌苔薄白，脉浮微数。

诊断：痄腮。

辨证：风热时邪郁阻少阳经脉。

治法：和解少阳，清热散结。

方剂：小柴胡汤合消瘰丸加减。

药物：柴胡 5g	黄芩 6g	连翘 10g	玄参 6g
浙贝母 10g	夏枯草 10g	僵蚕 6g	牛蒡子 6g
生甘草 3g			

10月15日二诊：服上方1剂后，左耳下肿消一半，硬痛均减，服完3剂后诸症悉除。现唯纳差，大便稀，每天2~3次，有不消化物，苔薄白，脉平，遂以小和中饮加减善后。

案4 杨某，男，10岁，1964年11月12日初诊。

患儿10天前发热，左腮肿胀剧痛，曾经治疗未效，继而延及右腮亦红肿疼痛。现症：两腮肿痛灼热，口渴，口臭，饮食减少，大便干燥，小便黄，舌苔薄白黄，脉数有力。

诊断：痄腮。

辨证：热毒蕴结少阳，气血壅滞。

治法：清热解毒，消肿散结。

方剂：加味消瘰丸加减。

药物：玄参 12g	浙贝母 12g	夏枯草 15g	生牡蛎 15g
连翘 15g	黄芩 10g	焦栀子 10g	青皮 6g
瓜蒌仁 12g			

水煎服2剂。

11月14日二诊：腮部灼热疼痛减，口不渴，胃纳增，大便已不干燥，余症同前，前方加减，上方去焦栀子加海藻（另包水洗）12g，水煎服2剂。

11月18日三诊：两腮部尚感疼痛，口臭，大便结燥，4日未解，舌脉同前，再守方加减：上方去黄芩，加酒大黄（另煎兑服）10g、玄明粉（冲服）5g，水煎服2剂。

11月21日四诊：大便已通，口不臭，腮部已不疼痛，遂处加味玄麦甘桔汤善后。

按语： 痄腮，西医称"流行性腮腺炎"，是感染腮腺炎病毒引起的一种急性呼吸道感染病，临床以发热耳下腮部漫肿疼痛为主要特征。根据本病病程一般按初、中、末三期论治，胡老经验是：

初期：耳下微肿，疼痛不甚，兼见发热，偏于风寒者，治以疏风散寒败毒，方用荆防败毒散加减，如案1；偏于风热者，治宜疏风清热解毒，方用银翘散加减，如案2。

中期：腮部肿胀疼痛、发热，治以和解少阳、清热散结，方用小柴胡汤和消瘰丸加减，如案3。

末期：不发热，唯腮部硬结不散，治以疏肝行气、消肿散结，方用加味消瘰丸，如案1、案4。

须知临床上初、中、末期三期乃人为划分，并无严格界线，不可拘泥，胶柱鼓瑟。

（31）发颐（化脓性腮腺炎）

李某，男，7岁，1964年9月10日初诊。

患儿7天前突发高热，经西医治疗热退。3天前发现右耳下后方起一硬块如鸡卵大，皮色泛红，疼痛拒按，伴鼻衄，口干渴，胃纳尚可，二便自调，舌脉正常。前医以疏解少阳为治，予荆芥穗、薄荷、芦根、连翘、夏枯草、牛蒡子、僵蚕、板蓝根、牡蛎、皂角刺、生甘草等味，服2剂后，依然如故，遂请胡老诊治。

诊断：发颐。

辨证：热毒内蕴，气血凝滞。

治法：清热解毒，活血通络，消肿散结。

方剂：黄连解毒汤合消瘰丸加减。

药物：黄连 5g　　　黄芩 10g　　　黄柏 10g　　　栀子 10g

　　　赤芍 10g　　　天花粉 15g　　　连翘 15g　　　夏枯草 15g

　　　玄参 12g　　　浙贝母 12g　　　牡蛎 15g

9月12日二诊：服上方 2 剂后包块消去大半，鼻衄亦止，口不干渴，余无不适，舌脉同前，守方加减：上方去栀子、天花粉，加昆布（另包水洗）10g，青皮 6g，继服 3 剂后其病痊愈。

按语： 发颐亦名"汗毒"，因病变发生于颐颌之间，故名发颐。多因伤寒或温病后汗出不畅，以致余热邪毒未能外达，结聚于少阳、阳明之络，与气血凝滞而成。西医病名化脓性腮腺炎。

因本病初起是一种长在体表的肿疡，故治疗首宗外科消、托、补法中消法，用清热解毒之黄连解毒汤合软坚散结之消瘰丸治疗，结果硬块短期内即消散。

临床上本病应注意与痄腮（流行性腮腺炎）和颈痈（急性淋巴结炎）相鉴别。

化脓性腮腺炎：腮腺肿大多为一侧，局部疼痛剧烈，拒按，红肿灼热明显；成脓时局部有波动感，按压腮部可见口腔内腮腺管口有脓液溢出，无传染性，常继发于猩红热、伤寒等细菌感染性疾病之后。

流行性腮腺炎：腮腺肿大以耳垂为中心，向前、后、下扩大，边缘不清，触之疼痛，有弹性感；常一侧先肿大，2～3 天后对侧亦出现肿大；腮腺管口红肿，无脓液溢出；有传染性，常有流行性腮腺炎接触史。

急性淋巴结炎：耳前、颈部、颌下淋巴结炎，局部疼痛较重，肿胀的淋巴结，边缘清楚，质地较硬，不以耳垂为中心，局部红肿灼热明显；腮腺管口无红肿，常有头面或口咽部感染灶，无传染性。

（32）脐风（新生儿破伤风）

雷某，女，10 天，门诊号：7264，1957 年 11 月 4 日初诊。

患儿系第 1 胎，7 月早产，体重仅 3 斤多。因临产仓促，在家旧法接生。出生后一般情况尚好，第 5 日脐带脱落，有化脓现象。第 7 日不能吮乳，次日即口噤不开，牙关紧闭，啼声不出，双眼不睁，面色黑黄，肢体强硬，角弓反张。昨日发热，至今未退（体温 39.2℃），便结尿少，唇干，纹紫滞。查腹部微胀，脐带化脓。西医诊为"新生儿破伤风"。

诊断：脐风。

辨证：风毒湿邪外侵，肝风内动。

治法：祛风解毒，清热解痉。

药物：金银花 3g　　　连翘 3g　　　防风 3g　　　薄荷 1.5g
　　　僵蚕 3g　　　蝉蜕 3g　　　天花粉 3g　　　川木通 3g
　　　甘草 1.5g

嘱开水泡药，稍煎即可，少量多次，频频灌服。另服保赤散（鼻饲），1 包分为 5 份，日服 2 份。

二诊：服上方 1 剂，体温稍降，双眼微睁，似有哭声，尚未解便。余症同前，守方加减：上方去防风，加淡竹叶 1.5g，黄连 1g，酒大黄 1.5g，以清热解毒通便，继服 1 剂。

三诊：大便解出较多黑黏液，双眼睁开，能哭出几声，夜热朝凉，头出冷汗。续用祛风解痉、清热解毒法为治：

金银花 3g　　　连翘 3g　　　防风 3g　　　钩藤 4.5g
僵蚕 3g　　　蝉蜕 2.5g　　　杏仁 3g　　　青蒿 3g
木通 3g　　　甘草 1.5g

四诊：服上方 1 剂，汗出热解，哭声较大，口能张开，口内多涎，喉间痰鸣，肢体仍强硬。此乃风痰蕴结，阻滞经络之故。遂改用祛风豁痰法：

白芥子 3g　　　薄荷 1.5g　　　蝉蜕 1.5g　　　僵蚕 3g
杏仁 3g　　　浙贝母 3g　　　胆南星 1.5g　　　瓜蒌皮 3g
牛蒡子 3g　　　甘草 1.5g

五诊：喉痰减少。哭声更大，已能吮乳，口内尚有涎，肢体尚强硬。再以上方加减治之。上方去胆南星、瓜蒌皮、浙贝母，加天麻 3g，秦艽 3g，钩藤 4.5g。

六诊：肢体柔软，角弓反张缓解，手足能舒展，口内还有涎痰，先天不足，稚阴未充，不宜过于辛散。治宜养血祛风、通经活络：

生地 3g　　　白芍 3g　　　当归 3g　　　蝉蜕 3g
钩藤 4.5g　　　天麻 3g　　　威灵仙 3g　　　秦艽 3g
浙贝母 3g　　　黄芩 1.5g

七诊：肢体活动，唯膝关节欠灵活，再以前方去蝉蜕、天麻，加怀牛膝 3g，桑寄生 3g，连服 6 剂，症状消失，恢复正常。

4 个月后追踪观察，身体智力发育良好。

按语： 脐风虽与成人破伤风相同，但由于小儿乃稚阴稚阳之体，既病之后，传变迅速，易虚易实，易寒易热。故治疗要及时，辨证要正确，用药要审慎，辛温发散之药不可过用，过则耗阴；苦寒清热之品中病即止，以免伤阳。本例患儿，首用祛风解毒、清热通脐，继用祛风解痉、清热化痰，终用养血祛风、通经活络。既体现治疗本病要从"风"字着眼，又兼顾了体属稚阴，津液易耗的特点。初期邪气正盛，正气未虚，治疗以祛邪为主；后期余邪未尽，阴血已伤，治疗以扶正为主。攻补得当，祛邪不伤正，扶正不碍邪。所以此例患儿，除配合鼻饲及输氧外，完全用中药治疗，仍能化险为夷，转危为安。

（33）流行性乙型脑炎后遗症

案1 黄某，男，9 岁，学生，四川眉山县人，于 1963 年 10 月 25 日入院。

患儿于 1963 年 8 月 4 日发病，8 月 7 日经县人民医院确诊为流行性乙型脑炎而收入住院治疗，经中西医药治疗后体温正常，神志清醒，共住院 24 日出院。后遗失语、痴呆、口歪流涎、四肢强直拘挛等症。出院后曾继服中西药物及针灸治疗月余，无明显好转，遂住入我院。

患儿发育良好，体温正常，智力差，不能表达内心活动和领会别人说话意义。面色青白，容貌痴呆，反应迟钝，目睛呆滞。口向左歪，常张口流涎，闭口不易，咀嚼，吞咽困难，仅能进半流食，舌伸仅能及齿而不灵活，哭笑有声，但不能说话。听、视、嗅、味觉正常，深、浅感觉无障碍。四肢肌张力增加，双手拘挛如鹰爪状，震颤，握力极差，右手可上举至头，但肘关节活动不灵，左手强硬，内旋，反掌，下肢肌肉萎缩无力，左侧屈膝悬踵，踝关节强硬，略内翻，脚尖着地，不能站立行走，行动需人抱持。舌苔薄白，脉略弦数。

西医诊断：流行性乙型脑炎后遗症、全面性失语、四肢不完全性紧张性瘫痪、核下性面瘫。

中医诊断：小儿暑温后遗症。

辨证：风痰闭阻，窍络不通，肝肾阴伤，筋脉拘挛。

治疗经过如下：

10月25～27日：根据患儿目前病情属风痰阻滞，肝肾阴伤，本宜豁痰开窍、养阴滋液，但因久病正虚，体质衰弱，攻痰恐伤其正，滋阴又虑滞痰，故首以扶正益气，兼以化痰开窍为治，方用四君子汤意化裁（方1）：

| 南沙参 12g | 白术 9g | 茯苓 12g | 石菖蒲 4.5g |
| 炙远志 6g | 胆南星 6g | 天竺黄 6g | 甘草 3g |

自第2剂起又加麦冬9g，莲子心1.5g，服3剂后，精神略增，余症同前。

10月28日～11月1日：祛风化痰、开窍通络，以驱经络隧窍留滞之风痰，用解语丹（方2，原名"神仙解语丹"，《证治准绳》方，此处去僵蚕，并改作汤剂）：

| 白附子 6g | 石菖蒲 4.5g | 炙远志 6g | 明天麻 9g |
| 全蝎 3g | 羌活 6g | 南星片 9g | 木香 3g |

共进5剂。服后精神好转，四肢拘挛减轻，右手握力增加，下肢有力，可走动5～6步，步行甚稳，全身情况亦好转。因辛燥风药过多，恐过服伤阴，乃停服。

11月2～9日：滋肾养阴、柔肝舒筋，佐以化痰开窍，用六味地黄汤（方3）加味：

熟地 9g	怀山药 9g	山茱萸 9g	茯苓 9g
泽泻 4.5g	牡丹皮 3g	石菖蒲 3g	巴戟天 6g
炙远志 6g			

共进8剂。于第5剂服后颈即柔软，四肢渐灵活，手能渐伸，左手及左上肢活动明显好转，握力增加，能持物。可步行50余步，但左足跟尚不能着地。口可随意开合，咀嚼、吞咽复常。

11月11～17日：化痰开窍、再涤痰浊，用导痰汤加减（方4）：

| 陈皮 6g | 京半夏 9g | 茯苓 12g | 石菖蒲 1.5g |
| 炙远志 3g | 制南星 9g | 天竺黄 6g | |

共进7剂。服后病情续有好转，右手活动恢复正常，可步行更远，面色红润，智力稍有恢复，已知思念亲人。

11月18日～12月12日：理脾化痰、益智开窍，用六君子汤加味（方5）：

| 南沙参 15g | 白术 9g | 茯苓 12g | 陈皮 6g |

法半夏 9g   炒枣仁 12g   炙远志 6g   石菖蒲 2g

炙甘草 3g

共进 25 剂。左足跟已能着地，双手指屈伸自如，能自行起床下地。智力增强，呼之知应，能理解他人言谈，流涎、震颤显著好转。

12 月 13~18 日：再与滋肾柔肝、化痰开窍之剂，用前第 3 方。

共进 6 剂。症情平稳，唯仍舌强不能说话。此风痰胶结，阻滞经络隧窍之象。

12 月 19~24 日：用驱除风痰峻剂，以南星丸（方 6）内服，每日早晚各 1 次，每次 1 丸，白开水送下。南星丸系儿科自制，法用生南星以米泔水浸泡 7 日，换水 2 次，取出切片晒干，炒黄，研为细末，加猪胆汁适量为丸，每丸重 1.5g。

共服 12 丸。服后病情显著好转，舌能伸出唇外，并可活动。能写字，并可用简单文字表达思想，如写"我要吃糖"等。左手内旋痊愈，震颤更减，口斜已正。恐峻剂过用有损正气，乃停服。

12 月 25 日至次年 1 月 1 日：更投滋肾柔肝、化痰开窍之剂，用方 3。

共进 8 剂。从 12 月 29 日起开始说一些简单的词，如"姐姐""嬢嬢""叔叔""爷爷"等，以后逐渐可说一些较长的语句。流涎及震颤痊愈，唯智力尚差。

1 月 2~20 日：滋肾柔肝，兼以养心益智，用方 3 去石菖蒲，加炒枣仁 12g，柏子仁 6g。

共进 19 剂。服后病情续有进步。1 月 3 日起舌可伸卷，活动自如，吐词清晰，能唱歌，说简单快板。14 日起智力复常，四肢活动正常，能给家里写信，文句通顺，字迹清楚，全身状况良好，舌脉无异常。乃于 1 月 22 日出院，共住院 90 日。

出院时给丸药 1 料，本滋补肝肾、养心益智之法，用地黄汤加五味子、炒枣仁、炙远志、柏子仁等，研末蜜丸，每丸重 3g，嘱早晚各服 1 丸。

3 个月后家属来函，告知病儿智力复常，每天能背诵《小学语文（六册）》课文 1 篇，《少年报》每张能念完，病前功课和经历清楚记得。随访至 1964 年秋，无异常。

案 2 韩某，女，9 岁，甘肃文县人，住院号 6054，门诊号 8769，于 1964

年 4 月 10 日入院。

患儿于 1963 年 9 月 5 日发病，9 月 7 日经县人民医院确诊为流行性乙型脑炎而收入住院治疗。经中西药治疗 40 余日，体温恢复正常，神志转清，抽搐停止，但后遗全身肌肉强直、四肢拘挛及痴呆、失语等。又经中西医药治疗 40 余日，无效出院，共住院 80 余日。出院后继续门诊治疗 3 个月，神志较前清楚，能哭笑，余则如故。乃于 1964 年 3 月中旬来成都某医院就诊，经理疗、针灸近月后，除右下肢可伸直，四肢活动略好转外，其余进展不大，遂住入我院。

患儿发育、营养良好，体温正常。慢性病容，表情呆钝，呈痴笑状。口及舌尖微向左歪，伸舌仅能抵唇，活动不灵，不能说话，时流口水，咀嚼乏力，吞咽轻度障碍。听、视、嗅、味觉存在，感觉正常。颈项略强，转侧后仰欠灵活。四肢肌张力增加，肌肉拘挛，双肘关节能屈而不能伸，右手可上举至额，左手仅可至肩，双腕能伸屈，手指强挛，不能握拳持物，轻度震颤，下肢肌肉萎缩，左下肢屈而不伸，右下肢可伸直，不能站立，小便不能自持，行动需抱扶，饮食需喂食。

西医诊断：流行性乙型脑炎后遗症、完全性瘫痪、运动性失语、核上性面瘫。

中医诊断：小儿暑温后遗症。

辨证：风痰壅滞，窍络闭阻，肝肾阴伤，筋脉拘挛。

治疗经过如下：

4 月 10 ~ 14 日：患儿入院时，有发热、喷嚏、流涕、咽红、舌红苔薄白、脉浮数等风热外感症状，先予辛凉轻剂疏解。

4 月 15 ~ 20 日：外感已愈。乃用理脾益气、豁痰开窍法，佐以养血柔肝为治。方用归芍六君子加味：

| 党参 12g | 白术 9g | 茯苓 12g | 当归 6g |
| 白芍 9g | 石菖蒲 4.5g | 炙远志 6g | 炙甘草 3g |

1 剂后去归芍，加白附子 6g，制南星 9g，续进 5 剂。服后精神气色有所好转，余无变化。

4 月 21 ~ 5 月 2 日：祛风豁痰开窍，以除经隧中风痰，用解语丹（方 2，同案 1，下同。唯剂量依年龄体质不同而有所增减）。

共进 12 剂。服后病情有好转，肘关节已能伸直，双臂可后展，手指能屈伸，活动较前灵活，震颤大减，可自持食物进口，咀嚼较前有力，流涎减少，左下肢可略伸，活动改善。

5月3~19日：滋养肝肾，佐以温通督脉为治，用六味地黄汤（方3）加当归9g，怀牛膝6g，独活6g，肉桂4.5g。

共进17剂。服后明显好转，精神、饮食均好，人长胖，体重增加。双手可上举至头顶，能自坐数分钟，四肢更灵活，可扶凳站立10分钟左右。颈项可左右旋转，舌略能伸出唇外，活动增加，呼唤时可小声答应。

5月20日~6月8日：理脾化痰，益智开窍，用六君子汤加味（方5）。

服9剂后，因外感风热，停服3日（5月29~31日）。6月1日起又加木香、砂仁两味续服。服后可自行进食，但动作缓慢而欠协调。下肢较前有力，扶物可站稳。其他无显著变化。

6月9~22日：改用滋肾柔肝，佐以开窍通络之剂，用地黄汤（方3）加石菖蒲、炙远志、当归、怀牛膝内服。

共进14剂。服后四肢更灵活，常由坐位自行下地，可扶床行走数步，上肢活动基本恢复正常，但握力仍差。舌渐向外伸，时小声呼叫，作欲言状。

6月23日~7月13日：化痰开窍，用导痰汤加减（方4）。

共服6剂，因患外感曾停服4日。服后站立较前更稳，呼叫声音更大，震颤基本痊愈。

7月14日~8月31日：以滋养肝肾、化痰开窍、健脾理气诸法交替使用，共服地黄汤加当归、怀牛膝、肉桂、杜仲、独活等15剂，导痰汤加减（方4）16剂，六君子汤加味（方5）16剂。

经以上3方交替服用后，病情好转明显。能自行站立5分钟左右，并可迈出两步，扶物行走时足跟已能着地。舌能伸出唇外，发音较前更大，但欠清晰。精神好，又长胖，体重增加。

9月1~5日：用搜风祛痰峻剂，南星丸（方6）每日2粒，早晚分服。9月3日起每日增至3粒，3次分服，共服13粒。服后大便解出涎液泡沫甚多，余无任何反应。9月6日停药观察1天。

9月7~13日：滋肾柔肝、兼以养心益智，用地黄汤（方3）加石菖蒲、炙远志、炒枣仁、柏子仁等，共服7剂。

9月14～21日：续服上方，于14～16日加服南星丸（方6），每日3粒，3次分服，共服9粒。

服后病情有进步，能于仰卧位翻身起坐，握力增加，持物甚紧。能低声呼"妈妈"，但欠清楚。智力有增加，痴呆有好转。

9月22日开始发热，10月3日起现尿黄、目黄、肝脏肿大等，10月5日确诊为"急性传染性肝炎"，次日转往成都市传染病医院治疗。至此期间原病治疗停止。

10月26日：肝炎已治愈出院，复来门诊治疗原病。体质及一般状况良好。能叫人，发音较前正确。只能扶着走，仅可独行数步。其余正常。仍本滋肾柔肝、养心益智之法，用地黄汤加炒枣仁、柏子仁、石菖蒲、炙远志等，服5剂后，去后4味，改加独活、肉桂、当归、杜仲、薏苡仁等温肾利湿之品，再进5剂。

11月7～13日：复投南星丸（方6）以豁痰通窍，每日2粒，早晚分服，共服7日14粒。服后说话有进步，可喊"爸爸""婆婆""妹妹"等简短词语，尚清楚。

11月14～16日：以10月26日方续服。

11月17日：家属因患儿病情基本痊愈要求回家调养，乃给丸药1剂带回续服。方本滋补肝肾、强筋壮骨之法，用地黄汤合虎潜丸加减。出院时患儿全身状况良好，智力有一定恢复，能说简单词语，肌肉萎缩有好转，四肢活动灵活，已无张口流涎及痴呆现象。唯尚不能久站和独力行走，语言恢复尚差。共住院治疗180日（肝炎治疗时间除外），门诊治疗22日。

两月后来信，说患儿一般情况甚好，智力有增进，说话有进步，除能呼唤亲人外，还可说一些简单句子。四肢更趋灵活，但尚不能独立行走，仍在继续治疗调养中。

按语：小儿暑温，多起病急骤，病势重剧，兼以小儿形气未充，脏腑薄嫩，邪热燔灼，迅即化火生风，燎逼营血，极易陷入手足厥阴，导致神昏痉厥。邪热羁留过久，则消残阴液，煎灼精血，致肝肾阴亏，津血损耗。如再因失治、误治，每遗留耳聋、失语、痴呆、瘫痪、拘挛强直等症，如再不能得到及时正确的治疗，则终身成为残废者有之。一般早期宜清其余热，佐以养阴滋液、化痰开窍，待余邪肃清后再予滋肾养阴、柔肝舒筋，或培补气血、疏通经络，俾阴液充复，经络通畅，则气血煦濡，筋脉舒缓而愈。此外，亦可采取针灸、按摩之法，或二者配合运用。

以上两例，由于病程较长，入院前经过较久的治疗，因而入院已无热象及余邪可见。根据其后遗失语、痴呆、四肢拘挛等症分析，其病机主要为以下两方面：

①风痰闭阻，窍络不通：由于患病期间，高热持续，津液煎灼，凝而为痰，邪热挟痰流窜横溢，阻滞经络，蒙蔽清窍。经治疗后邪热虽去，但留滞之风痰则未得涤除。心主言而舍神明，又舌为心苗，风痰蒙蔽心窍，则神明失主而发为痴呆及舌强失语。其次，肾之经脉挟舌本，脾之经脉络于舌体，今风痰瘀阻脾肾经络，兼以肾阴亏损，肾水不能上济，以此舌强而不能言。风痰阻于脾经，则唇缓流涎；聚于关节，则络脉壅滞，活动不灵。

②肝肾阴伤，精血亏耗：由于暑邪深入厥阴、少阴，热势鸱张，化火生风，风火相煽、燎燔营血，煎灼津液，致肝肾阴伤，精血亏耗。肝藏血而主筋，肾舍精而主骨，肝肾阴亏，筋脉不得濡润而拘挛强急，屈伸不利；髓消骨弱，故难以站立行走。

据上分析，其病机主要为风痰闭阻和肝肾阴亏，故治疗采用化痰通络、开窍益智和滋肾柔肝等法。因痰祛则经络通畅，隧窍得启，智清舌灵而可以语言；肝肾阴复则筋脉得濡，拘挛可解；心窍开，清阳舒，则神明昌而智力复。又因病久正虚，故又健脾益气以扶正去邪。因脾气健运则精微得输，气血得充而正气自复，四肢可强，亦可免阴柔滞痰之弊。

在选方用药上，扶正祛邪方面，用四君、六君等方理脾益气为主，同时佐以化痰开窍、益智养心之品；在祛除风痰方面，选用导痰汤、解语丹以及逐痰峻剂南星丸等方，同时佐以开窍通络之品；在滋养肝肾方面，以地黄汤为主方而分别兼以养心益智及化痰开窍之品，案2并加用了温补督脉、养血活络之品。最后以丸剂调养收功。

在治疗步骤上，考虑久病正虚，气液俱伤，如纯事攻痰则正气受戕，徒恃养阴则风痰愈益胶固。故首以扶正为主，适当佐以化痰开窍之品为治（方1）。待正气充足，即以祛除风痰，佐以开窍为治，而不宜再进滋阴之剂。但因此时患者体质尚弱，不用克伐重剂，故先用解语丹或导痰汤内服，且为时不宜过久。继以滋补肝肾、理脾益气之剂（方3、方5）交替服用，以养阴滋液而培补正气。

南星丸作用峻猛，故先从小量开始，适当掌握剂量，严密观察，一般不会产生严重反应。本药连续服用时间不宜过长，以3~7日为宜。服后应停药休息1日，或继服养阴益气之剂。如风痰未尽时，可于一定间隔后再服，如案2即曾反复使用达3次。

（以上两案系 赵立勋 研究员　整理）

（34）风疹块（荨麻疹）

案1　张某，女，13岁，1964年10月19日初诊。

患儿遍身皮肤出现鲜红色斑块，形如豆瓣，发无定处，时隐时现，瘙痒难忍已10余日，虽经治疗，未能缓解，伴流浊涕，轻咳，痰黄稠，口渴喜饮，大便干，小便黄少，舌质红，苔薄黄，脉浮数。

诊断：风疹块。

辨证：内有血热，外受风毒。

治法：疏风清热，凉血解毒。

方剂：消风解毒汤加减。

药物：

金银花15g	连翘15g	牛蒡子12g	土茯苓15g
生地黄15g	牡丹皮10g	紫草10g	蝉蜕6g
僵蚕10g	苍耳子10g	天花粉15g	栀子10g

水煎服，2剂。

10月22日复诊：前症均有好转，现不流浊涕，口亦不渴，唯大便尚干，排便不畅，舌脉同前，守方加减：上方去苍耳子、天花粉，加枳壳10g，槟榔15g，继服2剂后，大便通畅，其病告愈。

案2　王某，男，3岁，1964年10月30日初诊。

患儿1天前全身皮肤瘙痒，搔之则出现红色斑块，大如云片，小如豆瓣，高出皮肤，发无定处，忽隐忽现，口不甚渴，纳可，轻咳，大便正常，小便黄，唇红干，舌红苔少，脉数。

诊断：风疹块。

辨证：血热内蕴，风毒外袭。

治法：祛风清热，凉血解毒。

方剂：消风解毒汤加减。

药物：金银花 10g　　连翘 10g　　牛蒡子 10g　　土茯苓 10g

　　　生地黄 10g　　牡丹皮 10g　　蝉蜕 5g　　　僵蚕 6g

　　　地肤子 10g　　钩藤 10g　　蒺藜 10g

水煎服，2 剂。

11 月 2 日复诊：风疹块已消，未见再发，现仅有轻咳，目眵，鼻干，大便干燥，舌脉同前。守方加减：上方去牛蒡子、钩藤、僵蚕，加玄参 10g，菊花 10g，桑叶 10g，酒大黄 6g（另包煎，冲服），水煎服，2 剂。

11 月 5 日三诊：大便通畅，鼻不干，目眵无，时轻咳，再守方加减：上方去酒大黄、桑叶，加杏仁 6g，枇杷叶 10g，继服 2 剂，病愈。

案 3　崔某，男，10 岁，1964 年 10 月 31 日初诊。

患儿反复发"风丹"8 月余，迭经治疗，仍未根治。近日又发作，遍及全身，皮肤灼热，瘙痒不已，手足水肿，下午为重，头常昏痛，饮食二便正常。舌红苔少，脉弦略数。

诊断：风疹块。

辨证：内有血热，外感风毒。

治法：疏风清热，凉血解毒。

方剂：消风解毒汤加减。

药物：金银花 12g　　连翘 12g　　牛蒡子 10g　　土茯苓 15g

　　　生地黄 12g　　牡丹皮 10g　　赤芍 10g　　　蝉蜕 6g

　　　僵蚕 10g　　　钩藤 15g　　　刺蒺藜 15g　　生甘草 3

水煎服，2 剂。

11 月 3 日复诊：患儿服药后风疹块与手足水肿基本消失，皮肤微痒，头时痛，夜卧多梦，不时惊叫，余无异状。舌苔白微黄，脉沉微数。据此，改用养血息风、清热解毒法，方用加味四物汤：

生地黄 12g　　　炒白芍 12g　　　当归 10g　　　川芎 3g

蝉蜕 6g　　　　僵蚕 10g　　　　刺蒺藜 12g　　金银花 12g

连翘 12g　　　　黄连 6g　　　　　龙骨 15g　　　　牡蛎 15g

水煎服，4 剂。

11 月 9 日三诊，服药后身不发痒，夜卧安然，头亦不痛，上方去刺蒺藜、黄连，继服 4 剂善后。

按语： 风疹块是以皮肤发疹，高出皮肤而扁平，小如豆瓣，大如云团，色红奇痒，随起随没，反复发作为特征的一种常见皮肤病。

风疹块又叫瘾疹，或风瘙瘾疹，民间叫"风丹"，现代医学称为荨麻疹。本病不分年龄、性别，亦无明显季节和躯体部位的区分。发病多因内有血热，外受风毒所致。基本治法为祛风清热，凉血解毒。以上 3 个案例胡老均用自拟的消风解毒汤，随证加减而取效。只是根据血热程度不同，配伍凉血清热药物多少不同而已。案 3 患儿病程长达 8 个多月，反复发作，已成"本虚标实"之证。故在初诊用消风解毒汤加减治其标后，即改从"血虚生风"论治，用加味四物汤治其本，此即"治风先治血，血行风自灭"之意。

（35）蝼蛄疖

陈某，女，6 岁，门诊号 5819。家住农村。头皮生疮已有 4 年之久。每年夏季即发，冬天始愈。初因痱子瘙痒，抓破染毒成疮，在当地针药并用，内服外敷治疗无效，遂到我院治疗。其症头皮大小数个疖疮，根脚坚硬，破流脓水，头皮肿痛，灼热熏手，烦躁不安，夜不能眠，大便干燥，小便色黄，舌尖红，舌苔黄，脉洪数。经云："诸痛痒疮，皆属于心。"心属火，暑火同性，暑毒深重，以致暑疖此起彼伏，经久不愈，转成"蝼蛄疖"。

诊断：蝼蛄疖。

辨证：火毒蕴结。

治法：泻火解毒，排脓消肿。

方剂：黄连解毒汤加味。

药物：黄连 6g　　　黄芩 10g　　　黄柏 10g　　　栀子 10g
　　　金银花 15g　　连翘 15g　　　白芷 10g　　　土茯苓 15g
　　　生地黄 15g　　夏枯草 15g

此方连服 10 剂，每日用药渣加生艾叶、茶叶适量熬水洗头，洗时化入芒硝 10g，头部疖疮灼热肿痛渐消，破溃处脓渐尽，夜寐安然。继用补血解毒之剂：

生黄芪 15g	当归 10g	生地黄 15g	金银花 15g
蒲公英 15g	连翘 15g	生黄柏 10g	漏芦 15g
土茯苓 15g	生甘草 6g		

继服上方 6 剂后，脓尽收口，几年之痛，其病霍然。为防复发，另书一方，黄连解毒汤合五味消毒饮，嘱明年入夏前先服 6～10 剂。平时忌食辛辣鱼腥之物。次年秋后，患儿家长来信告知疖疮未再复发。

按语： 蝼蛄疖中医外科教材均言"一般不需内治"。本例患儿疖疮 4 年不愈，反复发作，火毒深重，单纯外治，难以除根，故以黄连解毒汤泻火解毒治其本，更加白芷、漏芦、连翘、金银花、蒲公英排脓消肿治其标，相辅相成，相得益彰。鉴于本病表象形证有余，实则与体虚有关，故第二方中加入黄芪、当归补益气血，旨在扶正祛邪，托里排毒。第三方解毒消毒，相须为用，入夏前服，先证而治，乃治未病之意。

（36）胁疽

唐某，女，3 岁，门诊号：37193，1959 年 7 月 25 日初诊。

患儿平素瘦弱，性急爱哭，喜辛燥食物。20 天前左侧胸胁部痛，发现该处肿起，长一包块，大若李子，即服中药、西药治疗，未能控制，肿块逐渐长大，痛亦逐渐加剧，至今肿块大如鹅卵，漫肿坚硬，皮色不变，疼痛难忍，拒按，夜不安眠，胃纳减少。昨起发热，微汗出，目眵，口渴，大便稀，小便黄，舌质正常，苔白微黄，脉浮弦数。

诊断：胁疽。

辨证：肝郁化火，气滞血瘀。

治法：疏肝清热，行气化瘀。

方剂：柴胡清肝汤加减。

药物：柴胡 4.5g	赤芍 6g	炒枳壳 4.5g	青皮 4.5g
香附 4.5g	川芎 3g	黄芩 6g	天花粉 6g
栀子 4.5g	甘草 3g	制鳖甲 6g	

二诊：服上方 2 剂后，热退，痛减，能入睡，余症同前，守方加减：原方去枳壳、川芎，加牡蛎 15g，莪术 4.5g，以增强软坚散结之力。

三诊：连服上方 4 剂，肿块略小，界限明显，按之稍软，仍痛，大便正常，小便仍黄，舌苔减退，脉势和缓，再进原方去柴胡，改用银柴胡 6g，加三棱4.5g。

四诊：此方又服 4 剂，肿块消失一半，按之痛减，饮食增加，睡眠较好，能下床活动，苔薄白，脉平。仍守上方加减，去银柴胡、香附、黄芩、甘草，加连翘 10g，浙贝母 6g，夏枯草 10g，当归尾 4.5g。

五诊：再服上方 4 剂，肿块更消，仅如龙眼大，按之微痛，余皆正常，仍本上方去连翘、当归尾、栀子，加白术 6g，海藻 6g，昆布 6g。

六诊：上方连服 6 剂，肿块消失，按亦不痛，眠食均佳，玩耍嬉戏如常。

按语： 疽属阴证，起病缓慢。病位较深，治疗亦难。其症漫肿无头，不红，不热，与痈迥异。疽发无定处。由于肝胆气滞火郁而成者，多发于腋下，胁肋之间。该患儿性急好哭，肝气郁滞，气郁化火，兼之喜辛燥食物，助热动火；热气淳盛，流注于肝之分野，营卫稽留，血涩不行，故在左胁长一包块，逐渐肿大，坚硬如石，疼痛难忍。故投以柴胡清肝汤佐以软坚散结，活血化瘀之品，肝郁解而邪火清，气血畅则肿块消。

2. 内科医案

（1）阴虚发热

鲁某之妻罗氏，年近三旬。某年长夏得一热病，身热头痛，延医数人，经治罔效。后请叶医诊治，断为"湿温"，投以苍术白虎汤，服后汗出热解。其母以其汗臭难闻，遂取热水用毛巾为之擦澡。擦完半身，罗氏即觉不适，其母亦停止擦洗。未过半日，罗氏复又身热大作，正好是擦过澡的半身。鲁君再请叶医诊治，又予苍术白虎汤。服后不唯无效，其病反而加重。鲁君转而恳胡老诊治，先投青蒿鳖甲汤无效，继合小柴胡汤亦无效。胡老大惑不解，沉思默想，其间必有原因。三诊时详问病史，细察病症，见其唇焦口燥，阵作咳嗽，口吐痰丝黏连不断，咯之难出，舌红少津。目睹此状，胡老恍然大悟：此乃汗出热解之后，玄府本已空虚，复擦以热帕，则毛窍开张，风邪乘虚侵袭，故身热复作。斯时燥热内盛，阴液已伤，必滋其阴液，充其汗源，则虽不发汗亦可汗出而解，乃改投养阴润肺之剂：

| 天冬 15g | 麦冬 12g | 紫菀 15g | 百部 15g |

白前根 10g　　　　川贝母 6g　　　　黄芩 10g　　　　杏仁 10g

知母 12g　　　　蜂蜜（冲服）60g

翌日，鲁君喜而告胡老曰：药服两次，发热之半身即微汗出而身热退。于是嘱其卧床静养，并处益胃汤、沙参麦冬汤加减与服，养其胃阴，增其饮食，以后再与归芍四君子数剂，略事调养，即恢复健康。

按语： 本案是胡老年轻时诊察疾病不周详，有过深刻教训的病案。患者初病"湿温"，前医予苍术白虎汤，服后汗出热解，因用热毛巾擦汗，患者复又身热大作，前医再投苍术白虎，不仅无效，病反加重。胡老接诊，初投青蒿鳖甲汤无效，继合小柴胡亦无效。其后胡老详问病史，细察病症，悦然大悟，原因是患者汗出热解之后，玄府空虚，毛窍开张，此时用热毛巾擦澡，风邪乘虚而入，故身热复作。此时燥热内盛，阴液已伤，必须滋养阴液，充实汗源，庶可不发汗亦可汗出而解。因此，胡老改用养阴润肺法，药用天冬、麦冬、紫菀、百部、白前、杏仁、黄芩、知母、川贝母、蜂蜜。

是方以天冬、麦冬养阴生津润燥为君；紫菀、百部、白前、川贝母润肺化痰止咳为臣；佐以黄芩、知母清热泻火，杏仁降泄肺气；蜂蜜甘平，补中润肺，调和诸药以为使。如此配伍，润降得宜，清泻有度，养阴生津以润肺燥，清热化痰以止咳嗽，故服药后即收热退咳止之效。此后，胡老创制"润肺饮"即始于此。

（2）热陷心包

周某，男，48岁。素禀不足，为谋生计，劳心劳力，心血素亏。某年春末，因一意外事件，突受惊恐，卧床不起，其后发热，微恶寒，头昏头痛。经服西药无效，又延一中医诊治亦无效，再延一中医投以小承气弗效，遂言其病不治。患者卧以待毙，其妻包车送他到胡老家诊治。胡老出视之，见其被从车上揿下来时不能站立，身体下蹲，两目上视，势将欲脱。胡老急令车夫仍将其送回家，让其静卧。胡老往视之，见其昏睡不醒，神志不清，昼夜不分，言不由衷，面色晦暗，饮食不思，小便短黄，舌尖红，苔黄无津，切其肌肤灼热，手足不温，诊其脉细数有力。诊毕，病者家属在旁问曰："此病尚能治否？"胡老曰："病虽危笃，然所幸者其脉细数有力尚可图治。"遂据养阴清热法处方如下：

玄参 15g　　　　麦冬 12g　　　　生地 15g　　　　天花粉 15g

知母 12g　　　　连翘 15g　　　　黄连 3g　　　　甘草 3g

连服 2 剂，身热减轻，口中略增津液，余症同前，遂于上方加牡丹皮 12g，继服 2 剂，服后身热基本消失，口中津润，已思饮食，小便增多，唯神志尚不清楚，于是在原方中去连翘、黄连、牡丹皮，加石菖蒲 3g，炙远志 10g，莲心 12g，朱砂（水飞冲服）3g 清心开窍、安神定志。接服 2 剂后，神志渐清，脉势和缓。四诊改用养阴益胃法，药用：北沙参、麦冬、生地、玉竹、五味子、乌梅、冰糖，嘱服 2 剂，饮食大增，精神好转。五诊投以南沙参、熟地、怀山药、茯苓、麦冬、陈皮、炙甘草，略事调养，其病遂愈。

按语： 叶天士云："温邪上受，首先犯肺，逆传心包。"本案患者素禀不足，心血素亏，春末时节，突受惊恐，继而感受风热病邪，发热，微恶风寒，头昏头痛，迭治无效，症见肌肤灼热，手足不温，神昏谵语，显然是邪在手太阴肺卫时因失治，误治，邪热内陷，逆传心包之证。邪热闭郁于内，阳气不达四末，故肌肤灼热而手足不温。因其邪闭尚浅，故尚未出现肢厥，此即所谓"热深厥亦深，热微厥亦微"。邪热内陷心包，神志失常，故而神昏谵语，舌尖红，苔黄无津，脉细数等均是热盛伤阴之象。

热陷心包，神昏谵语之证治当清心开窍，《温病条辨》上焦篇第 16 条云："神昏谵语者，清宫汤主之，牛黄丸、紫雪丹、局方至宝丹亦主之。"本案患者虽有神昏谵语，但伤阴之象较为显著，故胡老以养阴清热为主，清心开窍为辅，方用增液汤加天花粉、知母养阴清热生津；连翘、黄连、甘草清心泻火解毒；牡丹皮凉血清热。在身热退后，减去连翘、黄连、牡丹皮，加入石菖蒲、炙远志、莲心、朱砂开窍宁心、安神定志，服后神志渐清，脉势和缓，此后针对余热未尽，饮食未复，改用加味益胃汤清养胃阴，调理而愈。此即叶天士《三时伏气外感篇》中所说："……病减后余热，只甘寒清养胃阴足矣。"

（3）哮喘

陈某，男，23 岁，1964 年 12 月 19 日初诊。

患哮喘 5 年，遇风寒辄发，冬春尤甚。每发则气紧心累，咳逆不能平卧，曾注射麻黄素、氨茶碱等未痊愈。

1 周前受凉，哮喘复发，发作时间多在半夜，须注射平喘针剂后始能安卧。发时头昏痛，气紧气短，汗自出，背灼热，持续 1 小时左右方除。平时咳嗽气紧，吐白色泡沫痰，食欲尚可，大便微结，小便色黄，舌质淡红无苔，脉沉细。

前医按"肾虚喘息"论治，用地黄汤合生脉散加味，补肾纳气，患者服药 7 剂，哮喘仍时有发作，除哮喘发作时背部已无灼热感外，余症同前。经人介绍，转请胡老诊治。胡老询知患者平素畏风怕冷，动则心累气紧，入夜只能侧睡，平卧则咳喘不宁，且不敢脱衣，须和衣而卧，舌质淡红，苔根白略厚，脉沉细数。

诊断：哮喘。

辨证：中气虚弱。

治法：温中补虚。

方剂：黄芪建中汤加减。

药物：炙黄芪 30g   桂枝 10g   白芍 12g   炮姜 5g

　　　北细辛 3g   五味子 5g   法半夏 12g   茯苓 15g

　　　饴糖（分次冲服）100g

　　　水煎服，2 剂。

12 月 23 日复诊：自述服药后全身温和，精神亦转佳，哮喘未再发，已无心累气紧之感，咳嗽显著减轻，仅偶尔咳嗽，痰少，唇略干燥，但不渴饮，入夜已能脱衣平卧，且衣着亦较前减少而不觉寒冷不适，舌苔薄白，脉沉缓，于是改用补益肺气法，方用加味调元生脉散：

　　　南沙参 30g   麦冬 10g   五味子 5g   炙黄芪 30g

　　　广百合 15g   款冬花 15g   茯苓 12g

12 月 26 日三诊：服上方后自觉无不适。前天吸烟后，昨上午哮喘又发，尽管入夜加重，但仍能平卧，唯觉心累气紧，偶有咳嗽，痰清稀，舌苔薄白，脉沉细，据此改用祛痰平喘法，新制六安煎加减：

　　　化橘红 10g   法夏曲 10g   茯苓 12g   杏仁 10g

　　　炙苏子 12g   炮姜 5g   北细辛 3g   炙枇杷叶 15g

　　　炙甘草 3g

上方服后，患者未再就诊。1 个月后（1965 年 1 月 25 日）胡老上街途中偶遇，问及病况，云自服上药后迄未再发，觉一切如常。

按语：本案患者病哮喘 5 年，反复发作，遇寒则发，平时畏风怕冷，入夜须和衣而卧，动则心累气紧，足见其虚之甚。故胡老接诊后，宗《金匮要略》"虚劳里急，诸不足，黄芪建中汤主之"，先予黄芪建中汤加减以温中补虚，待其阳气来复之后，继予加味调元生脉散补益肺气以扶其正。鉴于哮喘的病理因素以痰为主，痰的产生责之于肺不能布散津液，脾不能运输精微，肾不能蒸化水液，以致津液凝聚成痰，伏藏于肺，成为发病的"夙根"，故三诊予新制六安煎加减，温化寒痰，以收祛痰平喘之效。

《景岳全书》云："喘有夙根，遇寒即发，或遇劳即发者，亦名哮喘。未发时以扶正气为主，既发时以攻邪气为主。扶正气者须辨阴阳，阴虚者补其阴，阳虚者补其阳。攻邪气者，须分微甚，或散其风，或温其寒，或清其痰火。然发久者，气无不虚，故于消散中宜酌加温补，或于温补中宜量加消散。此等证候，当眷眷以元气为念，必使元气渐充，庶可望其渐愈，若攻之太过，未有不致日甚而危者。"深得治喘要领，诚为经验之谈。

（4）便秘

刘某，男，73岁，年高体弱，大便结燥，七八天甚至十天更衣一次，殊感便难，素常咳嗽，痰多色白质稠，咯之难出。宿患胃病，常感胃脘胀痛，时轻时重，饮食少，小便正常，舌苔白黄薄腻，脉沉弦略滑。张景岳云："大便秘结一证，在古方书有虚秘、风秘、气秘、热秘、寒秘、湿秘等说，而东垣又有热燥、风燥、阳结、阴结之说，此其立名太烦，又无确据，不得其要而徒滋疑惑，不无为临证之害也。不知此证之当辨者唯二，则曰阴结、阳结而尽之矣。"患者脉沉不能食，大便反秘，当属阴结，脉证合参，并非阴寒内盛，究其病因，年高体衰，气血两虚此一端，咳嗽痰稠，痰滞胸膈，肺失肃降，传导失职又一端。腑气不通，浊气不降，故有胃脘胀痛、食少之症。

诊断：便秘。

辨证：痰滞胸膈，肺失肃降。

治法：化痰降气，润肠通便。

方剂：景岳六安煎加减。

药物：化橘红 10g　　京半夏 12g　　茯苓 18g　　杏仁 10g
　　　　炙苏子 10g　　紫菀 15g　　瓜蒌仁 15g　　枳壳 10g
　　　　火麻仁 24g

服上方4剂后，大便带黏液而下，两三天一次，痰减少十分之六，胃脘舒适，饮食增加，舌苔减退，脉如故。守上方更加郁李仁 15g，淡苁蓉 15g，继进 4

剂，大便正常。

按语： 便秘是指大便艰涩不畅，秘结不通，排便时间延长的一种病症。男女老少皆可罹患。张景岳宗仲景之说，把便秘分为阳结、阴结两类，提出有火者是阳结，无火者是阴结，把便秘分为虚实两类，提纲挈领，执简驭繁，以此辨证，切合临床实际。

便秘乃大肠传导功能失常，因肺与大肠相表里，脾主运化，肾司二便，故便秘与肺、脾、肾关系甚为密切。又鉴于便秘为大便秘结不通，故其治疗旨在通便开秘。临床应根据病因之不同，或清热以通，或峻下以通，或润肠以通，或宣肺以通，或祛痰以通，或化瘀以通，或益气以通，或养血以通，或健脾以通，或补肾以通等，并应结合患者年龄、体质、兼症综合分析，辨证论治，或一法独进，或多法同用，不可概用硝黄，甚至巴豆之类妄攻痛击，耗伤正气。

本案患者，年逾古稀，气血两虚；咳嗽痰稠，肺失肃降，以致传导失常，故拟宣肺降气、化痰润肠法，用景岳六安煎加减，以化橘红、京半夏、灸苏子化痰降气，易陈皮、法半夏、白芥子旨在避免温燥伤津；枳壳宽中下气助杏仁、苏子宣肺降气；火麻仁、瓜蒌仁、紫菀润肠通便，药仅九味，力专效宏，二诊更加郁李仁、淡苁蓉增强润肠通便作用，故患者大便渐转正常。

（5）噎嗝

曾某，女，小学教师。素体肥胖，患饮食不下，经县医院西医检查，诊断为"食管良性狭窄"，服药无效。遂赴蓉就诊，诊断同前，未予治疗，嘱其回家注意休息，多吃营养丰富的食物。曾君不悦而归，求胡老诊治。胡老见其愁眉苦脸，唉声叹气，问有何苦？曾君言道：病已几月，吞咽困难，梗噎不顺，饮食甚少，每日只能吃半茶碗稀粥。观其形体消瘦，精神倦怠，面色苍白，时吐痰涎。询其情怀舒畅否，答曰：前因工作安排不当，至今闷闷不乐。胡老思忖此即病之症结所在。张景岳认为，"噎膈证，必以忧愁、思虑、积郁而成"。因为忧思伤脾，脾伤则气结，气结则津液不能输布，便聚而成痰，痰气交阻故饮食难下。治当温运脾阳、调达肝气。遂以香砂六君子加青皮、白豆蔻与服。服后竟收立竿见影之效。翌日曾君喜笑颜开，谓胡老曰：今日一餐已能食半碗干饭了，胡老半信半疑，问果真如是否？曰所言确实，绝不过甚其词，不信可现场观看。胡老曰不必，既是如此，仍依前法治之，遂于前方中减去青皮、木香，加入鸡内金，嘱服四剂，梗噎感逐渐消散，饮食正常。稍事调理，体渐复原。后再复查，食道功能正常，遂谢别而归。

按语：噎嗝是指饮食吞咽受阻，或食入即吐的病证。噎，指吞咽时梗噎不顺；嗝，指饮食格拒不入，或食入即吐。噎证可单独出现，亦可为嗝证之前驱，故往往噎嗝并称。二者部位、症状不同，有轻重先后之别。

尤在泾《金匮翼·膈噎反胃统论》云："噎膈之病，有虚有实。实者，或痰或血，附着胃脘，与气相搏，翳膜外裹，或复吐出，膈气暂宽，旋复如初。虚者，津枯不泽，气少不充，胃脘干瘪，食涩不下，虚则润养，实则疏瀹，不可不辨也。"

噎嗝病位在食道与胃脘，与肝、肾、脾关系密切。其发病以正虚为本，气滞、痰凝、瘀阻、火郁为标。初起正虚未甚，当以治标为急，以行气散结、化痰祛瘀为主，滋阴养血为辅；虚实夹杂，则消补兼施；后期正气大虚，病邪未去，则以扶正为主，参用祛邪之品。

本案患者，吞咽困难，梗噎不顺，尚无食入即吐，故病属噎证，乃因工作安排不当，忧思郁结而成，此即《素问·通评虚实论》："隔塞闭绝，上下不通，则暴忧之病也。"叶天士《临证指南医案·噎膈反胃》所说："气滞痰聚日拥，清阳莫展，脘管窄隘，不能食物，噎膈渐至矣。"胡老指出忧思伤脾，脾伤则气结，气结则津液不能输布，聚而成痰，痰气交阻，食道狭窄而致饮食难下，故以香砂六君加青皮、白豆蔻温运脾阳，调达肝气，服后竟收立竿见影之效，守方加减，调理而愈，复查食道功能正常。万全云："医要识证，药要对证。"此之谓也。

（6）疝气

杨某，男，26岁，素体健康，在边区工作。1970年10月新婚后来信云："……同房早泄，睾丸牵引少腹痛甚。由是郁郁寡欢，殊感不悦。"胡老思疝者，痛也。此睾丸牵引少腹痛甚，病乃疝气。其新婚早泄，乃相火妄动。读《景岳全书》疝气条载有"疝遇色欲而发者，是必阴虚之属，若阴虚兼动相火者，宜以六味地黄汤加黄柏、知母、山栀、茴香、川楝之类主之。"颇与本病吻合，遂照书一方：

生地黄 20g	怀山药 15g	山茱萸 15g	茯苓 10g
牡丹皮 10g	泽泻 10g	炒黄柏 10g	炒知母 10g
川楝子 10g	小茴香 6g		

次年春节，再接来信述服上方仅 4 剂，其病即愈。现其妻已怀孕，不胜感谢云云。

按语： 青年男性，新婚同房早泄，睾丸牵引少腹痛甚，病属疝气，此乃肾阴虚，相火妄动，故与知柏地黄丸滋阴泻火，更加川楝子、小茴行气止痛，诸药配合，仅服 4 剂，其病即愈，烦恼顿除。

（7）面瘫

侄女左某，素体肥胖，在新疆工作，1964 年因生气后复又着凉，遂出现口眼㖞斜、语言不利、口角流涎、头项强痛等症。在当地针药并用，治疗半月无效，不得已写信前来求方。

诊断：中风（中经络轻证）。

辨证：风痰阻络。

治法：祛风痰，通经络，佐以解郁。

方剂：自拟祛风通络汤加减。

药物：

方 1：防风 12g　　白芷 10g　　白附子 12g　　羌活 10g

　　　葛根 12g　　蝉蜕 6g　　　菊花 15g　　　钩藤 15g

　　　枳壳 10g　　青皮 10g　　甘草 3g

方 2：白附子、全蝎、僵蚕各 30g，共研细末，每晚临睡前服 3g，热酒送服。

因当时新疆医疗条件有限，故将方 1 配了 8 剂，方 2 配了 1 剂，交邮局寄去。后侄女回信云 8 剂中药全部煎服，每晚遵嘱服末药，20 余日口眼即正，语言如常，未再复发。

按语： 中风病有轻重缓急之分，轻者仅限于血脉经络；重者常波及有关脏腑。所以临床常将中风分为中经络和中脏腑两大类，中经络一般无神志改变，其病较轻；中脏腑常有神志不清，其病较重。

本案患者病属中经络，乃络脉空虚，风邪入中，兼有情志所伤，故其治疗以祛风通络汤煎服。是方以白附子配防风、白芷、羌活、葛根、蝉蜕、菊花、钩藤祛风通络，佐以青皮、枳壳疏肝理气。同时配合牵正散每晚 3g，热酒送下，祛风化痰通络，汤散并用，故 20 余日其病即愈。

白附子味辛甘温，有小毒，功能祛风痰、逐寒湿、止痉止痛，善治头面游走不定的风邪，故《药性赋》概括为"白附子去面风之游走"。胡老用此药指征就是询问患者头面部有无"牵扯痛"或"蚁行感"，有即为头风、面风，故他除以白附子为主治中风口眼歪斜外，亦用治风痰痹阻经络之偏正头痛。

（8）癃闭

案1 友人李某，乃白发老翁也，嗜食醇酒厚味，形盛气衰，素多痰湿，宿病哮喘。去秋患小便不通，曾服五苓散加木通、滑石、车前仁等数剂无效。经县医院检查无"膀胱结石"，疑为"膀胱肿瘤"，遂转诊来蓉。在省医院检查，确诊为"前列腺肥大"，拟手术治疗。因患者及其家属皆畏惧而不同意，遂求治于胡老。

当时症状：小便点滴不通，阴茎与龟头皆热痛，解小便时更痛，溺色淡黄，大便自调，面色黯滞，精神倦怠，心悸气短，食欲不振，口和不渴，哮喘宿恙又萌，夜不能寐，舌苔白厚，上罩薄黄苔微腻，六脉弦大。综观诸症，虽癃淋兼而有之，实则为癃闭。盖淋则便数而茎痛，癃闭则小便点滴而难通。此病良由湿热蕴蓄下焦，肾与膀胱俱热，气化失常而成。鉴于年老体衰，正虚邪实，用药必须小心行事。

诊断：癃闭。

辨证：下焦湿热，气化失常。

治法：清热化湿通淋。

药物：八正散加减。

药物：			
萹蓄 15g	瞿麦 15g	山栀子 10g	车前子 20g
泽泻 10g	炒黄柏 10g	旱莲草 10g	海金沙 15g
石韦 12g	生甘草 3g		

服2剂后病者自觉舒适，尿量稍多，每晚能睡3小时，余症同前。遂加小蓟，又进上方2剂，服后热痛减轻十分之三，尿量较前多些。再与前方去山栀子、海金沙，加白茅根、牛膝，再服2剂后主诉热痛减轻十分之七，尿量又增多些，哮喘减轻，眠睡与精神均好转，舌苔略退。仍以原方去泽泻加炒知母、龙胆草、萆薢，继服2剂后自诉热痛基本消失，尿量亦趋正常，哮喘控制，胃纳增加，面色好转，舌苔减退十分之八，脉象亦较前和缓。于此改用六味地黄汤去泽泻，合滋肾通关丸煎服。四剂后诸症消失，舌苔脉象均转正常，唯解便时射程不

远，此乃肾气不足之故。遂又改用金匮肾气丸去泽泻加石韦与服，其病即愈。其后更以六君子汤加砂仁、白豆蔻，调理脾胃，归脾汤加枸杞、菟丝子善其后，逐渐恢复健康。

案 2　喻某，男，40 岁，患小便不通，检查无膀胱结石和肿瘤，曾服中西药治疗 10 余日无效，经人介绍来诊。

1963 年 2 月 9 日初诊：主诉小便不通，欲解不出，坠胀难忍，解小便时两个睾丸大如鸡卵，小腹亦胀，解后消失，但小便不断浸出，感觉尿冷，面部浮肿，不思饮食，大便已 3 日未解，精神疲乏，口渴思冷饮，但反得热饮为快，察其舌苔白厚，舌中根部黄腻，诊其脉沉细微数，两尺沉弱。

询问病者，得知 20 年前患过"白浊"，因误治转为"血尿"。愈后每次大便后还要站立解一次小便才感舒服，如不解则整天不适。此次浸出之尿，有淀粉样物，干了可捏成粉。在家时小便不通，要用细草通尿道才能解出几滴。查其所服中药，不外清热利湿之品，五苓散、八正散加黄连、栀子等。平素好饮酒，每天半斤之多，患小便不通前曾患感冒。

患者嗜好饮酒，下焦素有积热，复因感冒，肺气不宣，不能通调水道，下输膀胱，致膀胱气化不行，故小便不通。因小便不通，气坠于下，故少腹胀满，睾丸胀如鸡卵。或问既是小便不通，为何小便又不时浸出，淋漓不断，尿有冷感？此乃服分利清热药过多，中气不足，肾气虚衰之故。由于已病半月余，坠胀难忍，彻夜不眠，故精神疲乏，不思饮食。水湿不得从下窍而出，浸渍于脾，故面目浮肿。中焦湿热蕴结，脾气被约，津液不布，故口渴思冷饮。然因苦寒伤胃，脾气虚弱，不能化湿，寒从中生，故反得热饮为快。其舌苔白厚中心黄腻，为湿热之候。脉象两尺沉弱，乃肾虚之象，余脉沉而微数，又是虚热之征。

诊断：癃闭。

辨证：湿热蕴结，气化不行。

治法：清热除湿，化气行水。

方剂：滋肾通关丸加味。

药物：黄柏 9g　　　　炒知母 6g　　　　肉桂 3g　　　　白豆蔻 4.5g

　　　桔梗 6g　　　　琥珀（研末冲服）3g

　　　嘱服 1 剂，明日复诊。

2月10日二诊：上方服1剂后，小便基本正常，夜已能寐，但尿还是浸出。改用益气固肾法：

| 党参 24g | 炙黄芪 18g | 砂仁 6g | 益智仁 12g |
| 葫芦巴 12g | 补骨脂 15g | 台乌 9g | 炙甘草 3g |

嘱服1剂。

2月11日三诊：上方服后精神食欲好转，小便正常，浸尿同前，两尺脉较前有力。再用滋肾通关丸合丹溪萆薢分清饮加减：

| 益智仁 12g | 台乌 9g | 石菖蒲 4.5g | 萆薢 12g |
| 炒知母 6g | 黄柏 9g | 生牡蛎 15g | 肉桂 2g |
| 甘草 3g |

2月12日四诊：上方服后，浸尿减轻十分之三，舌苔略退，饮食增加，面目浮肿消失，大便仍未解，余症同前。改用固肾兼润肠法：

菟丝子 15g	益智仁 12g	台乌 9g	桑螵蛸 12g
生牡蛎 18g	萆薢 12g	怀牛膝 9g	炒枳壳 6g
当归 12g	火麻仁 12g	淡苁蓉 12g

2月14日五诊：上方服后浸尿更减轻，精神食欲更好，黄腻苔减去大半以上，脉同前，大便尚未解。遂改用补中益气法，用补中益气汤加减：

南沙参 18g	炙黄芪 15g	怀山药 12g	当归 12g
炙升麻 4.5g	柴胡 3g	陈皮 9g	麦冬 15g
五味子 4.5g	桑螵蛸 12g	益智仁 12g	炙甘草 3g

2月15日六诊：上方服后，浸尿减轻十分之七，舌苔更减退，两尺脉正常，余脉微数，大便仍未解。宗上方去桑螵蛸加火麻仁15g，继服1剂。

2月16日七诊：上方服后，大便一次干结量少，浸尿基本消失，脉象正常，改用润肠通便法，麻子仁丸加减：

| 火麻仁 24g | 郁李仁 12g | 杏仁 9g | 白芍 12g |
| 炒枳壳 9g | 厚朴 9g | 酒大黄 9g | 当归 12g |

2月17日八诊：上方服后，大便已转正常。遂书六味地黄汤和补中益气汤交替煎服善后。

按语：癃闭是指小便量少，点滴而出，甚则闭塞不通为主症的一种肾系疾患。

小便涓滴不利为癃；小便点滴全无为闭。二者虽有区别，但均指排尿困难，唯轻重程度不同而已。有始则涓滴而量少，继则闭而不通者，因此多合称为癃闭。

"膀胱者，州都之官，津液藏焉，气化则能出矣。"鉴于人体水液的运行，有赖肺气之通调，脾气之转输，肾气之蒸腾，三焦之决渎。所以癃闭病位虽在膀胱，但与三焦、肺、脾、肾的关系最为密切。其病多因湿热、气滞、瘀血阻碍气化，或中气不足，或肾阴、肾阳亏虚，气化不行所致。

治疗癃闭应根据"六腑以通为用"的原则，着眼于"通"。但通之法，又因证候的虚实不同而异。实证或清热利湿，或化瘀导滞利气机以通；虚证宜补中益气，或滋阴补肾助气化以通。同时还应针对病因，审因论治。根据病变在肺、在脾、在肾的不同，辨证施治，不可滥用通利小便之药。

以上两个案例，诊断癃闭无疑。从病史症状分析，两例同属湿热蕴结下焦，膀胱气化不行为患。胡老针对两人年龄不同，兼症有别，前者溺时茎中热痛，兼见热淋；后者小便色白浑浊，兼见白浊，故治疗前者以八正散加减为主，重在清热利湿以化气；后者以滋肾通关丸合丹溪萆薢分清饮治疗为主，重在滋肾清热以化气。方证对应，效如桴鼓，有异曲同工之妙。

肺为水之上源，肺主宣发肃降，通调水道，下输膀胱。胡老治疗喻姓癃闭患者，第1方滋肾通关丸中加入桔梗，开宣肺气，仅服1剂，小便即通。此即"提壶揭盖"之意。

3. 妇科医案

(1) 虚寒痛经

唐某，女，23岁，身体素弱，过食生冷，每月经期错后，量少色暗红，小腹冷痛，痛不可忍，腰亦酸胀，恒卧床不起，面黄肌瘦，舌淡苔白，脉沉无力。

诊断：痛经。

辨证：血虚寒凝。

治法：补血调肝，温经散寒。

方剂：加味四物汤。

药物：熟地黄15g　　当归10g　　白芍12g　　川芎5g

　　　延胡索10g　　香附12g　　吴茱萸5g　　小茴香10g

益母草 18g　　　续断 15g　　　杜仲 18g

此方连服 25 剂后，5 个月来，经期基本对时，经行不痛，食量增加，唯口干、经量尚不多，经色淡红。遂于上方去延胡索、吴茱萸、香附、小茴，加潞党参、炙黄芪、麦冬、阿胶（烊化）等味，焙干，共研细末，炼蜜为丸，调补 2 月，此后月经期量色质渐转正常，身体亦渐丰润。

按语： 凡在经期或经行前后，出现周期性小腹疼痛，或痛引腰骶，甚至剧痛晕厥者，称为"痛经"，亦称"经行腹痛"。《景岳全书》云："经行腹痛，证有虚实。实者，或因寒滞，或因血滞，或因气滞，或因热滞；虚者，有因血虚，有因气虚。然实痛者，多痛于未行之前，经通而痛自减；虚痛者，于既行之后，血去而痛未止，或血去而痛益甚。大都可按可揉者为虚，拒按拒揉者为实。有滞无滞，于此可察。但实中有虚，虚中亦有实，此当于形气禀质兼而辨之，当以察意，言不能悉也。"

本案患者，每月经期错后，量少色黯红，小腹冷痛，势不可忍，病属痛经无疑。究其病因有二：平素过食生冷，寒客冲任，与血搏结，气血凝滞不畅，经行之际，气血下注冲任，胞脉气血更加壅滞，以致"不通则痛"，此其一；身体素弱，面色萎黄，舌淡脉虚，气血不足，经行血泄，冲任气血更虚，胞脉失于濡养，"不荣则痛"，此其二。显而易见，本病属血虚寒凝，虚实夹杂之证，治当温补，故方用四物汤加益母草养血活血调经；小茴香、香附、吴茱萸、延胡索散寒行滞止痛；杜仲、续断补肝肾、调冲任，连服 25 剂后营血生，寒凝散，痛经愈。其后根据患者经量尚不多，经色淡红，又于前方中减去小茴香、香附、吴茱萸、延胡索，加潞党参、黄芪、阿胶、麦冬、补气生血，是因有形之血，生于无形之气，此即《内经》"阳生阴长"之理。做成丸剂服用，是取"丸者缓也"缓以图之，不求速效，但求长效之意。

（2）崩漏

案 1　侯某，女，49 岁。患崩漏经年未愈，甚是忧虑，某年胡老回眉省亲，侯氏喜出望外，求治于胡老。观其人面目浮肿，面色㿠白，神疲倦怠，少气懒言，头晕目眩，心悸怔忡，食少便溏，舌淡苔白，脉沉无力，皆是一派气血俱虚之证。查其所服方药，有以为湿热而肆用黄芩滑石者；有以为血热而肆用牡丹皮、赤芍者。有徐医认证尚属正确，投温肾收涩之剂，服后病有起色，惜乎徐医离城数十里，往来不便，未能继续诊治，其病如故，良可慨矣！胡老思忖，本病初起并不严重，何以治之罔效，经年不愈致今病深势笃？良由服苦寒、寒凉之品过多戕贼正气，脾胃虚弱，纳运衰减，后天给养日少，故有上述诸症。当此之时，收涩尚恐不及，唯以补脾健胃，培其后天为急务。俾脾胃健则饮食增，化源充则气血足，其病可已，故首投香砂异功连服3剂，饮食渐增，精神好转。薛立斋谓："血者，水谷之精气矣。和调五脏，洒陈六腑。在男子则化为精，在妇人则上为乳汁，下为月水。故虽云心生血，肝藏血。而总皆统摄于脾，补脾和胃，血自生矣。"此语确是精切之论。在患者饮食增加，精神好转之后，唯心悸、怔忡如故。因之又拟归脾汤与服，胡老随即返蓉。时隔半年，侯氏令其子在返校之时，途径蓉城告诉别后情况。言道：其母服归脾汤自觉良好，为谋生计，终日操劳，一日忽然血来不止，不能站立行走，饮食复又减少云。此乃病延日久，血气虚惫，康复有时，复加劳倦内伤，元气衰败，气不摄血是以又暴崩不止，斯时也，不但气虚甚，而且血亦耗损不少，治当益气补血佐以收摄，标本同治，斯为善法，故以圣愈汤重用黄芪和红参，更加阿胶、血余炭、莲蓬炭等味与服，连啜2剂，血崩即止。后来信感谢不已，胡老嘱勿操劳过度，又寄与加味归脾汤，调补心、脾、肾，其病遂愈，未再复发。

案2 罗某，女，52岁。某年突患血崩不止，求治于胡老，时头晕、心慌、气短、不思食，舌边尖红，苔白乏津，脉弦细而数。

诊断：崩漏。

辨证：肝经虚热，血不归经。

治法：养血清热，佐以益气。

方剂：奇效四物汤加减。

药物：生地黄15g   当归6g   白芍12g   黄芪24g
      艾叶炭5g   黄芩10g   牡丹皮10g   南沙参30g
      麦冬10g   续断15g   侧柏炭18g   阿胶（烊化）24g

连服2剂，血崩渐止，唯感心累，不思饮食，此乃心脾血虚之故，改用归脾汤加减善后：

南沙参30g   黄芪30g   白术18g   茯苓12g
酸枣仁24g   炙远志10g   当归6g   熟地黄18g

白芍 15g　　　　　麦冬 10g　　　　　炙甘草 6g　　　　阿胶（烊化）18g

此方加减，连服 20 余剂，心累消失，眠食均佳，体渐康复。

案 3　吴某，女，37 岁。农村妇女，漏下淋漓不止，血色深红，白带亦多，其色微黄，在省医院经宫颈活体组织切片检查，排除癌变，诊断为：1. 功能性子宫出血；2. 慢性宫颈炎。行电灼术后，嘱服中药调治。经友人介绍前来就诊，询其生育过多，漏下已历半载，伴有头晕腰酸、少气懒言、食少便干、舌红少苔等症，诊脉沉细微数。

诊断：崩漏。

辨证：阴虚血热兼夹气虚。

治法：滋养肾阴，清热止血，佐以益气。

方剂：知柏地黄汤加减。

药物：生地黄 15g　　　怀山药 24g　　　山茱萸 15g　　　茯苓 10g

　　　牡丹皮 10g　　　泽泻 10g　　　　炒黄柏 10g　　　知母 10g

　　　地榆炭 12g　　　蒲黄炭 10g　　　南沙参 30g　　　阿胶（烊化）18g

据其后来信云，此方连服 4 剂后漏下即止，头晕、腰酸等症如故。遂在原方基础上改生地黄为熟地黄，去地榆炭、蒲黄炭等品，加黄芪、当归、白术等味，做成丸药，调理百日遂得根治。

按语：妇女不在行经期间，经血非时而下，或暴崩下血，或淋漓不断者，称为"崩漏"。一般而言，突然出血，来势急，血量多的为崩；淋漓下血，来势缓，血量少的为漏。崩与漏的出血情况虽不相同，但其发病机理是一致的，且在疾病过程中常互相转化，正如《景岳全书》所说："崩漏不止，经乱之甚者也。盖乱则或前或后，漏则不时妄行，由漏而淋，由淋而崩，总因血病，而但以其微甚耳。"《济生方》明确指出："崩漏之病，本乎一证。轻者谓之漏下，甚者谓之崩中。"

崩漏的主要病机是冲任不固，不能制约经血。引起冲任不固的常见病因虽有肾虚、脾虚、血热、血瘀之分，但常常交错互见。治疗崩漏临证时应结合出血的量、色、质变化和全身症状辨明寒热虚实，还应根据病情的缓急、出血的久暂，采用"急则治其标，缓则治其本"的原则，灵活运用塞流、澄源、复旧三法。

案 1 患者，病崩漏经年未愈，失血过多，加之过服苦寒渗利之品，损伤元气，脾胃虚弱，故而出现面目浮肿、面色㿠白、神疲懒言、头晕心悸、食少便溏、舌淡苔白、脉沉无力等气血两虚之象。鉴于脾胃为后天之本，气血生化之源，故治疗首用香砂异功益气健脾、开胃助运，俾脾胃健则饮食增，化源充则气血足，此乃澄源之举。此后针对心悸、怔忡投以归脾汤补养心脾，助心行血，助脾统血，毕竟病延日久，血气虚惫，加之操劳过度，故其后忽又暴崩不止，处加味圣愈汤，重用黄芪，益气补血，收摄止血、澄源、塞流并行。血崩止后又与加味归脾汤养心补脾益肾，调理善后，此则复旧、澄源兼施。

案2患者突发血崩不止，伴头晕、心慌、气短等症，因系肝经虚热，损伤冲任，血不归经之证，故以奇效四物汤养血清热，止"血之沸腾"，去川芎防辛温助热，加牡丹皮、麦冬清热养阴；侧柏炭助艾叶炭止血；续断补肝肾，调冲任；南沙参、黄芪补气摄血。诸药配伍，澄源、塞流并进。

以上两案血止之后，均以归脾汤加减善后，此乃复旧之法，亦寓先哲"下血之后用四君子汤收功"之意。

案3患者漏下半年之久，伴头晕腰酸、少气懒言、舌红少苔等症，属肝肾亏损，冲任不固，阴虚血热，兼气虚之证，故以知柏地黄汤加阿胶、地榆炭、蒲黄炭滋肾清热止血，佐以南沙参益气，药证对应，故连服4剂，漏下即止。漏下止后，守方加黄芪、当归、白术，意在脾肾同治，气血双补，做成丸药服用者，缓以图之也，不求速效，但求长效尔。

（3）滑胎（习惯性流产）

陈某，女，29岁，教师，3次怀孕均流产。1968年春再次怀孕，心有余悸，唯恐再次流产。经亲友推荐，遂写信前来求方。信中云："平素身体较弱，食少便溏，每次受孕之后，恶阻较甚，饮食更少，少气懒言，神疲乏力，腰酸腹胀，阴道不时流血。服药无济，难免流产。这次恶阻较轻，但余症同前。"

诊断：滑胎。

辨证：气血两虚，冲任不固。

治法：益气养血，固肾安胎。

方剂：泰山磐石散加减。

药物：潞党参30g　　炙黄芪30g　　当归10g　　白芍15g

熟地15g　　炒川芎6g　　黄芩6g　　炒白术12g

砂仁10g　　续断15g　　炙甘草3g

嘱每周煎服 2 剂，连服至妊娠 4 月。为补益其脾肾，助其生化之源，固其冲任之本，再书一方：

潞党参 120g　　桑寄生 100g　　炒白术 120g　　茯苓 100g

炒杜仲 100g　　怀山药 200g　　糯米（炒黄）250g

上药焙干，和糯米共研细末，炼蜜为丸，每丸重 10g，早晚各服 1 丸，白开水送下。

服后胃纳增加，气血调和，冲任得固，诸症悉除，足月顺产一女，夫妻皆感欢喜。

按语： 凡堕胎、小产连续发生 3 次以上者，称为"滑胎"。主要机理是冲任损伤，胎元不固，或胚胎缺陷，不能成形，故而屡孕屡堕。其病因多系肾气亏损或气血两虚。本案患者平素体弱，食少便溏，受孕之后，少气懒言，神疲乏力，均是脾胃虚弱之象。脾胃为水谷之海，气血生化之源，脾胃虚弱，化源不足，气血两虚，冲任不固，不能载胎养胎，致使流产。诚如张景岳说："凡胎孕不固，无非气血损伤之病。盖气虚则提摄不固，血虚则灌溉不周，所以多致小产。"治当预防为主，防治结合，但觉有孕，及时服药，养胎固胎，防患于未然。

本"虚则补之"之旨，胡老治疗气血两虚型滑胎者习用泰山磐石散益气养血，固肾安胎。方中潞党参、炙黄芪、炒白术、炙甘草益气健脾以固胎元；当归、熟地黄、白芍、川芎养血和血以养胎元；续断与熟地黄合用，补益肝肾而保胎元；白术配黄芩，健脾清热以安胎；砂仁理气醒脾，既防滋补碍胃，又有安胎之效。为助其生化之源，固其冲任之本，胡老又以六神汤去扁豆，加糯米（炒黄）、炒杜仲、续断做成丸药，每天早晚服以培补脾肾，两方相辅相成，相得益彰，如此气血旺盛，冲任安固，自无滑胎之忧。

三、医话杂论

1."慎寒温，节饮食"是却病之良方

古人云："不治已病治未病，不治已乱治未乱。"这种预防为主的思想难能可贵。预防为主的思想反映在儿科就是前贤所说的"要得小儿安，常带三分饥

与寒"。

由于小儿肌肤疏薄，卫外不固，加之寒温不知自调，故外易感冒；又由于小儿仓廪狭小，容物不多，脾常不足，消化力弱，加之饮食不知自节，故内易伤食。

为防感冒，应慎寒温。"三分寒"者，指衣着被盖、生活环境寒温适宜，不要过暖，否则汗出过多，往往导致表虚易感。夏天气候炎热，尽量避免在烈日下玩耍，亦不可贪凉。空调、电扇合理使用，适可而止，避免伤暑。小儿睡觉十有八九睡不安稳，爱蹬被盖，家长应小心呵护，以免受凉。

为防伤食，必须节食。"三分饥"者，指乳食要有节制，不要过饱，否则乳多必损胃，食壅即伤脾。除了控制食量外，尚须注意忌食生冷瓜果。即便夏天，亦不可过食冰冷饮料瓜果，否则损伤脾胃，导致腹痛、呕吐、泄泻等病。

父母爱子女，出于天性，但爱要得法，否则适得其反，爱反变为害。正如万密斋所说："善养子者，似养龙以调护；不善养子者，如舐犊之爱惜，爱之愈深，害之愈切。"儿科疾病中感冒、发热、伤食、吐泻最为常见，究其原因多系父母调护不当，冷热不和，乳食不节所致。只要注意节戒饮食，调适寒温，即可预防疾病。所以胡老说：慎寒温、节饮食是却病之良方。

2. 儿科舌诊浅议

儿科古称"哑科"。因小儿有病，多不能言，言不足信，就诊之时，啼哭动扰，声色俱变，脉既难凭，闻亦不准，故诊断小儿疾病，四诊运用不全，唯以望诊为主。

望诊重点在于望面色、审苗窍。望舌又是审苗窍的重点。因为舌为心之苗窍，又为脾之外候，舌苔乃胃气之所熏蒸而成。舌通过经络气血与脏腑密切相连，五脏六腑的病变都可反映于舌象。舌质可反映脏腑气血的虚实；舌苔可辨别邪气的浅深与胃气的存亡。一般来说"气病察苔，血病观质"。昔有人云："气病而血不病者，有苔的异常而无质的变化；血病而气无病者，有质的异常而无苔的变化。"乃相对而言，并非绝对如此！

舌诊主要是观察舌苔的有无、厚薄、色泽、腐腻、润泽以及舌体的神、色、形、态。病是苔之根，苔为病之征。有诸内，必形诸外。观察舌象可知气血之盛衰、病位之浅深、病邪之性质、病情之进退、津液之存亡、预后之吉凶。舌诊在辨证中具有举足轻重的地位。诊察小儿疾病脉易变而苔难退，临证之际不可不望舌。舌之苔与质，如影随形，关系密切。望舌时应注意舌质、舌苔，既要分看，又要合看，并应结合面色、唇色综合判断，不可偏执。又由于小儿饮食杂进，每多染苔，应注意鉴别排除，以免误判。

3. 调理脾胃须分阴阳

脾胃同居中焦，以膜相连，互为表里。胃主受纳，脾主运化。脾宜升则健，胃宜降则和。脾为阴脏，以阳气用事，脾阳健则能运化升清，故性喜温燥而恶阴湿；胃为阳腑，赖阴液滋润，胃阴足则能受纳腐熟，故性喜柔润而恶刚燥。诚如《临证指南医案》华岫云所说："太阴湿土，得阳始运；阳明燥土，得阴自安。以脾喜刚燥，胃喜柔润故也。"

胡老在给我们讲解自拟的香砂健脾汤与连梅益胃汤临床运用时，将脾胃受纳运化功能比作"推磨"，使我们很受启发。他说磨子磨谷物的上下两面如"脾"，磨子加入谷物之口如"胃"。要把糯米磨成米浆，其推磨过程既感轻松，而磨出的米浆又细腻，前提条件是磨子上下两面的沟槽相对较深，摩擦较好，而且推磨的人手要有劲；同时加入的糯米与水量比例适中。倘若磨子摩擦不好，推磨无力，类似于"脾气虚，脾失健运"；若加入水太少，则干涩难磨，类似于"胃阴不足"；反之，水太多，则水自流，磨出的米浆则清稀而不细腻，类似于"脾阳虚，水湿不化"；若加入的米过量，则推磨费力，转速变慢，磨出的米浆则粗糙，类似于"乳食不节，消化不良"。

上述磨米浆的情况形象地说明了脾胃受纳运化功能正常与否。由此可见生理上脾胃阴阳燥湿相济，则纳运升降正常；病理上脾失健运，脾湿太过或胃气失和，胃燥伤阴，均可导致纳运升降失常。

万密斋说："调理脾胃者，医中之王道也。"正确调理，须分阴阳。香砂健脾汤由五味异功散加木香、砂仁、枳实、焦山楂、建曲组成。其治在脾，重在补脾气，助运化；连梅益胃汤由益胃汤加黄连、乌梅、生山楂、鸡内金组成，其治在胃，重在养胃阴、助腐熟。临证之际，如审系脾气虚弱，脾失健运者，治宜健脾益气、开胃运脾，方用香砂健脾汤；脾阳虚者，加炮姜；审系胃阴不足，阴虚胃热者，治宜养阴益胃、和胃运脾，方用连梅益胃饮。通过药物治疗，补偏救弊，调和阴阳，使燥湿相济，升降相依，脾健胃和，自然纳运正常。

4. 服药必须忌口

俗话说"吃药不忌嘴，跑断太医腿"。中医治病是讲究忌口的，主要原因是有助于提高疗效，防止疾病复发或病情反复，缠绵难愈。

忌口亦称"禁忌"，有两层含义。一是禁止吃，就是绝对不能吃，如"胡豆黄"（蚕豆病）系因吃鲜或干胡豆引起，只要一吃，其病必复发；湿疹、疮疡多系湿热毒邪为患，必须禁食辣椒、油炸、烧烤、膨化食物和醪糟、牛羊肉；脾胃虚寒者，必须禁食各种冷饮、凉菜、水果；腹泻患者除禁食生冷瓜果外，尚须禁油腻食物，若不忌口，其病必反复难愈。二是忌多吃，无论伤寒杂病，大病新瘥，不可强与食或过食。因脾胃气尚弱，消化功能尚未恢复，过食极易导致"食复"，尤其是消化系统伤食、呕吐、泄泻、腹痛等病，更应注意。伤食轻者，损谷则愈；伤食重者，除了损谷，尚须服药治疗。

诚如《幼幼集成》所说："小儿之病，伤食最多，故乳食停滞中焦不化而成病者，必发热恶食，或嗳气作酸，或恶闻食气，或欲吐不吐，或吐出酸水，或气短痞闷，或腹痛啼叫，此皆伤食之候也。便宜损之。损之者，谓姑止之，勿与食也，使其自运。经谓伤之轻者，损谷则愈矣；损之不减，则用胃苓丸以调之；调之不减，则用保和丸以导之；导之不去，则攻下之，轻则木香槟榔丸，重则消积丸。"

陈复正在《治病端本澄源至要口诀》中指出："凡临病家诊视小儿，无论病之轻重，证之顺逆，稍长者令其本身忌口，乳子即令乳母忌口，严禁荤酒油腻、酸咸辛辣……医者不为切戒，其咎在医。至于病家，每多自误。"他举了一个亲历的病案说明姑息之害。案云："昔予一堂弟，年八岁，因病伤寒几死，得遇明者保全。稍能步履，医嘱严忌荤腥。予伯母觌面承诺，私以烂蹄花一碗与之。病人见肉，登时食尽，时予目睹其事。夜即变证，四肢厥冷，口吐白沫，喉内痰鸣，两目直视而绝。予伯与医者惊惶无措，莫测其由，因询曾食何物？伯母坚辞无有，微风不露，予亦莫敢直言。医者无可下手，遂辞去。予取山楂肉，炒研细末，以浓姜汤调灌数次。盖山楂多服，最能通利。五更大泻数行，所下油腻胶滞之物，内有精肉犹存，人事倏清。伯见所下之物，始知食肉生变，痛詈其母，几至反目。幸予在侧开解之，令予调理，予为畅脾而安。"这个食复致厥病案再次说明服药必须忌口的重要性。

5. 药物煎服法关乎疗效

作为医生不仅能治病，更要疗效好，治好病。要取得预期疗效，除正确诊断、辨证、立法、处方外，药物煎服法是很重要的一环。

众所周知，张仲景桂枝汤煎服法是："……以水七升，微火煮取三升，去滓，适寒温，服一升。服已须臾，啜热稀粥一升余，以助药力。温覆令一时许，遍身漐漐微似有汗者益佳，不可令如水流漓，病必不除……"要点是服药后啜热稀粥以助药力，取微汗则效佳。

吴鞠通银翘散煎服法是："……杵为散，每服六钱，鲜苇根汤煎，香气大出，即取服，勿过煮。肺药取轻清，过煮则味厚而入中焦矣。病重者，约二时一服，日三服，夜一服。轻者，三时一服，日二服，夜一服。病不解者，作再服。"要点是肺药取轻清，勿过煮。

服药尚有热服、冷服讲究。通常是治疗热证可以寒药冷服，治疗寒证可以热药热服，这样可以辅助药力。但病情严重时，又应寒药热服，热药冷服以防邪药格拒。万密斋《幼科发挥·脾所生病》中有一验案，十分精彩，可以佐证。

该案云："本县儒学教官陶，有一子生八月病吐，诸医治之不止，汤丸入口即吐。诸医云'食入即吐，是有火也。'欲作火治。用泻火药又不效，众医不能治，其吐益剧，即请予至议治。予曰：'理中汤。'师曰：'服此方不得入也。'予曰：'用法不同。'时有生员蔡一山，素与吾不睦。在旁笑云：'不必多言，且看汝法何如也。'予曰：'汝亦不必多言，明早来问，始见吾之能也。此非试宏词博学科，何相忌耶！'作理中汤剂，用猯猪胆汁童便各半，拌之炒焦，以水煎服，药入立止。次早蔡生来问，师曰：'果效。'问：'是何方？'曰：'理中汤。'蔡子又问：'何法？'予曰：'此在伤寒论中猪胆汁人溺白通汤方下，兄归读之，自理会出来。'师又问予曰：'吾闻蔡子常妒汝，今信之。请言其法。'予曰：'吐本寒邪，当用理中汤热药以止之。内寒已甚，格拒其阳，故热药入喉，被寒所拒，不得入也。今胆汁之苦寒、童便之咸寒。下喉之后，两寒相得，故不复出。须臾之间，阴气渐消，阳气乃发，此热药须冷服，以主治格拒之寒，以止呕哕者是也。'宋理宗呕吐不止，召医杨吉老治之，问：'用何方？'曰：'辛热药也。'帝曰：'服之不效。'吉老奏曰：'热药冷服。药成放井中良久，澄冷进服，一啜而吐止，即此法也。'师闻而喜之。"

大家熟悉的七味白术散，在辨证正确的前提下，有人用之有效，有人用之无效，究其原因是对本方理解不深，煎服不当。万密斋运用本方的经验值得我们学习借鉴。

《幼科发挥·脾所生病》载："本县大尹朱云阁公子病泄，十日不止。众医或用理中、五苓、益元、白术散等，皆不效，泻渴益甚，公亟召余至。视其外候，启曰：'渴太甚当先止渴。'公曰：'当先止泻。'余曰：'病本湿热，水谷不分，更饮水多，则湿伤脾胃。水积肠胃，所泻之水，乃所饮之水也，故当先止其渴，渴止泻亦止矣。'公曰：'当用何方？'曰：'白术散。'尹曰：'已服过多。'余曰：'用之不同也。'尹曰：'用之更有别法乎？'余曰：'本方在常与服之，此常字便是法也。盖白术散乃治泻作渴之神方，此方有二法：人参、白术、茯苓、甘草、藿香、木香六味各一钱，葛根倍二钱者，泄泻久不止，胃中津液下陷也。故葛根倍用之，以升胃中之津液，此一法也。今人不知倍用之法，与六味等分同，故效少也。儿病渴者，汤水不离。今人不知常服之法，以药常代汤饮之也，故所用之方虽是，所用之法不同。药剂少而汤水犹多，药少汤多，犹以一杯之水，救一车薪之火，水不胜火，如何有效？当作大剂煎汤以代汤水饮之。渴只饮本方，一切汤水禁之勿与，则胃气上升，津液自生，渴泻止矣。'尹闻而是之，果一剂治矣……不唯泄泻可止，亦不至脾虚生风也，真神妙方也。"

6. 益黄散、异功散、白术散方议

益黄散、异功散和白术散均出自钱仲阳《小儿药证直诀》。

纵观《小儿药证直诀》，钱氏非常重视小儿脾胃病，提出了"脾主困"的重要学术思想，认为脾胃病的证候特点是脾气疲惫，脾失健运。因此，在治疗脾胃病时特别强调健运脾土，创制了上述三个补脾方，但三方各有侧重。

益黄散又名补脾散，由陈皮、丁香（一方用木香）、诃子、青皮、炙甘草组成。功能温中化湿、理气悦脾。主治"脾胃虚弱，及治脾疳腹大身瘦"。本方不用一味补药，而名曰"补脾散"，其适应证如张山雷所说："方是温中行气，脾土虚寒、大便滑泄者宜之。虽名益黄，实非补益脾胃之专药。"本方临床少用，治疗脾土虚寒、大便滑泄一般多用理中汤或桂附理中汤。

异功散由人参、茯苓、白术、陈皮、甘草五味药组成，习惯称之为五味异功散。功能补气健脾、行气化滞。主治食少纳呆，腹胀便溏，倦怠无力，口淡无味，唇舌色淡等脾胃气虚兼气滞证。异功散是在四君子汤的基础上加陈皮，意在行气化滞、醒脾助运。张山雷赞曰："此补脾而能流动不滞，陈皮一味，果有异功，以视《局方》四君子，未免呆笨不灵者，洵是放一异彩。仲阳灵敏，即此可见一斑。"临床使用本方若口淡无味，食少纳呆常加藿香、砂仁；脘腹胀闷不舒者，加枳实、厚朴；兼痰多呕逆者，加法半夏；便溏者加怀山药、车前子；口干喜饮者，加葛根；消化不良者，加焦山楂、建曲。

白术散由人参、茯苓、白术、藿香、木香、葛根、甘草七味药组成，故习惯称之为七味白术散，功能补脾益气、生津止泻，主治"脾胃久虚，呕吐泄泻，频作不止，精（津）液苦竭，烦渴躁，但欲饮水，乳食不进，羸瘦困劣"等症。本方是在四君子汤基础上加藿香、木香、葛根而成，是方白术补气健脾、燥湿利水为君；茯苓健脾渗湿；藿香、木香芳香悦脾；葛根鼓舞胃气上升，既可生津止渴，又能升阳止泻共为臣；佐以人参、甘草助白术补脾益气。张山雷指出："此方为健脾养胃主药，运化既失其司，而复津液耗竭，虚热内炽，引水自救。虽是上吐下泻而不能用理中及益黄散者，爰立是方，以与虚寒泻利，对面分峙。四君补土，即借茯苓以分清小水，而气化不行，不能不用气药。然香燥太甚者，又非所宜，则以木藿二香芬芳振动之而不失于燥烈。葛根升清止泻，又能解渴，一举两得，但呕多者终宜避之。"沈金鳌称赞"此方助脾和胃，调中益气，良圣药也"。临床上，如热甚发渴则去木香；呕甚者加重藿香量，减少葛根量；泻甚者则加重葛根量；兼脾阳虚者加炮姜。

综上所述，三方主旨均为补脾，但益黄散重在温中行气，异功散重在健脾助运，白术散重在补脾生津，临床上应区别运用。

7. 尽信书则不如无书

胡老喜买书，爱读书，常说："书要熟读，更要深思。"同时也告诫我们"尽信书则不如无书"。

"尽信书则不如无书"语出《孟子·尽心下》："尽信书，则不如无书。吾于武成，取二三策而已矣。"原意为孟子说全部相信《武成》书中的内容，还不如不读书。他对于《武成》这本书，只撷取其中两三种办法。

儿科大家万密斋亦曾发此感慨。其《幼科发挥·急惊风有三因》中有如下记载：

一儿发搐痰壅，有医用白饼子下之。不退，凡三下，病益深。合目昏睡，不哭不乳，喉中气鸣，上气喘促，大便时下。予曰："五脏气绝，病不可治，转下之过也。"彼医曰："白饼子钱氏下痰神方也。"予曰："尽信书则不如无书。钱氏小儿，皆出于门人附会之说也。盖人之有痰，犹木之有津。时令大热，草木流津，痰自热生，此明验也。痰犹水也，附气自行。过颡在山，岂水之性哉，乃搏激使之也。今痰随火上，不知降火，而反下之，损其胃气。胃气既败，五脏俱损。故目不开者，肝绝也；昏睡不乳者，脾绝也；啼声不出者，心绝也；喘促痰响者，肺绝也；便溺遗失者，肾绝也。"果不可治而死。

考钱氏小儿白饼子由滑石、半夏、南星、轻粉、巴豆组成，治实热痰积，药性猛烈。钱氏每见痰食积滞者，多用白饼子下之。但彼医只知其为下痰神方，不辨证，即孟浪投之，一误再误，最后非但不能救人反而杀人。

钱氏《小儿药证直诀》历来被奉为圭臬，可以说是业儿科者必读之书。万氏仍根据自己的经验分析患儿病因病机，认为"五脏气绝，病不可治"，结果应验。虽然言钱氏之书"皆出于门人附会之说"略显武断，但这种不盲从书本的思想无疑是值得肯定的。

关于读书，雷少逸曾说"……书有古今，而人亦有古今，古人气体俱厚，今人气体渐薄，若执古方以治今人之病，不亦重乎？故医家不可执古书而不读今书，亦不可执今书而不读古书，参考古今，则医理自得中和之道矣。"建议大家多读书，读古今之书。但读书有读书的方法，读书应该是一个去粗取精，去伪存真，知其然亦知其所以然，循序渐进的过程。多读书固然是好事，但不能变成书呆子，更不能本本主义，应有自己的思考和判断。如果囫囵吞枣、刻舟求剑，不仅于事无补，而且适得其反，出现这种情况那真是"尽信书不如无书"了。

8. 知常与达变

人们常说，要知常，要达变。那么，对于学习中医来说，何为知常？何为达变？知者，知道，认识，了解。常即是中医的基本理论、知识和治疗疾病的基本方法。达者，透彻，通达，豁达也。变者，变化，改变，变通也。根据患者年龄不同、体质不同、地域不同、季节不同、兼症不同，治法方药也会有所不同。"达变"强调的是要在"知常"的前提下根据时空条件的变化，因人因时因地制宜，具体情况具体分析，是规律性和灵活性的有机统一。

达变是必然的，为什么呢？一是因为几乎没有病人的病证是和书本上的描述完全一样的，表里寒热虚实，脉症不符，是"舍脉从症"呢？还是"舍症从脉"呢？很多平时学习很好的学生在进入临床时，也会感到无所适从，所以才会发出"学医三年，无病可治；行医三年，无药可用"的感慨。二是因为我们对疾病的诊断、病因病机的认识、治疗方法也是在不断发展变化的。

但是，任何变，也并没有脱离中医基本理论之常，只是将这些"常"有机地结合，运用得更灵活而已。如果好高骛远，不打好基础，盲目跟风，或是只想学习一些秘方绝招，以不走寻常路为追求，那只能是无源之水，无本之木。不知常，何以达变？

9. 眩晕辨治浅谈

《素问·至真要大论》云："诸风掉眩，皆属于肝。"眩晕属肝经湿热、肝阳上亢者有之，故有"无风不眩，无热不晕"之说；属痰湿，痰热为患者有之，故有"无痰不作眩"之说；属气血两虚，肾精不足者有之，故有"无虚不作眩"之说。陈修园《医学从众录·眩晕》指出："风者非外来之风，指厥阴风木而言，与少阴相火同居，厥阴气逆，则是风升火动，故河间以风火立论也。风生必挟木势而克土，土病则聚液而成痰，故仲景从痰饮立论，丹溪以痰火立论也。究之肾为肝母，肾主藏精，精虚则脑海空虚而头重，故《内经》以肾虚及髓海不足立论也。其言虚者，言其病根；其言实者，言其病象，理本一贯。"眩晕多为本虚标实，虚实夹杂之证。属虚属实，何主何次，临证之际，必据四诊，脉症合参以定，不可以"虚者居其八九"不辨虚实，径按虚证论治。

一般而言，眩晕属肝经湿热者，常用龙胆泻肝汤加减。属肝肾阴虚，肝阳上亢者，侧重滋养肝肾用杞菊地黄丸；侧重平肝息风用天麻钩藤饮；侧重育阴潜阳用大定风珠。

气血两虚眩晕，如侧重脾气虚者用香砂异功散；侧重中气不足者用补中益气汤重用参芪；侧重心脾两虚者用归脾汤；侧重气血亏虚者，用圣愈汤。除重用参芪外，尚需酌加紫河车、阿胶等血肉有情之品以益气养血。

肾精不足眩晕者，偏于肾阴亏损者，治当补肾滋阴，宜用左归丸；偏于肾阳虚损者，治当补肾助阳，宜用右归丸，注意阴阳平衡，滋阴不碍阳，助阳不伤阴。

眩晕无论痰湿中阻、痰热内蕴为患，均需祛痰。二陈汤为基础方。偏于痰湿者，酌加枳实、制南星、白术、厚朴、藿香、郁金；偏于痰热者，酌加枳实、竹茹、黄连、黄芩、瓜蒌皮、胆南星。天麻、钩藤、蝉蜕、僵蚕、菊花、刺蒺藜等息风之品，均可随证加入。

眩晕有外感或里热之虚实夹杂者，不宜过早用黄芪、白术等甘温之品，以免助邪。初起可用归脾变法，药用北沙参、酸枣仁、炙远志、茯神、菊花、夏枯草、首乌藤。汗多，酌加煅牡蛎、浮小麦；口干加麦冬、石斛。

血虚夹热者，当归应慎用，治宜养血清热祛风，药用生地黄、白芍、牡丹皮、栀子、蝉蜕、菊花、天麻、钩藤。西医所称"梅尼埃病"，中医按眩晕论治，宜用清肝热而不凉，性平之药，上方可酌加石决明、草决明、刺蒺藜、青葙子。手足潮热者，加知母、地骨皮；口渴小便黄少者，加天花粉、淡竹叶；肝热甚者，重用白芍，加夏枯草。

10. 医要识证，药要对证

《幼科发挥》载有万密斋一验案，云："一小儿周岁，发热而搐，以泻青丸投之不效。乃问其发搐之状。其母曰：'搐过后则好睡，以乳与之则饮，不与乳则不思乳。醒时则戏作猫儿声，见人则笑，不发搐便是好了。'予曰：'医要识证，药要对证，怪底前药之不效也。'以导赤散服之，一剂而安。其父问是何故？予曰：'心脏属火，其声为笑。火生于寅属虎，猫者虎之类也。猫声而笑，知非肝病，乃心病也。故以导赤散泻其心火而安。'闻者叹服。"

胡老常说此案值得玩味。一般而言，发热抽搐，病属急惊，多系肝火上炎，肝风内动。用泻青丸清肝泻火，未可厚非。但用之无效，何也？万密斋在询问患儿母亲了解患儿发搐情况后顿悟，前医不识此证，所用方药亦不对证，难怪此前治疗无效。他独具慧眼，据五行分类，认定是心病而非肝病（肝属木，其声为呼，木生于辰属龙），用导赤散泻心火，一剂而安，的确令人叹服。

此案言简意赅，万氏提出"医要识证，药要对证"，一语破的，切中要害。若医不识证，则药不对证，病必不除。

钱仲阳说："小儿急惊者，本因热生于心……剧则搐也。盖热盛则风生，风属肝。"万密斋云："肝主风，木也。飘骤急疾，莫甚于风；心主惊，火也。暴烈飞扬，莫甚于火。木火阳也，故病在于心肝者，谓之急（惊）而属阳。"又云："急惊风者，肝风甚而心火从之，木生火。"这就说明急惊风证，病位主要在心、肝两脏，心火肝风，二阳交加，风乘火势，火借风威，交相煽动而成。其治法是"宜用泻青丸以泻肝之风，导赤散以泻心之火。"

考泻青丸为仲阳自制，由当归、龙脑、川芎、山栀仁、川大黄、羌活、防风组成。方中龙脑，也有用龙胆草者，究竟用何物，曾有过争议。胡老认为，龙脑与龙胆草均属苦寒之品，皆可用。若入丸剂用龙脑为宜，入煎剂则用龙胆草。张山雷说："此方专为肝胆实火而设，方名泻青，自当以泄热降火为主。龙脑、栀子、大黄当为君药，而芎、归、羌、防温升太过，宁非煽其焰而助其威。盖古人误认内动之肝风，作为外来邪风，皆有非散不可之意，终是晋唐相承之大误。"这应该是前医不识证，投泻青丸不效之原因所在。

钱氏导赤散主治小儿心热，由生地黄、甘草梢、木通、竹叶组成。从药物组成分析，导赤散除主治心经积热外，尚可治疗心热移于小肠，小便赤涩淋痛等症。《医宗金鉴·删补名医方论》云："赤色属心，导赤者，导心经之热从小便而出……故名导赤散。"万氏用导赤散治之，一剂而安，说明该患儿心火不甚。心火甚者，加黄连以清心泻火更为合拍。

11. 读"医须周察"有感

《冷庐医话》卷二载有"医须周察"一则，原文如下：

太平崔默庵医多神验。有一少年新娶，未几出痘，遍身皆肿，头面如斗。诸医束手，延默庵诊之。默庵诊症，苟不得其情，必相对数日沉思，反复诊视，必得其因而后已。诊此少年时，六脉平和，唯稍虚耳，骤不得其故。时因肩舆道远腹饿，即在病者榻前进食。见病者以手擘目，观其饮啖，盖目眶尽肿，不可开合也。问："思食否？"曰："甚思之，奈为医者戒余勿食何？"崔曰："此症何碍于食？"遂命之食。饮啖甚健，愈不解。久之，视其室中，床榻桌椅漆气熏人，忽大悟，曰："余得之矣！"亟命别迁一室，以螃蟹数斤生捣，遍敷其身。不一二日，肿消痘现，则极顺之症也。盖其人为漆所咬，他医皆不识云。

胡老读此医案，感慨万端。他回忆自己早年诊治同乡鲁君妻罗氏发热案，不也存在类似的问题吗？30多年过去了，他仍记忆犹新。记得罗氏"长夏得一热病，身热头痛，延医数人，经治罔效。后请叶医诊治，断为'湿温'，投以苍术白虎汤，服后汗出热解。其母以其汗臭难闻，遂取热水用毛巾为之擦澡。擦完半身，罗氏即觉不适，其母亦就停止擦洗。未过半日，罗氏复又身热大作，正好是擦过澡的半身。鲁君再请叶医诊治，又予苍术白虎汤。服后不唯无效，其病反而加重。鲁君转而恳余诊治，先投青蒿鳖甲汤无效，继合小柴胡汤亦无效。余大惑不解，沉思默想，其间必有原因。三诊时详问病史，细察病症，见其唇焦口燥，阵作咳嗽，口吐痰丝黏连不断，咯之难出，舌红少津。目睹此状，余恍然大悟。此乃汗出热解之后，玄府本已空虚，复擦以热帕，则毛窍开张，风邪乘虚侵袭，故身热复作。斯时燥热内盛，阴液已伤，必滋其阴液，充其汗源，则虽不发汗亦可汗出而解，乃改投养阴润肺之剂而愈"。

此案给他留下深刻教训，常常讲给学生听，但愿后学者引以为戒，诊治疾病必须详问病史，细心观察，用心思考，才能准确掌握病因病机，进行辨证施治。

12. 痫证辨治管见

痫证是一种发作性神志异常的疾病。临床特点是突然仆倒，昏不知人，口吐涎沫，双目上视，四肢抽搐，片刻即醒，醒后一如常人，时发时止。痫证虽有比较典型的证候，但患儿病情各不相同。就发作持续时间而言，短则数秒钟或数分钟，长则数小时；就间歇时间而言，有每日发作或日发数次，或数日一发者，长则几年一发；就发作程度而言，有轻重之别，轻则仅有呆木无知，不闻不见，不动不语，面色苍白，但无抽搐，病儿可突然中断活动，手中物件突然落下，或突然向前倾下，又迅速抬起，或短暂时间眼睛上翻，或两目上视，经数秒钟或数分钟后即可恢复，事后对发作情况一无所知。重则来势急骤，卒倒号叫，抽搐涎涌，小便自遗，昏不知人，苏醒后对发作情况完全不知，常感头昏乏力。

因部分患儿发作时除口吐涎沫外，同时喉中发出类似猪羊叫声，故民间俗称"母猪风""羊儿风"。有的医家根据其不同叫声，将痫证命名为马、牛、羊、鸡、犬、猪"六畜痫"；亦有医家将痫证命名为心、肝、脾、肺、肾"五脏痫"。曾世荣《活幼心书》说："初发作羊犬声者，咽喉为风痰所梗，声自如此，其理甚明，若言六畜者，特强名耳。"朱丹溪亦指出："于经既无所据，而治法亦未见有五者之分，所以不必分五也。"沈金鳌《幼科释谜》指出："然诸痫症，莫不有痰。咽喉梗塞，声出多般。致疾之由，惊食风寒。血滞心窍，邪犯心官，随声所发，轻重断联，虽似六畜，讵竟确然。奚分五脏，附会笺笺。"痫证为何发出不同的声音，其原因即在于此，所谓"六畜痫""五脏痫"乃牵强附会之说，应予摒弃。

痫证的成因，既有先天因素，也有后天因素，既有内因，又有外因。内因主要是先天禀赋不足，七情失调，以及"胎疾"；外因则主要是惊、风、痰、热，以及劳倦，脑部外伤，虫证等。小儿禀赋不足和神气怯弱与发病有密切关系。无论先天后天因素，无论内因外因均可造成脏腑失调，痰浊阻滞，气机逆乱，风阳内动，其中尤以痰邪作祟最为重要，故有"诸般痫证，莫不有痰"之说。痫证的轻重常与痰浊的深浅、正气的盛衰有关。一般初起正气未衰，痰浊不重，故发作持续时间短，间歇时间长。如反复发作，正气渐衰，痰浊不化，愈发愈频，使正气更衰，互为因果，其病亦渐重。七情失调，主要责之于惊恐。《素问·举痛论》说："惊则气乱""恐则气下"，小儿脏腑娇嫩，元气未充，神气怯弱，或素蕴风痰，更易因惊恐而发生本证。诚如《景岳全书·癫狂痴呆》所说，小儿痫证"有从胎气而得者，有从生后受惊而得者。盖小儿神气尚弱，惊则肝胆夺气而神不守舍，舍空则正气不能主而痰邪足以乱之"。

小儿痫证常见的病因有惊、风、痰、瘀血等。惊痫发病前常有惊吓恐惧史，发作时多伴有惊叫、恐惧等症；风痫常由外感发热诱发，发作时抽搐明显或伴有发热等症；痰痫发作以喉中痰鸣为主，常有失神、摔倒、手中持物坠落等症；瘀血痫常有产伤、颅脑外伤病史，头痛部位固定，兼见瘀血脉症。

总之小儿痫证，病因虽多，但在证候表现上大同小异。由于身体有强弱，发病有久暂，证候有轻重，脏腑有偏盛，尽管症状略有差异，但突然昏仆，神志不清，四肢抽搐，痰涎壅盛，少顷即止，一如常人等症基本是相同的，所以临床上不必分"五脏痫""六畜痫"治疗。

由于本证时发时止，故治疗宜分发作期与休止期辨证论治。无论是发作期还是休止期，其病机特点都是正虚邪实，虚实夹杂。一般而言，发作期以邪实为主，治疗重在豁痰顺气、息风开窍以定痫；休止期以正虚为主，治疗重在健脾化痰、补肾柔肝以断痫。"定痫"者，缓解发作以治标为主，"断痫"者，截断病根以治本为主。痫证总的治疗原则是祛邪扶正，标本兼顾。

鉴于发作期惊痫是暴受惊恐，气机逆乱，痰随气逆，蒙蔽清窍，阻滞经隧而发，故治宜镇惊安神、化痰定痫，可选镇惊丸随证加减。若系精神压力过大，肝气郁结为病者，则宜疏肝理脾解郁、息风开窍定痫，可选用逍遥散加减；若系痰浊内蕴，痰随气逆，头中气乱，孔窍不通，发为痰痫者，治当豁痰开窍、醒脑定痫，方用导痰汤、涤痰汤之类，正气虚者，加人参扶正祛邪；若系外感引发肝风内动，风盛痰壅，蒙蔽清窍，发为风痫者，治宜凉肝息风、化痰定痫，可选羚羊钩藤汤加减；若系脑部外伤，络脉受损，瘀积脑内，血滞心窍，发为瘀血痫者，治宜活血化瘀、通窍定痫，常用通窍活血汤加减。"通窍全凭好麝香"，本方麝香不可或缺，且质量要好，才能保证疗效。

休止期治疗，若痫证反复发作，损伤脾胃，湿聚为痰，痰浊阻络，滞而不去，痫久难愈，治宜健脾益气、化痰断痫，方用香砂六君子汤加减。使用本方要用人参，气虚甚者再加黄芪，若用太子参、南沙参、党参补气力量偏弱，达不到扶正目的。若痫证经久不愈，脾肾两虚，气血不足，髓海失充，智力发育迟滞，治宜补益脾肾、开窍益智，方用河车八味丸加减。此方系桂附地黄丸加紫河车、鹿茸等血肉有情之品而成，体现了"形不足者，温之以气；精不足者，补之以味"的治则，加工成丸剂，早晚淡盐汤送下为宜。

痫证患儿倘系年深日久者，治标方药可与治本之香砂六君子、河车八味丸等方间服，可收标本同治之效。

13．癫、狂、痫浅议

癫、狂、痫在中医学上是不同的病，即癫狂与痫证。由于《内经》有"巅疾"之说，此"巅疾"是指"癫证"还是"痫证"看法不一，每多癫痫并称，易与西医"癫痫"混淆。秦汉至金元时期，虽然对癫狂证临床表现的认识基本是一致的，但是始终未能明确分清，往往是癫狂痫混称。到了明代，王肯堂始将三者作了详细分辨。王氏在《证治准绳·癫狂痫总论》中指出："癫者或狂或愚，或歌或笑，或悲或泣，如醉如痴，言语有头无尾，秽洁不知，积年累月不愈"；"狂者病之发时猖狂刚暴，如伤寒阳明大实发狂，骂詈不避亲疏，甚则登高而歌，弃衣而走，逾垣上屋，非力所能，或与人语所未尝见之事"；"痫病发则昏不知人，眩仆倒地，不省高下，甚而瘛疭抽掣，目上视或口眼㖞斜，或口作六畜之声"。癫、狂、痫三者中，癫狂分则两证，合则一病，二者可以转化，小儿癫、痫较多，狂证少有。

虽然癫、狂、痫临床表现不同，但其发病多与精神刺激有关。如癫证多因情志所伤，忧郁伤肝，肝气郁结，肝失疏泄，脾失健运，痰浊内生，痰气上逆，迷蒙心神，不能自主而致；狂证多因恼怒悲伤，伤及肝胆，不得宣泄，郁而化火，煎熬津液，结为痰火，痰火上扰，蒙蔽心窍，神志逆乱而发；痫证多因七情失调，尤其是突受大惊大恐，气机逆乱，损伤肝肾，阴不敛阳，生热生风，损伤脾胃，精微不布，痰浊内聚，经久失调，一遇诱因，痰浊或随气逆，或随火炎，或随风动，蒙闭心窍而作。癫狂痫证，莫不有痰。其发病均与痰邪作祟有关，临床所见癫证以痰气郁结为多，狂证以痰火壅盛为多，痫证以痰浊内聚为多。

癫、狂、痫三者的区别在于临床表现，癫证表现为沉默痴呆，语无伦次，静而多喜；狂证表现为喧扰打骂，狂乱无知，动而多怒；痫证表现为平素如常人，发则眩仆，昏不知人。

关于治疗，癫证当以疏肝理气、化痰开窍及养血安神、补益心脾为主，临床上常用逍遥散、温胆汤、安神定志丸、甘麦大枣汤等方；狂证当以镇心祛痰、清肝泻火或滋阴降火、安神定志为主，临床上常用生铁落饮、礞石滚痰丸、大承气汤、朱砂安神丸等方；痫证发作时以治标为主，重在豁痰顺气、息风开窍定痫，常用《集成》定痫丸、涤痰汤等方。平时以治本为要，重在健脾化痰、补益肝肾、养心安神，常用香砂六君子汤、河车大造丸等方。

由于癫、狂、痫均与气血瘀滞有关，临证之际可根据不同证候，适当配伍桃仁、红花、川芎、丹参、郁金等活血化瘀之品以增强临床疗效。

《医学心悟·癫狂痫》载有定痫丸一方，由天麻30g，川贝母30g，胆南星15g，半夏30g，陈皮21g，茯苓30g，茯神30g，丹参60g，麦冬60g，石菖蒲15g，远志21g，全蝎15g，僵蚕15g，真琥珀15g，辰砂9g等组成。制法是用竹沥1小碗，姜汁1杯，再用甘草120g熬膏和药为丸，如弹子大，辰砂为衣，每服1丸……日再服。本方内加人参10g尤佳。

从处方药物组成来看，竹沥甘寒，入心肝经，善涤痰泄热而开窍定惊，配伍胆南星清热化痰、镇惊定痫；姜汁、半夏、陈皮、茯苓、川贝母祛痰降逆而开痰气之结；全蝎、僵蚕、天麻息风定搐而解痫证之痉；丹参、菖蒲、远志开心利窍；琥珀、辰砂、茯神、麦冬镇惊安神；甘草调和诸药。综观全方，诸药配伍，共奏豁痰开窍、息风定痫之效，适用于由痰热上扰而致痫证发作者。

鉴于痫证的发作有轻有重，来势有缓有急，病程有短有长，一般初起较轻，反复发作则正气渐衰，痰结日深，愈发愈频，病情逐渐加重。其发作期间，涤痰息风开窍，先治其标。发作之后则宜健脾养心，补益肝肾，调补气血，缓治其本。痫证缓解后，化痰与培本兼顾，尤其对久病频发者，更须注重调补正气，原方后"方内加人参三钱尤佳"即是此意。临床上以定痫丸为基础随证加减，可适用于癫狂痫证，因此程氏说："定痫丸男妇小儿痫证并皆治之。凡癫狂症，亦有服此药而愈者。"并非妄言。原书在定痫丸之后附有河车丸一方（紫河车1具，茯苓、茯神、远志各30g，人参15g，丹参21g，炼蜜为丸，每早开水下9g），并曰："既愈之后，则用河车丸以断其根。"实乃经验之谈。

学术思想

胡伯安

　　胡老业医 60 年，擅长内儿科。治学态度严谨，实事求是，一丝不苟。继承家学从不墨守成规，故步自封。几十年如一日，扎根临床，穷究岐黄，博极医源，勤求古训，博采众方。除反复研习《内经》《伤寒论》《金匮要略》外，还透过《医诗必读》精研《景岳全书》《医学心悟》，获益匪浅。调到成都中医学院后，又潜心研究《小儿药证直诀》《幼科发挥》《幼幼集成》《幼科要略》和《温病条辨》等名著，深刻领悟钱仲阳、万密斋、陈飞霞、叶天士、吴鞠通等各家学说精华。其学术思想渊源于《内经》《伤寒论》《金匮要略》《小儿药证直诀》《景岳全书》《幼科要略》《温病条辨》等经典名著，诊治内儿科疾病，主张"外感宗仲景，杂病法景岳，儿科宗钱乙，热病法吴瑭"。在长期的医疗实践中，他逐步将家学与各家之长熔为一炉，逐步形成了以"祛邪扶正，擅长清补"为特色的胡氏儿科学派。

　　现将胡老学术思想和临床经验整理归纳如下：

一、阳常有余热病多，祛邪扶正和为贵

　　胡老常说治小儿要先懂小儿。小儿不是成人缩影，学习儿科必须掌握小儿生理病理、病因病证、诊法辨证、治法方药特点，用以指导临床辨证立法，遣方用药，庶不致误。

　　小儿处在生长发育时期，脏腑娇嫩，形气未充。其生理特点如《小儿药证直诀》所述"五脏六腑，成而未全，全而未壮"。小儿具有旺盛的生命力，犹如旭日之初升，草木之方萌。生理上可谓生机蓬勃，发育迅速。但是，机体形质是稚嫩柔弱的，若从阴阳而论，二者皆不足，相对而言，阳常有余。由于阴精不足，阳气偏旺，故常出现"阳易亢，阴易伤"的病理变化。因此小儿热病较多，且易化火动风，伤津耗气。

　　基于儿科临证热病较多，故清热法应用亦较多。但因小儿乃稚阴稚阳之体，阴常不足，且热病又易伤阴，故胡老十分注意顾护阴液，赞赏程国彭所说："清火之药不可久恃，必归本于滋阴。"治疗热病宗温病大家叶、吴之说，存阴退热，清补兼施。

胡老认为小儿之疾，固多实证，然虚证亦不少。小儿脏腑娇嫩，脾常不足，肝常有余，肾常虚。肝之有余实肾之不足，故补肾阴、平肝阳、滋水涵木是胡老常用的治则。他喜用地黄丸加减以治疗肝肾不足，阴虚阳亢之病，疗效卓著。他重视培补脾肾。治疗小儿久泻、暴泻，泻下无度，滑脱不禁，脾虚及肾，火不生土者，每以桂附理中汤温补脾肾，补火生土；治疗哮喘缓解期患儿，常用景岳金水六君煎，酌加益气固表、健脾化痰、补肾摄纳之品；治疗小儿五迟、五软、痿躄、瘫痪等，均以培补脾肾为主，或佐益气补血，或佐涤痰开窍，或佐活血化瘀，或佐疏经活络，或佐强筋壮骨；治疗惊风后余症，常以滋养肝肾、益气补血、调理脾胃为主，或一法独进，或数法并用扶其正。以逐痰化瘀为主祛其邪。扶正祛邪，攻补兼施。其中值得一提的是，他治疗惊风后风痰胶结，阻闭机窍之舌强失语者，善用"南星丸"峻剂祛风逐痰开窍，每收奇效（参见本书流行性乙型脑炎后遗症医案）。

由于小儿肌肤疏薄，脏腑柔嫩，神气怯弱，故外感内伤皆易致病。且病后尤其是罹患暑温、疫毒痢等急性传染病，以及高热、肺炎、大吐大泻等病传变迅速，"易虚易实，易寒易热"，病机变化常常是表里、寒热、虚实夹杂，因此诊治小儿疾病，必须及时正确掌握其病机变化趋势，因势利导，或表里同治，或寒温并用，或攻补兼施，随时注意顾护正气。遣方用药，大辛大热、大苦大寒和有毒攻伐峻剂，当用则用，中病即止。务求祛邪不伤正，扶正不碍邪，以平为期，以和为贵。

二、宗脏腑病机议病，法钱乙五脏辨证

胡老辨证远宗脏腑病机议病，近法钱乙五脏辨证。由于营血之化生在脾，真精之秘藏在肾，宗气之治节在肺，血脉之所主在心，阳气之升发在肝，所以气血阴阳之失调，就是脏腑功能失常的病理表现。如脾不上输水谷之精微，则心肺无所养；肾命之水火不足，则无以滋木生土。故在临床上对气血阴阳虚损的证候，应详审脉证，精析病机，先识其证之来或是损于肺之不能治节，或是损于肝之不能升发，或是损于心之神明失主，或是损于脾之生化无权，或是损于肾之真精不藏。再辨是一脏受病，还是多脏受累。明确了脏腑病证病因、病机、病位、病性

后，治法也就确立了。如肾水之阴有所不足者，必取法乎六味或左归，"壮水之主，以制阳光"；命火之阳有所不足者，必取法乎八味或右归，"益火之源，以消阴翳"；脾胃之阳有所不足者，必取法乎异功或补中，健脾助运，补中益气；脾胃之阴有所不足者，必取法乎益胃或增液，甘寒生津，养阴增液。

胡老临床强调治病求本，辨证求准。他常说：辨证实质就是辨病机。辨证准确无误是论治之先决条件。倘辨证不准，即处方药，犹如盲人骑瞎马。又谓：病有标本缓急，症有千差万别，人有老少强弱，临证之际，尤应详察。孰标孰本，何缓何急，务必分清，不可一概而论。无论异病同治，同病异治，总宜求本而治。例如胡老曾先后医治两例"癃闭"患者，一为白发老翁，小便点滴不通，阴茎与龟头皆热痛，解小便时尤甚，溺色淡黄，大便自调，面色黯滞，神疲倦怠，心悸气短，食欲不振，口和不渴，夜不能寐，舌略紫，苔白厚，上罩薄黄苔微腻，六脉弦大；一为中年男子，小便欲解而不出，昼夜百余次，坠胀难忍，解小便时两侧睾丸大如鸡卵，亦难排出，仅能浸出少量米泔样尿液，自觉尿冷，面部浮肿，神疲倦怠，不思饮食，大便已三日未解，口渴思冷饮，但反得热饮为快，舌淡红，苔白厚，舌中根部黄腻，脉沉细微数，两尺沉弱。综观两例"癃闭"，病机虽同属湿热蕴结，气化不行为患，但胡老考虑两人年龄悬殊，体质不同，兼症有别，前者溺时茎中热痛，兼见淋证；后者小便不时浸出，色白浑浊，兼见浊证。故治疗前者以八正散加减为主，重在清热利湿以化气；后者以滋肾通关丸合萆薢分清饮治疗为主，重在滋肾清热以化气。果然两者服药后均在短期内治愈，所用方药虽不同，却有异曲同工之妙。

胡老推崇钱乙五脏辨证纲领和五脏补泻之方，认为"提纲挈领，简切实用"。论治小儿疾病，多宗五脏辨证，亦喜用五脏补泻方药，谨守病机，补泻有度。胡老常言："心无热不惊，肝无风不动。"小儿体属纯阳，神气怯弱，阴液不足，心肝热甚则易见壮热、惊惕、昏迷、抽搐等肝风心火交相煽动之证，故心肝病变多热多实，治宜养阴清热定惊，平肝息风止痉。胡老常以钱仲阳导赤散、泻青丸为基础方，酌情加入黄连、牡丹皮、白芍、蝉蜕、钩藤、牡蛎等品，大便不通者加生大黄通腑泄热。泄阳之有余，补阴之不足，以达"阴平阳秘、精神乃治"之目的。除上述导赤散、泻青丸、地黄丸外，钱氏创制的泻白散、泻黄散、白术散、异功散等方均是胡老临床习用之方。

三、治肺调气重宣肃，治脾主运重升降

鉴于小儿藩篱不固，肺脏娇嫩，仓廪狭小，脾常不足。寒温不知自调，乳食不知自节，故外易为邪气所侵，内易为乳食所伤，每多肺系疾病和脾胃疾病。肺系病每多卫气被郁，肺失宣降；脾胃病每多呕吐腹泻，升降失调。因此疏解表邪、宣降肺气和消食导滞、调理脾胃为儿科常用之法。胡老治外感疏解清透重宣肃；调脾胃运脾开胃重升降。前者银翘散、桑菊饮、止嗽散、麻杏石甘汤为常用之方，旨在宣降肺气、止咳平喘；后者平胃散、保和丸、五味异功散、参苓白术散为习用之剂，旨在和胃降逆、健脾生清。方药虽寻常，但一经他化裁，疗效倍增。如治咳嗽，胡老喜用止嗽散随证加减：偏于风寒者，常选加紫苏叶、防风、麻黄、细辛；偏于风热者，常去陈皮，选加黄芩、桑白皮、瓜蒌皮、射干、枇杷叶；偏于痰湿者，常去荆芥，选加法半夏、茯苓、杏仁、厚朴；偏于燥热者，常去荆芥、陈皮，选加天冬、麦冬、知母、川贝母。胡老将后者取名为"润肺饮"，用治燥热咳嗽，效果甚佳。如王某，女，10岁，患咳嗽两月，入夜为剧，痰少稠黏，间有血丝，咯之难出，大便干结，小便短黄，舌红苔少乏津，迭经治疗，咳嗽不减，后请胡老诊治。他检阅所服方药多系苦寒清热之品后指出：肺乃娇脏，其体属金，畏火恶寒，喜润恶燥。本病乃燥热伤津，金失濡润，治当润肺清热、化痰止咳。处润肺饮方与服，其病霍然而愈。

小儿厌食一症，临床颇为常见。胡老认为厌食之为病，似积非积，似疳非疳。故其治疗非"攻积""消疳"所宜，而应调理脾胃，否则反损中和之气。胡老遵循中医"脾宜升则健，胃宜降则和"及"脾为阴土，喜燥而恶湿，得阳则运；胃为阳土，喜润而恶燥，得阴则和"之理论，博采众方，精心化裁自制了"香砂健脾汤"和"连梅益胃饮"，治疗脾胃虚弱，脾阳不运和胃阴不足，阴虚胃热之厌食症，疗效显著。

四、四诊合参重望诊，尤重望舌察咽喉

儿科古称"哑科"，因小儿患病，多不能言，言不足信，啼哭叫扰，脉既难

凭，闻亦不准。故诊断小儿疾病，他十分赞赏夏禹铸所言"凡小儿病有百端，逃不去五脏六腑气血；症虽多怪，怪不去虚实寒热风痰；病纵难知，瞒不过颜色苗窍；症即难辨，莫忽略青白红黄。面上之颜色苗窍，乃脏腑气血发出来的，颜色之红黄青白，乃寒热虚实现出来的……唯以望为主"的诊断方法。因此，审视儿科疾病，胡老首重望诊。除望神色形态外，他特别重视望舌，他认为"病是苔之根，苔为病之征"，有诸内，必形诸外。观察舌象，可知病情之寒热虚实，病邪之轻重浅深，津液之存亡，预后之吉凶等。诊治小儿疾病，脉易变而苔难退，故临证他十分重视舌象。在舌诊方面他强调舌体、舌质、舌苔三者既要分看，又要合参，并应结合唇色综合判断。如唇舌青紫，多为气滞血瘀；若舌卷唇青囊缩者，多属绝症，内儿科皆然。由于小儿乃"纯阳之体"，"阳常有余，阴常不足"，所患热病最多，伤阴亦多。所以胡老特别留心伤阴舌象。如舌红起裂纹者，多属心阴虚损；久病出现"镜面舌"者，乃胃津耗亡，阴虚之极；舌苔花剥者，多属脾胃阴虚；舌红少苔或无苔者，均属阴虚。胡老还谆谆告诫后学，小儿饮食杂进，要注意区别染苔，以免误诊。证之临床，确是经验之谈。

由于小儿肺系疾病居多，或因风热，或因湿热，或因虚火，除发热、咳嗽之外，常见乳蛾、喉痹等病。小儿即使喉核肿大，甚至化脓，往往不能自述其苦，因而易被医者忽视。故胡老诊病，尤其发热患儿除了望舌，必定察看咽喉。鉴于小儿不能与医生合作，坐在诊断椅上难以看清，胡老常离座弯腰，仔细查看，从不敷衍，即使暮年亦是如此。胡老丰富的临床经验与他诊病时认真负责的态度、一丝不苟的精神是分不开的。

五、方药力求简便验，妙用成方善化裁

胡老临床，既遵从传统理论，又主张推陈致新，师古而不泥古。他常用的方剂虽然大多是成方，但是无论经方时方，方药力求简便廉验，药随证变，灵活化裁，药味剂量，或增或减，或融经验，创制新方，古为今用，曲尽其妙。

1964 年 5 月一胆道蛔虫病儿在眉山就医，服乌梅丸（改煎剂）无效，主治医师遂带病儿到成都找胡老诊治。胡老诊察患儿，审视处方后指出：方证吻合，何以无效？原因是寒温药物比例失调，随即在原方基础上调整了姜、桂、附与黄

连、黄柏的剂量，仅服一剂，效如桴鼓。

小儿皮肤病甚为普遍，不分年龄和性别，一年四季常见，尤以夏秋二季为多。鉴于本病虽发自皮肤，但常与脏腑气血失调有关，若全赖外治，则往往见效甚微，尚须内服汤药，始可全功。肺合皮毛，脾主肌肉，胡老认为小儿皮肤病病位在肺脾，多因风、热、湿、毒相搏，郁结于腠理，发于肤表而成。遂自制了具有祛风、清热、除湿、解毒功效的"消风解毒汤"（金银花、连翘、牛蒡子、蝉蜕、白芷、黄柏、土茯苓、地肤子、白鲜皮）以通治皮肤病。奇痒者，风偏盛，酌加荆芥、防风、僵蚕、刺蒺藜、钩藤；丘疹色红且多者，热偏盛，酌加黄连、生地黄、牡丹皮、赤芍、紫草；发疱疹或搔破流水者，湿偏盛，酌加苍术、苦参、木通、车前子、滑石；化脓者，毒偏盛，酌加蒲公英、野菊花、紫花地丁、千里光、漏芦根。治疗湿疹，胡老又常辅以外治。即将"消风解毒汤"煎熬后之药渣，加入适量艾叶、茶叶煎水外洗，热盛加芒硝，湿盛加枯矾，内外兼治，收效甚捷。胡老创制的治疗痰热咳嗽的新制六安煎、治疗燥热咳嗽的润肺饮、治疗小儿皮肤病的消风解毒汤等方，至今仍为成都中医药大学附属医院儿科临床所常用。

六、大医精诚常自勉，身体力行当真医

胡老秉承"厚德精术，弘道求真"家训，常以"大医精诚"自勉。谆谆告诫后学，当一名医生，既要有精湛的医术，还要有高尚的医德。医生不仅治"病"，更要治"人"，治病救人是医生的职责所在，必须全力以赴，不能有丝毫懈怠。胡老言传身教，以身作则，为我们做出了榜样。

张景岳称医生有时医、常医、真医之别，他说："时医治病，但知察标，不知察本，且常以标本借口。曰：急则治其标，缓则治其本。是岂知《内经》必求其本之意。故但见其所急在病，而全不知所急在命，此其孰可缓也？孰当急也？孰为今日之当急，孰为明日之更当急也？缓急既不知，则每致彼此误认，尚何标本为言乎！"又说："医不贵于能愈病，而贵于能愈难病；病不贵于能延医，而贵于能延真医。夫天下事，我能之，人亦能之，非难事也；天下病，我能愈之，人亦能愈之，非难病也。唯其事之难也，斯非常人之可知；病之难也，斯非常医所能

疗。故必有非常之人，而后可为非常之事；必有非常之医，而后可疗非常之病。"何为真医？他说："必也小大方圆全其才，仁圣工巧全其用，能会精神于相与之际，烛幽隐于玄冥之间者，斯足谓之真医，而可以当性命之任矣。"胡老经常告诫我们，不能当时医，亦不能满足于当常医，当医生就要当真医。

胡老虚怀若谷，除从书本上学，从实践中学外，还向名家学。胡老与挚友内科刘安衢、眼科陈达夫、外科文琢之、温病宋鹭冰等名家性气相投，交往甚密。闲暇聚会除品茗谈"茶道"，吸烟论"烟道"外，更多的是谈论"医道"，相互交流，互相切磋，这种取长补短、共同提高的方法是值得吾辈学习传承的。

胡老一生爱买书，爱读书，古稀之年亦手不释卷。他学而不厌，诲人不倦。常引用苏东坡"故书不厌百回读，熟读深思子自知"，以及程国彭"医道精微，思贵专一，不容浅尝者问津；学贵沉潜，不容浮躁者涉猎"鼓励学生勤奋学习，深入思考，潜心钻研，力戒浮躁。他强调经典著作和名医著述的学习，经常为学生讲解经典名著中的精彩论述、经验之谈、典型医案等，以启迪后学。他提倡认真读书，反对浅尝辄止，见异思迁；提倡循序渐进，反对好高骛远，不求甚解；提倡临床实践，反对闭门造车，纸上谈兵。强调理论联系实际，尊古不泥，活法圆通。指出读各家之书，取各家之长，只有反复通过临床实践，消化吸收，融会贯通，方能知常达变，左右逢源。

纵观胡老一生，是一位医术精湛、医德高尚、德艺双馨的医学家。他的学术思想和临证经验，值得我们深入研究，继承发扬。

学术传承

川派中医药名家系列丛书

胡伯安

胡老行医 60 余年，提携后学，甘为人梯，言传身教，诲人不倦，胡氏儿科学派学术思想和临证经验后继有人，代代相传。

胡老在经营"义元堂"期间，承上启下，传道授业解惑，先后收徒 3 人，分别是曾俊康、刘度修、黄自诚。大徒弟曾俊康于 1949 年后曾任眉山县城关联合诊所所长，后成为新一代眉山县名医。

其子胡天成，从小耳濡目染，立志学医。少年时即跟随胡老左右，背诵《医学三字经》《医诗必读》等，读书空余时间一直为胡老抄方，受到胡老的严格教育熏陶。1967 年从成都中医学院医疗系毕业后分配到西昌地区（现凉山州）宁南县骑骡沟区医院工作，后调入成都中医学院附属医院，从事内儿科临床医疗、教学和科研工作。先后任儿科副主任、附属医院业务副院长、中华中医药学会儿科分会常务理事、四川省中医药学会常务理事及儿科专委会主任委员等职。1995 年晋升主任中医师，1998 年任博士生导师，同年被评为四川省"首届名中医"，享受国务院政府特殊津贴。2013 年 12 月，被四川省人民政府授予"第二届四川省名中医"称号。现为第五批全国老中医药专家学术经验继承工作指导老师、胡天成全国名老中医药专家传承工作室指导老师、四川省中医药学会儿科专委会名誉主任委员。

家学渊源，一脉相承。临床医疗中，在继承发扬其父"祛邪扶正，擅长清补"的学术思想和宝贵经验的基础上，博采诸家之长，师古而不泥古。擅长化裁古方，创立新方，执简驭繁治疗小儿肺系和脾胃疾病以及多动症、抽动症、过敏性紫癜等常见病、多发病。在治疗肺系疾病方面，使用其父自制方新制六安煎、润肺饮治疗痰热咳嗽和燥热咳嗽得心应手。在临床实践中，他以葶苈子易新制六安煎中苏子，配伍浮海石清肺化痰、泻肺平喘，疗效显著提高；他用润肺饮时，常加桔梗、杏仁宣降肺气，加射干、枇杷叶清热利咽、肃肺止咳，其效更佳。在治疗脾胃疾病方面，优化其父经验方"香砂健脾汤"和"连梅益胃汤"，进行剂改，研制了治疗脾气虚弱，脾阳不运之"健脾增食片"；治疗胃阴不足，阴虚胃热之"益胃冲剂"等系列制剂。用于治疗小儿厌食、老人消化不良等脾胃虚弱之症疗效确切，受到患者好评。他用清热利湿法治疗不明原因长期反复高热；用涌吐导痰法治疗"哮喘持续状态"；用益气化瘀、泻肺逐水法治疗"肺炎合并心衰"；用通里攻下、行气化瘀法治疗"中毒性肠麻痹"；用补中益气、健脾升清法治疗"重症肌无力（睑废）"；用温补脾肾法治疗"肠菌群失调腹泻"；用养血息风法治疗"多发性抽动症"；用清热化湿、止血化瘀法治疗"肺含铁血黄素沉着症"等疑难危急重症，均有独到见解和显著疗效。凡此种种，进一步凸现了胡氏儿科学派的特色。

他指导和培养硕士、博士研究生60多名，参加了多部《中医儿科学》专著和教材的编写、审定工作，任新世纪全国高等中医药院校七年制规划教材《中医儿科学》副主编。

他主研国家"七五"攻关项目"小儿高热及其伴发的惊风厥脱之系列研究"，获部省级科技进步三等奖2项，厅局级科技进步二等奖2项，参与开发Ⅲ类新药2个，其中清热化湿口服液被国家中医药管理局列为"1999年度中医药科技成果推广项目"之一。发表学术论文30多篇。合作完成的《苏沈内翰良方校释》获四川省中医药管理局科技进步二等奖。出版专著《胡天成儿科临证心悟》，受到读者好评。

为成为胡老那样的"真医"，他勇于挑战疑难重症。近年来潜心研究一种少见的、病因不明、好发于儿童的以弥散性肺泡毛细血管反复出血、肺间质含铁血黄素沉着为显著特点的难治疾病——特发性肺含铁血黄素沉着症。他发挥中医药优势，采用辨病辨证结合，中药为主治疗，取得了较好的疗效。目前全国23个省市100多名患儿正在接受他的治疗。通过临床观察，已初步总结出该病中医证候特点及相应治疗方药，目前正就减停激素时机、方证效应、预防复发等进行深入的观察研究。

胡天成作为胡氏儿科第四代传人，承前启后，弘扬家学，一是通过家系传承，他的两个儿子长子胡波、次子周江，均为成都中医药大学博士，系胡氏儿科第五代传人。他们协助整理出版了《胡天成儿科临证心悟》，发表了胡天成治疗小儿多发性抽动症、儿童注意缺陷-多动障碍、过敏性紫癜和肺含铁血黄素沉着症经验的论文，进行交流推广。二是通过指导培养的博士研究生以及国家级、省级学术经验继承人进行传承。在指导培养过程中，他勉励学生勤奋学习，刻苦钻研。学生们通过研习经典，跟师实习，撰写心得体会，参加学术会议等，基本掌握了导师学术思想、临床经验和习用方药。这些学生现在均是所在单位的学科带头人或业务骨干，在各自岗位上继续传承、弘扬胡氏儿科。

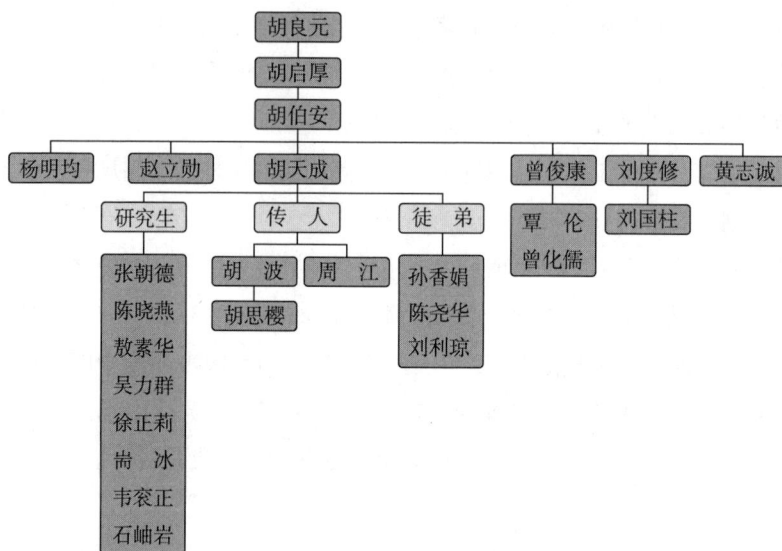

胡氏儿科学术传承图

图示：胡良元 → 胡启厚 → 胡伯安 →（杨明均、赵立勋、胡天成、曾俊康、刘度修、黄志诚）

胡天成下：研究生（张朝德、陈晓燕、敖素华、吴力群、徐正莉、尚冰、韦衮正、石岫岩）；传人（胡波、周江，胡思樱）；徒弟（孙香娟、陈尧华、刘利琼）

曾俊康下：覃伦、曾化儒

刘度修下：刘国柱

论著提要

川派中医药名家系列丛书

胡伯安

胡老一生诊务繁忙，无暇著作，多篇手稿，惜未成卷。现将其主要论文简介如下：

一、《治疗小儿腹泻 269 例》

胡老 1958 年在《成都中医学院学报》创刊号上发表了《治疗小儿腹泻 269 例》一文，署名胡伯安、曾应台、杨宜、吴康衡。其临证经验归纳如下：

该文简述了中医学对腹泻的认识，并根据临床证候规律将 1958 年第二季度儿科诊治的 269 例患儿分为"食积泻""水泻""脾虚泻"3 型辨证施治。

1. 食积泻

病因：多因脾胃素弱，乳食过饱，损伤脾胃，或因乳母伤于生冷油腻之物而发病。

症状：大便次数增多，所下多酸臭之物，有奶瓣及黏涎，嗳腐吞酸，不思饮食，肠鸣腹痛，痛则欲泻，泻后痛减，小便黄少。

治法：和中导滞。

方药：小和中饮（陈皮、茯苓、厚朴、山楂炭、麦芽、炒扁豆、炙甘草）。

兼证加减：呕吐有寒加丁香、藿香；有热加黄连、竹茹；腹痛加广木香、乌药；大便如水加猪苓、泽泻；面白无华加焦白术、山药；心烦口渴加黄连、乌梅；哺乳儿去山楂炭。

2. 水泻

病因：外感暑热邪气，内伤生冷，或因母热与乳，令儿脾胃不和，或因饮食不节，过食生冷瓜果不洁之物，损伤脾胃，致清浊不分，水谷混杂而下。

症状：大便次数增多，肠鸣，泻下蛋花样黄水，喷射而出，小便短黄。

治疗：和中分利。

方药：胃苓汤（苍术，陈皮，厚朴，白术，猪苓，泽泻，茯苓，桂枝，甘草）。

兼证加减：心烦、口渴去白术、桂枝，加黄连、乌梅；呕吐，属虚去白术加砂仁、藿香；属热去白术、桂枝，加黄连、竹茹；腹痛，寒加广木香、砂仁，热去白术，加黄芩、白芍；伤食，去白术、桂枝加麦芽、山楂；面白唇青、手足冷，加炮姜、砂仁；伤暑发热，去白术、桂枝，加香薷、扁豆花、滑石。

3. 脾虚腹泻

病因：脾胃素虚或食积致虚或过服消导苦寒之药所致。

症状：大便稀溏或如水样，夹有不消化物，或肠鸣泄泻，腹部虚胀，面黄形瘦，舌淡苔白腻。

治疗：运脾调中。

方药：参苓白术散（人参、白术、茯苓、山药、扁豆、薏苡仁、莲子肉、砂仁、桔梗、甘草）。

兼证加减：面白唇淡，不思饮食，里有寒者，去桔梗，加炮姜、陈皮；四肢厥冷者再加肉桂、附片；呕吐不食，去桔梗，加法半夏、藿香；大泻不止者去桔梗、薏苡仁，加补骨脂、肉豆蔻。

据 269 例患儿治疗结果统计，以小和中饮、胃苓汤、参苓白术散为基础方，随证加减，治疗食积泻、水泻、脾虚泻效果良好，有效率达 97.8%。

文末指出婴幼儿服水药量较多有困难，剂型改革，是儿科临床亟待解决的一项课题。

二、《小儿泄泻的辨证施治——附 325 例临床分析》

胡老 1964 年 3 月总结治疗小儿泄泻的经验，由其弟子杨明均执笔撰写了《小儿泄泻的辨证施治——附 325 例临床分析》一文。文中指出伤食、脾虚、外感邪气、药物治疗不当等都可引起泄泻，但以前三者更为常见。强调泄泻病机关系于湿，"脾虚与湿常互为因果。湿胜困脾，脾虚生湿，二者共同作用产生泄泻"。

就泄泻辨证分型而言，认为以全身症状性质作为分类依据较为合适。根据成都地区地理气候特点，在 1958 年食积泻、水泻、脾虚泻的基础上，增加了寒泻、热泻两型。

对于泄泻治疗，主张祛因为主。"因伤食者宜导滞和中；寒者温中散寒；热者清解；湿则分利；虚则健运。同时掌握湿胜困脾，脾虚生湿的病机，突出燥湿理脾，分利小便的治疗重点，更应结合新久、虚实、标本、缓急的不同情况，新病有实邪的用涩剂不可过早，以免留邪；久泄脾虚的用淡渗分利不宜多，慎防耗津；虚而夹实则补虚不可纯用甘温；实中兼虚则清热不宜过用苦寒；邪胜重在驱邪，病退不忘健脾。"

1. 在选方用药方面的经验

（1）伤食泄泻，治宜宽胃和中导滞。轻者小和中饮，重者平胃散加焦山楂、建曲，有热酌加黄芩、黄连。

（2）水泻治宜宽胃分利法，轻者五苓散，有热去桂；夹食用胃苓汤；若吐泻交作，津液耗竭，用钱氏白术散健脾益胃生津，防其虚脱。

（3）热泻治宜清热分利法，轻证用葛根芩连汤加分利之品，或五苓散（去桂）合六一散；重者香薷饮合五苓散去桂加黄连。

（4）脾虚泄泻治宜调中健脾，可酌情选用五味异功散或参苓白术散。各型善后治疗亦宜此法，选用四君子汤、六神汤等。

（5）寒泻治宜温中补脾，选用理中汤或桂附理中汤，若以散寒行气为主，可用钱氏益黄散。

2. 另据 325 例泄泻临床分析显示

（1）就发病年龄而言，以 3 个月~1 岁最多，占 37.8%，其次是 1~3 岁，占 28.7%。认为与这两组患儿年龄较小，脾常不足，肠胃娇嫩，更换乳食，喂养不当有关。

（2）就发病季节而言，以夏、秋季发病率最高，冬季最低，分析其原因有三：一是夏季天热，小儿喜吃生冷瓜果，加之食物最易腐败变质，故饮食不慎，极易损伤脾胃致泻；二是夏季酷暑，解脱贪凉或玩耍嬉戏于烈日之下，多招暑邪侵袭，产生泄泻；三是长夏主湿，夏秋之交湿邪最盛，外感之湿与内生之湿相合，湿胜困脾，清浊不分，下注为泻。

（3）就辨证分型而言，325 例中伤食泻 192 例，占 59.1%，寒邪最少，仅 3 例。认为这是小儿易伤乳食之故。因寒泻大多与脾虚泻同时并见，很难截然分开，故例数最少。

（4）就治疗结果而言，325 例治疗前以便次增多、大便质稀或呈水样，夹杂风泡黏液或不消化食物等症为主。另外尚伴纳差、恶心、呕吐、肠鸣、腹胀、腹痛等消化功能紊乱；口渴、发热、眼眶囟门凹陷、尿少等阴液损伤；肢冷、浮肿、形瘦、神差、面白或萎黄等脾气虚弱征象。治疗后各种症状大部分消失或减轻，少数无变化。经统计 325 例中痊愈 199 例，占 61.2%，好转 94 例，占 28.9%，总有效率为 90.1%，各型泄泻有效率相近。疗程最短者 1 天，最长 55 天，平均疗程为 6.5 天。疗程在 7 天以内者最多，共 223 例，占 68.6%，1 月以上最少，仅 3 例，占 0.9%。说明小儿泄泻一般疗程较短，各型泄泻中以伤食泻、水泻、热泻疗程最短，脾虚泻疗程最长。因脾虚泻多属慢性长期泄泻，故缠绵难愈。

通过 325 例泄泻临床分析，初探了小儿泄泻的临床规律，为小儿泄泻的预防和辨证施治提供了临床资料。

三、《治疗麻疹的体会》

胡老 1968 年撰写了《治疗麻疹的体会》，该文总结了胡老治疗麻疹的经验，归纳如下：

初热期治疗以辛凉透表为法，自制了辛凉透表汤（金银花、连翘、牛蒡子、荆芥、薄荷、蝉蜕、杏仁、前胡），若疹出不透加葛根。

本期重点在透表，故忌用寒凉如黄芩、黄连、石膏之类，以防冰伏其邪；禁用辛热，如桂枝、羌活、细辛之属，以免助热耗阴；不用补涩酸收，如人参、黄芪、乌梅、木瓜等味，以防酸涩留邪。若有腹泻，亦不宜止泻，因泻为常候，疹没泻自止。

见形期治疗以清热解毒为法，方用银翘白虎汤加减（金银花、连翘、石膏、知母、黄芩、天花粉、杏仁、桔梗、淡竹叶、川贝母）。

本期热毒炽盛，能否及时控制其嚣张之势，对减少和防止"肺炎"有着特别重要的意义。因此及时重用甘寒、苦寒之品，清热解毒，实属必要。若胃热重，烦渴口臭，必重用石膏；肺热重，咳嗽痰稠，气促，大便带黏液，必重用酒黄芩；心热重，舌赤烦躁，小便短黄，必用黄连、焦栀子；便秘狂躁，舌苔黄燥，必用大黄。

收没期治疗以养阴清热为法，方用加味增液汤（玄参、生地黄、麦冬、天花粉、连翘、淡竹叶、生甘草），热重者尚可加黄芩；咳甚者可加杏仁、川贝母。

胡老强调麻疹三期治疗，不能截然分开。如见形期以清热解毒为主，若疹子未出齐，仍宜宣透；若兼见唇干舌燥，疹子枯干不润，亦可提前使用养阴清热之品，以防耗液变证。

关于麻疹合并肺炎问题，多见于始出或正收之时，高热不退或退而复热，咳嗽，气促，鼻扇，胸高抬肩，甚则神昏谵语，烦躁狂乱，多属痰热壅肺，火毒上攻之候。其治法，胡老认为疹始出时用宣肺清热、化痰平喘法，以麻杏石甘汤加蝉蜕、牛蒡子、瓜蒌皮、桑白皮、葶苈子；正收之时，治以清热解毒、泻肺化痰法，方用清气化毒饮（黄连、黄芩、玄参、桑白皮、瓜蒌仁、杏仁、麦冬、前胡、桔梗、连翘、芦根、甘草），酌加石膏、枳壳、胆南星、大黄，或用羚羊泻白散加瓜蒌仁、石膏等味。

若在各种逆证中出现喘促、鼻扇，亦多从"肺炎"论治，在相应的治疗方剂中加泻肺化痰平喘之品。

四、《痫证辨治管见》

胡老1969年初撰写了一文。现将其学术观点与临证经验归纳如下：

1. 关于病名，根据历代医家有关论述和自身实践，指出"六畜痫""五脏痫"均是牵强附会之说，应予摒弃。

2. 关于发病，认为小儿禀赋不足和神气怯弱与发病有密切关系。无论先天后天因素，无论内因外因均可造成脏腑失调，痰浊阻滞，气机逆乱，风阳内动，其中尤以痰邪作祟最为重要。痫证的轻重常与痰浊的深浅、正气的盛衰有关。一般初起正气未衰，痰浊不重，故发作持续时间短，间歇时间长。如反复发作，正气渐衰，痰浊不化，愈发愈频，使正气更衰，互为因果，其病亦渐重。

3. 关于辨证，小儿痫证常见的病因有惊、风、痰、瘀血等。惊痫发病前常有惊吓恐惧史，发作时多伴有惊叫、恐惧等症；风痫常由外感发热诱发，发作时抽搐明显或伴有发热等症；痰痫发作以喉中痰鸣为主，常有失神、摔倒、手中持物坠落等症；瘀血痫常有产伤，颅脑外伤病史，头痛部位固定，兼见瘀血脉症。

4. 关于治疗，痫证治疗宜分发作期与休止期辨证论治。无论是发作期还是休止期，其病机特点都是正虚邪实，虚实夹杂。一般而言，发作期以邪实为主，治疗重在豁痰顺气、息风开窍以定痫；休止期以正虚为主，治疗重在健脾化痰、补肾柔肝以断痫。"定痫"者，缓解发作以治标为主，"断痫"者，截断病根以治本为主。痫证总的治疗原则是祛邪扶正，标本兼顾。

5. 发作期惊痫是暴受惊恐，气机逆乱，痰随气逆，蒙蔽清窍，阻滞经隧而发，故治宜镇惊安神、化痰定痫，可选镇惊丸随证加减。若系精神压力过大，肝气郁结为病者，则宜疏肝理脾解郁、息风开窍定痫，可选用逍遥散加减；若系痰浊内蕴，痰随气逆，头中气乱，孔窍不通，发为痰痫者，治当豁痰开窍、醒脑定痫，方用导痰汤、涤痰汤之类，正气虚者，加人参扶正祛邪；若系外感引发肝风内动，风盛痰壅，蒙蔽清窍，发为风痫者，治宜凉肝息风、化痰定痫，可选羚羊钩藤汤加减；若系脑部外伤，络脉受损，瘀积脑内，血滞心窍，发为瘀血痫者，治宜活血化瘀、通窍定痫，常用通窍活血汤加减。

6. 若痫证反复发作，损伤脾胃，湿聚为痰，痰浊阻络，滞而不去，痫久难愈，治宜健脾益气、化痰断痫，方用香砂六君子汤加减。使用本方要用人参，气虚甚者再加黄芪，若用太子参、南沙参、党参补气力量偏弱，达不到扶正目的。若痫证经久不愈，脾肾两虚，气血不足，髓海失充，智力发育迟滞，治宜补益脾肾、开窍益智，方用河车八味丸加减。

痫证患儿倘系年深日久者，治标方药可与治本之香砂六君子、河车八味丸等方间服，可收标本同治之效。

五、《关于小儿疳积的治疗》

胡老 1970 年撰写了《关于小儿疳积的治疗》一文，并在全院做了学术报告，其治疗疳证的经验如下：

疳证多见于婴幼儿。其病与饮食不节、护理不当、感染诸虫有关，疳证的症状表现和病情变化比较复杂，兼证众多，一般可综合为脾胃虚弱、气血虚惫和虫积等三个方面。临床上往往虚中有实，实中有虚，故治法上必须结合病儿的体质和病情，具体情况具体分析，分别采取先消后补或先补后消或消补兼施等法，不能片面地认为疳证概属于虚而固执补脾健胃一法。

　　胡老强调"疳之为病，皆虚所致，即热者亦虚中之热，寒者亦虚中之寒，积者亦虚中之积"，故治热不可过寒，过寒则伤正气；治寒不宜峻温，峻温则燥劫津液；治积不可骤攻，骤攻必更亡津，致犯"虚虚"之戒，这是临床上必须要注意的。

　　古人论疳，名目烦琐。根据临床观察，胡老主张以五脏临床见症为主，分列脾疳、肝疳、肺疳、心疳、肾疳五疳，辨证施治即可。

1. 脾疳

　　治宜消积理脾，佐以清热，或扶脾消疳佐以清热杀虫。

　　对身体相对较壮者，先消后补，用加味楂曲平胃散（苍术、陈皮、厚朴、焦山楂、建曲、麦芽、青皮、木香、槟榔、鸡内金、黄连）。

　　对于身体较弱者先补后消，用加味五味异功散（潞党参、白术、茯苓、陈皮、广木香、砂仁、焦山楂、建曲、鸡内金、炙甘草）。

　　如身体状况一般者，则消补兼施，佐以杀虫，用加味万氏肥儿丸（潞党参、白术、茯苓、炙甘草、陈皮、青皮、山药、莲子、当归、川芎、建曲、使君子、胡黄连、鸡内金）。

2. 肝疳

　　治宜泻肝清热，佐以消积，或扶脾抑肝佐以消积清热。

　　肝热偏盛者，用柴胡清肝散加减（银柴胡、焦栀子、连翘、生地黄、胡黄连、龙胆草、赤芍、青皮、甘草、灯心草、淡竹叶）。

　　肝木克土者，用抑肝扶脾汤加减（潞党参、白术、茯苓、炙甘草、柴胡、黄芩、龙胆草、黄连、青皮、陈皮、焦山楂、建曲）。

3. 心疳

　　治宜泻心镇惊、清热养阴。

　　偏于心经积热者，方用泻心导赤散（生地黄、黄连、川木通、甘草、灯心草）。

　　偏于积热伤阴者，方用清热甘露饮（生地黄、麦冬、石斛、石膏、知母、黄芩、茵陈、枇杷叶、甘草、灯心草）。

4. 肺疳

　　治宜泻肺清热、养阴润肺。

肺热重者用生地清肺饮（生地黄、天冬、桔梗、黄芩、桑白皮、前胡、当归、连翘、赤茯苓、防风、紫苏叶、甘草）。

肺阴虚者用补肺散加减（北沙参、百合、茯苓、阿胶、马兜铃、杏仁、川贝母、枇杷叶）。

肺气虚者用四君子汤加黄芪、五味子、百合补土生金，肺脾同治。

5. 肾疳

治宜滋阴补肾，佐以杀虫。

方1：九味地黄丸（熟地黄、山药、山茱萸、茯苓、泽泻、牡丹皮、当归、川楝子、使君子）。

方2：金蟾丸（干虾蟆、胡黄连、黄连、鹤虱、肉豆蔻、苦楝根白皮、雷丸、芦荟、芜荑）。

方3：调元散（潞党参、白术、茯苓、炙甘草、熟地、当归、白芍、川芎、山药、黄芪、茯神）。

胡老认为如患儿精神食欲还比较好，此三方可先服金蟾丸杀虫，杀虫后再服九味地黄丸；如禀赋不足，精神食欲较差，则先服调元散，后服金蟾丸，或间服九味地黄丸。

学术年谱

川派中医药名家系列丛书

胡伯安

1901 年 7 月 2 日　出生于四川省眉山县通义乡鲜店子村。

1907 年 3 月～1912 年 10 月　在眉山县通义乡鲜店子乡下读私塾。

1913 年 3 月　在眉山县城内大北街"中和堂"药铺当学徒，随父学医。

1921 年 7 月　自行开业，将药铺更名为"义元堂"。

1921 年 8 月　治愈一更夫湿温病，初露锋芒。

1921 年 9 月　治愈眉山监督沈子才部属庶务陈伯寅伤寒误治后阳微结证，知县吴辛诚赠"济世活人"匾以示嘉勉。

1922 年 5 月　赴犍为县出诊。

1922 年 10 月～1950 年 12 月　先后收徒 3 人，分别是曾俊康、刘度修、黄志诚。

1951 年 6 月　奉命负责筹建"眉山县中心卫生院国药部"，建成后承担管理和门诊工作。

1952 年　参加"三反"学习。

1953 年　参加"整风"学习。

1954 年 3 月　先后当选为眉山县城关区人民代表和眉山县人民代表、政协委员。

1955 年 10 月　任眉山县人民委员会委员。

1956 年 3 月　列席中国人民政治协商会议四川省第一届委员会第二次全体会议。

1956 年 6 月　奉调成都中医进修学校（成都中医学院前身）。

1956 年 7～12 月　赴绵竹县人民医院任中医中药治疗血吸虫病研究小组组长，圆满完成有效中药筛选的临床验证，载誉而归。

1957 年 1 月　任成都中医学院附属医院内科副主任。

1957 年 9 月　创建成都中医学院附属医院儿科并任主任。

1958 年　在《成都中医学院学报》创刊号上发表《治疗小儿腹泻 269 例》。

1960 年 2 月　赴北京中医学院附属医院、西安市中医院参观学习。北京中医学院刘弼臣主任赠《简明中医儿科学》。

1964 年 3 月　撰写论文《小儿泄泻的辨证施治——附 325 例临床分析》，杨明均执笔。

1965 年 2 月～5 月　参加学院第一批巡回医疗队到温江县涌泉公社蹲点和巡回医疗。

1968 年 1 月　撰写论文《治疗麻疹的体会》。

1969 年　撰写论文《痫证辨治管见》。

1970 年　撰写论文《关于小儿疳积的治疗》，并在全院做学术报告。

1973 年 6 月 2 日　因食道癌医治无效，与世长辞。

［1］程国彭.医学心悟［M］.北京：人民卫生出版社，1955.

［2］陈飞霞.幼幼集成［M］.上海：上海卫生出版社，1956.

［3］夏禹铸.幼科铁镜［M］.上海：上海科学技术出版社，1958.

［4］吴鞠通.增补评论温病条辨［M］.上海：上海卫生出版社，1958.

［5］叶天士.临证指南医案［M］.上海：上海卫生出版社，1958.

［6］钱仲阳，张山雷.小儿药证直诀笺正［M］.上海：上海科学技术出版社，1958.

［7］万全.幼科发挥［M］.北京：人民卫生出版社，1959.

［8］张景岳.景岳全书［M］.上海：上海科学技术出版社，1959.

［9］刘弼臣.医宗金鉴·幼科心法要诀白话解［M］.北京：人民卫生出版社，1973.

［10］成都中医学院老中医经验整理组.老中医医案选第一集［M］.成都：成都中医学院，
　　　1977.

［11］成都中医学院老中医经验整理组.老中医医案选第二集［M］.成都：成都中医学院，
　　　1977.

［12］王伯岳.中医儿科学［M］.北京：人民卫生出版社，1984.

［13］陈先赋.四川名医传上集［M］.成都：四川科学技术出版社，1991.

［14］胡天成，胡伯安学术经验简介［J］.四川中医，1993，8：2–4.

［15］郑士杰，李明富.杏林名师［M］.成都：四川科学技术出版社，1996.

［16］汪受传.中医儿科学［M］.北京：中国中医药出版社，，2004.

［17］杨殿兴.中医四部经典解读.上下册［M］.北京：化学工业出版社，2006.

［18］杨殿兴.中医经典导读丛书.黄帝内经·素问［M］.成都：四川科学技术出版社，
　　　2008.

［19］杨殿兴.中医经典导读丛书.黄帝内经·灵枢［M］.成都：四川科学技术出版社，
　　　2008.

跋 ——————————————————————————

　　光阴似箭，日月如梭。不觉父亲已离开我 40 多年了，如今我也是年过古稀之人。40 多年来，父亲慈祥的面容、亲切的教导仍不时浮现在我眼前、回荡在我耳边。

　　父亲 12 岁即随祖父学医，在祖父的严格要求下，父亲从小就养成了认真读书，刻苦学习，勤求古训，博采众方的良好学风。业精于勤，行成于思。父亲不仅勤于学习，而且善于思考。临床上若遇疑难顽症，治疗棘手者，他往往是一人独坐，吸着旱烟，冥思苦想，或戴着老花镜，查阅资料，其情其景至今仍记忆犹新，历历在目。他活到老，学到老，及至古稀之年，病榻之上仍手不释卷，为我辈树立了爱读书的榜样。

　　父亲对工作认真负责，对病人关怀备至。几十年如一日，勤勤恳恳，任劳任怨，将全部精力献给了中医药事业。他一生忙于诊务，撰写专著的愿望未能实现，即与世长辞，殊为憾事。此次四川省中医药管理局《川派中医药名家系列丛书》出版，父亲 60 年学术经验得以挖掘、整理、总结、出版，贡献于社会，浇灌杏林，启迪后学，算是了结了父亲夙愿。

还要告慰父亲的是，吾子胡波、周江，吾孙胡思樱已成为胡氏儿科第五代、第六代传人，胡氏儿科学派弟子遍及省内外。我相信，有他们的继承和发扬，一定会为胡氏儿科增光添彩！

胡天成

2017 年 5 月